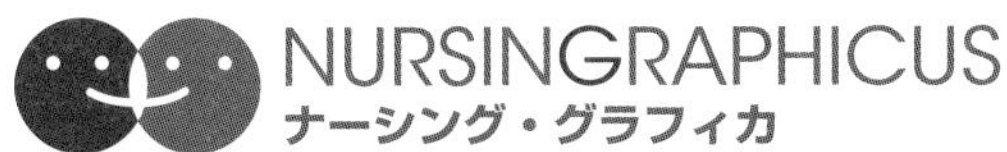

成人看護学③

セルフマネジメント

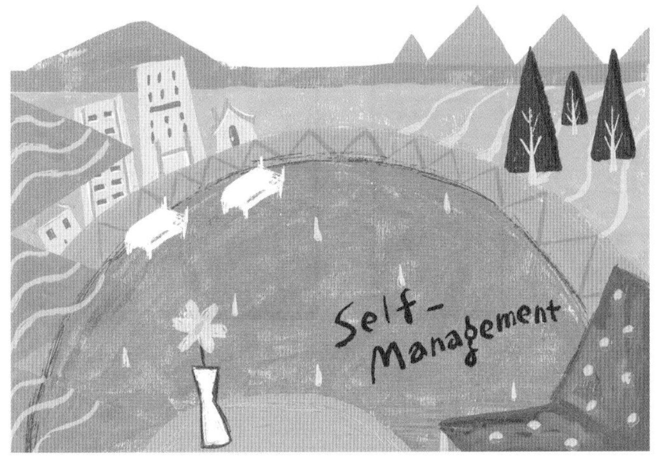

MC メディカ出版

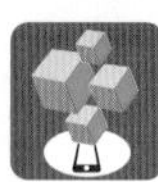

「メディカAR」の使い方

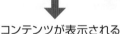

「メディカ AR」アプリを起動し，マークのある図をスマートフォンやタブレット端末で映すと，飛び出す画像や動画，アニメーションを見ることができます．

アプリのインストール方法

で検索

お手元のスマートフォンやタブレットで，App Store（iOS）もしくは Google Play（Android）から，「メディカ AR」を検索し，インストールしてください（アプリは無料です）．

アプリの使い方

①「メディカAR」アプリを起動する

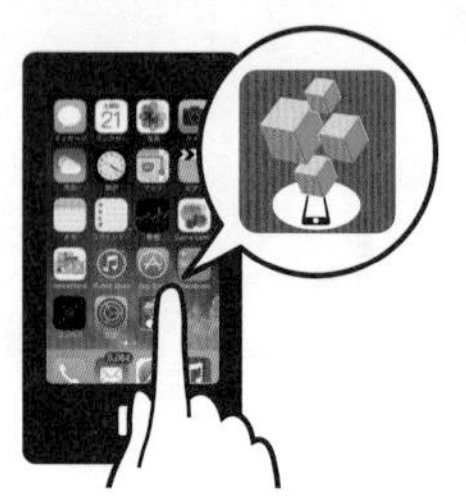

※カメラへのアクセスを求められたら，「許可」または「OK」を選択してください．

②カメラモードで，マークがついている **図** を映す

コンテンツが表示される

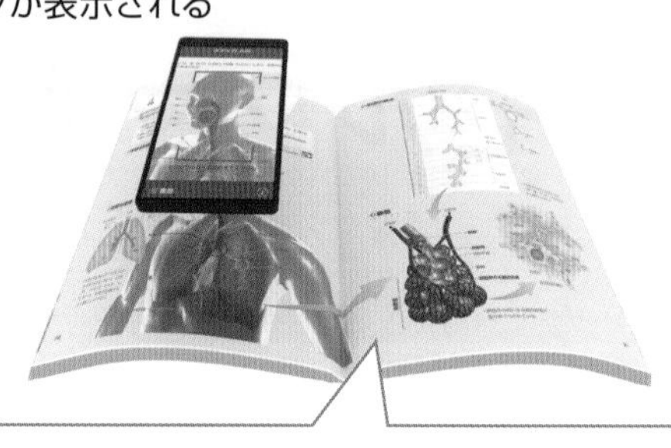

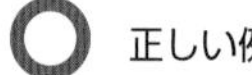

○ 正しい例　✕ 誤った例

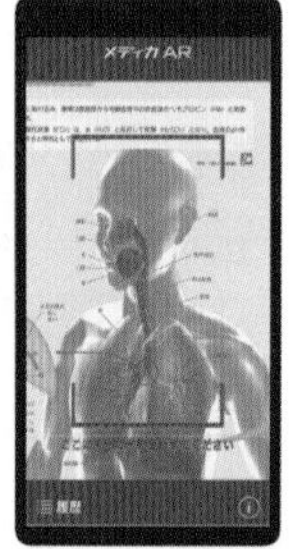

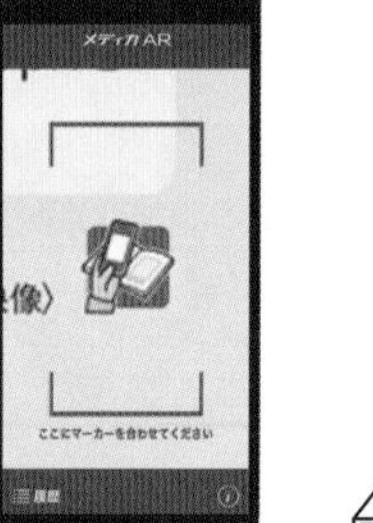

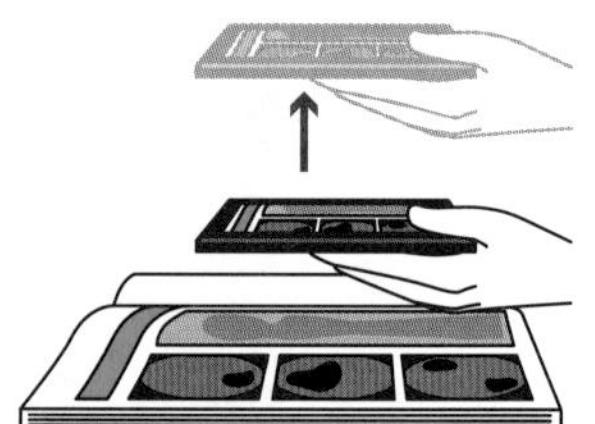

ページが平らになるように本を置き，マークのついた図とカメラが平行になるようにしてください．

マークのついた図を画面に収めてください．マークだけを映しても正しく再生されません．

読み取りにくいときは，カメラをマークのついた図に近づけてからゆっくり遠ざけてください．

正しく再生されないときは

・連続してARコンテンツを再生しようとすると，正常に読み取れないことがあります．
・不具合が生じた場合は，一旦アプリを終了してください．
・アプリを終了しても不具合が解消されない場合は，端末を再起動してください．

※アプリを使用する際は，Wi-Fi等，通信環境の整った場所でご利用ください．
※iOS，Android の機種が対象です．動作確認済みのバージョンについては，下記サイトでご確認ください．
※AR コンテンツの提供期間は，奥付にある最新の発行年月日から４年間です．

関連情報やお問い合わせ先等は，以下のサイトをご覧ください．
https://www.medica.co.jp/topcontents/ng_ar/

●AR コンテンツおよび動画の視聴は無料ですが，通信料金はご利用される方のご負担となります．パケット定額サービスに加入されていない方は，高額になる可能性がありますのでご注意ください．●アプリケーションダウンロードに際して，万一お客様に損害が生じたとしても，当社は何ら責任を負うものではありません．●当アプリケーションのコンテンツ等を予告なく変更もしくは削除することがあります．●通信状況，機種，OS のバージョンなどによっては正常に作動しない場合があります．ご了承ください．

はじめに

成人看護学では，「成人とは何か」を明確に打ち出す方針のもとに，既存のテキストとはひと味違う看護学の教科書を目指し，編集担当者３名が何度も白熱した議論を繰り返し，構成を考えた．改訂にあたっては，『健康危機状況』と『セルフケアの再獲得』を合本とし，『成人看護学概論』と『セルフマネジメント』の３分冊とした．

本書『セルフマネジメント』は，成人が何らかの慢性的な病をもったときに，生活者としてどのように病気と家庭生活，社会生活の折り合いをつけて，自分らしく生きていくかをテーマとしている．セルフマネジメントの基本的な考え方は，糖尿病患者教育を専門としている編者が，看護師を対象とした研修会等で繰り返し講演し精練してきたものである．クライアントと医療者のパートナーシップに基づいた共同ケアを行うことがセルフマネジメントの鍵になることを，理論（第1部），看護方法（第2部），看護の実際（第3部：事例）を通してわかりやすく学ぶことを目指した．

第１部では，セルフマネジメントとは何かについて説明した後に，セルフマネジメントを支える諸理論について概説した．セルフマネジメント支援をしていくためには，成人であるクライアントがもっている力をいかに引き出していくかが鍵となっているため，実践に活かせる理論として「成人教育学」「エンパワメントモデル」「自己効力理論」「コミュニケーション理論」に焦点を当てた．

次に第２部では，セルフマネジメントを推進する看護方法について，「対象理解」「援助方法」「評価のしかた」に分けて説明した．慢性の病をもったクライアントに対する看護において，看護者は専門知識・技術を提供し，クライアントは症状（体験，自覚）やセルフモニタリングの情報を提供するという相互交流を通して，パートナーシップ関係を成長させていく．そうした看護者との関係を通し，クライアントはシンプトン・マネジメント（自分の症状と生活のなかで折り合いをつけて付き合っていく方法）とサイン・マネジメント（客観的に測定，観察できるデータや徴候の意味をアセスメントし，対処する方法）を身に付けていく．さらに，病気をもつことに伴うさまざまなストレスに対処するストレス・マネジメントの力を身に付けていく．従来の医学モデルでは，医療者が必要だと判断した知識・技術を教えるという構図であったため教育内容に重点が置かれていたのに対し，セルフマネジメントモデルにおいては，クライアントの「患者力」とでもいうような力をどのように引き出し強化していくかが重要であるために，教育方法に重点を置いている．

第３部では，看護の実際について９つの病気あるいは状況―「糖尿病」「腎不全」「慢性呼吸不全」「肝硬変」「がん」「慢性心不全」「エイズ」「難病（ALS）」「死が近づいた人」―を想定して，看護に必要な知識を説明した上で，セルフマネジメント支援の実際について詳説した．本書では，これら９つの病気あるいは状況に限定して解説しているが，このセルフマネジメントの考え方は，慢性病のクライアントに対してだけでなく，術後回復期の患者や，医学的には症状が変化しないと思われている，いわゆる「障害者」の人が自分の健康状態をマネジメントしていくときの看護の考え方としても適用できると考えている．

本書に対して，忌憚のないご意見を聞かせていただきたい．

編者を代表して
安酸史子

本書の特徴

**読者の自己学習を促す構成とし，必要最低限の知識を簡潔明瞭に記述しました．
全ページカラーで図表を多く配置し，視覚的に理解しやすいよう工夫しました．**

学習目標

各章のはじめに学習目標を記載．ここで何を学ぶのか，何を理解すればよいのかを明示し，主体的な学習のきっかけをつくります．

用語解説 *

本文に出てくる*のついた用語について解説し，本文の理解を助けます．

plus α

知っておくとよい関連事項についてまとめています．

このマークのある図や写真に，「メディカAR」アプリ（無料）をインストールしたスマートフォンやタブレット端末をかざすと，関連する動画や画像を見ることができます．（詳しくはp.2「メディカAR」の使い方をご覧ください）

重要用語

これだけは覚えておいてほしい用語を記載しました．学内でのテストの前や国家試験にむけて，ポイント学習のキーワードとして役立ててください．

◆ 学習参考文献

本書の内容をさらに詳しく調べたい読者のために，読んでほしい文献や関連ウェブサイトを紹介しました．

看護師国家試験出題基準対照表

看護師国家試験出題基準（令和５年版）と本書の内容の対照表を掲載しました．国家試験に即した学習に活用してください．

Contents

セルフマネジメント

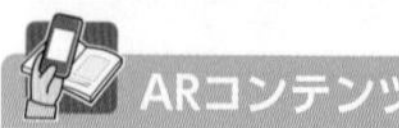

「メディカAR」の使い方はp.2をご覧ください.

9 慢性呼吸不全とともに生きるセルフマネジメント支援

10 肝硬変とともに生きるセルフマネジメント支援

11 がんとともに生きるセルフマネジメント支援

12 慢性心不全とともに生きるセルフマネジメント支援

■本書で使用する単位について
本書では，国際単位系（SI単位系）を表記の基本としています．
本書に出てくる主な単位記号と単位の名称は次のとおりです．
m：メートル　cal：カロリー　L：リットル　Gy：グレイ
kg：キログラム　mEq：ミリイクイバレント　s：秒
mol：モル　min：分　mmHg：水銀柱ミリメートル　d：日
Torr：トル

編集・執筆

編　集

安酸　史子　やすかた ふみこ　日本赤十字北海道看護大学学長【責任編集】

鈴木　純恵　すずき すみえ　元 三育学院大学看護学部教授

吉田　澄恵　よしだ すみえ　東京医療保健大学千葉看護学部教授

執　筆（掲載順）

安酸　史子　やすかた ふみこ　日本赤十字北海道看護大学学長……1章1節1・2，2～6節，2章1節，4～6章

岡本　里香　おかもと りか　長浜市社会福祉協議会神照郷里地域包括支援センター……1章1節3・4，3-3章2節

横山　悦子　よこやま えつこ　順天堂大学保健看護学部教授……2章2節，3-3章1節

金子　典代　かねこ のりよ　名古屋市立大学大学院看護学研究科国際保健看護学教授……2章3節

二井矢清香　にいや きよか　広島国際大学看護学部看護学科准教授……3-1章

黒江ゆり子　くろえ ゆりこ　関西看護医療大学看護学部・大学院看護学研究科特任教授……3-2章

藤澤まこと　ふじさわ まこと　岐阜県立看護大学看護学部教授……3-2章

普照　早苗　ふしょう さなえ　福井県立大学看護福祉学部看護学科准教授……3-2章

坪井　桂子　つぼい けいこ　神戸市看護大学看護学部教授……3-3章3節

和泉　成子　いずみ しげこ　オレゴン健康科学大学看護学部アソシエイトプロフェッサー……3-4章

住吉　和子　すみよし かずこ　岡山県立大学保健福祉学部看護学科教授……7章

岡　美智代　おか みちよ　群馬大学大学院保健学研究科教授……8章，コラム

森本美智子　もりもと みちこ　岡山大学学術研究院保健学域教授……9章，コラム

中野実代子　なかの みよこ　共立女子大学看護学部教授……10章

国府　浩子　こくふ ひろこ　熊本大学大学院生命科学研究部教授……11章

上村美智留　うえむら みちる　元 横浜創英大学大学院看護学研究科教授……12章，コラム

前田ひとみ　まえだ ひとみ　熊本大学大学院生命科学研究部看護学分野教授……13章

村岡　宏子　むらおか こうこ　元 順天堂大学大学院医療看護学研究科教授……14章

牧野　智恵　まきの ともえ　石川県立看護大学名誉教授……15章

1 セルフマネジメントとは

学習目標

- セルフマネジメントモデル，学習援助型教育とは何かを理解する．
- セルフマネジメント支援のために必要な構成要素について理解する．
- セルフマネジメントにおいて看護職に求められる能力と責任について理解する．

1 なぜセルフマネジメントなのか

1 慢性病をもつ人を表す言葉

一般的に病院に入院している人に対しては，入院患者，外来通院している人に対しては，外来患者と呼ぶ．**患者**とは，病気に罹患していたり，けがをしたりして医師の治療を受ける人を指す言葉である．次に**クライアント**という言葉がある．クライアントは来談者を意味し，専門的な援助を求めてくる人を指す．対象者の自立性が高まっていることを示すことが多く，カウンセリングを受けに来る人などに関して使用することが多い．福祉領域では，**利用者**（ユーザー）という表現を使うことが多い．米国では，コンシューマー（消費者）という表現をすることもあるが，日本語としてはなじみにくい感が否めない．しかし，従来，患者といわれている人たちの中に「消費者意識」が台頭してきており，インフォームドコンセント（十分な説明を受けた上での同意）やインフォームドチョイス（十分な説明を受けた上での自己選択・自己決定）の重要性の認識とともに，医療者が看護の対象者を消費者としてとらえるという認識は，今後ますます必要になってくると考える．

本書では，慢性病に罹患している人が依存的な存在ではなく，自立した存在としてセルフマネジメントができるようになることを目指している．また，慢性病に罹患している人が必ずしも病院に来ているとは限らず，予防的な関わりも重要であることから，慢性病に罹患している人一般を指す場合には，慢性病患者とか慢性疾患患者とは表現せず，**慢性病者**と表現する．また，慢性病に罹患している特定の人を指す場合には，「クライアント」と表現する．

2 慢性病をもつクライアントの看護の目標

慢性病の場合，病気そのものが完治するという状態は，ほとんどの場合，望めない．そのため，いかに病気とうまく付き合っていく能力を獲得するかが，クライアントにとっての目標になる．

急性病の場合には，医療者側の疾患管理能力が重要であるが，慢性病の場合には，生活の主体者であるクライアント自身の管理能力がより求められる．医療者側はアドバイスはできても，実行するかしないかは，日常生活の中で，クライアントがその時々に行う判断にゆだねられている．ゆえに慢性病をもつクライアントの看護の目標は，まずはクライアントに，自分の中にある力を信じて希望をもってもらうことであり，第二に，クライアントと話し合いながら，クライアントのQOLと慢性病の療養法の折り合いのつけ方を見つけていくことではないかと考えている．

こうした目標を達成するためには，セルフマネジメントモデルでのアプローチが適している．**セルフマネジメント**とは，クライアントが自分の病気の療養に関するテーラーメードの（その人用にあつらえた）知識・技術をもち，生活と折り合いをつけながら，固有の症状や徴候に自分自身でなんとかうまく対処していくことをいう．

3「指導型」の教育から「学習援助型」の教育へ

健康教育そのものは，日本ではすでに50年以上の歴史をもつが，その考え方も，疾病構造や時代の流れとともに，権威的な上から下への「指導型」の教育から，当事者の自己決定，自己管理重視の「学習援助型」の教育へとパラダイムシフト*してきた[1]（図1-1）．

米国スタンフォード大学のケイト・ローリッグ（Lorig, K.）博士は，患者教育・健康教育の考え方のモデルを，川で泳ぐ人と看護者の関係にたとえて説明している．そのイメージをイラストにすると図1-2のようになる．三つのモデルのうち「医学モデル」と「公衆衛生モデル」は「指導型」の教育，「セルフマネジメントモデル」は「学習援助型」の教育に置き換えることができる．一般的に，生活習慣病予備軍の人たちや糖尿病などの慢性病の人を行動変容に導くためには，医学モデルや公衆衛生モデルよりも，セルフマネジメントモデルを用いたアプローチが有効だといわれている．

用語解説*
パラダイムシフト
パラダイムとは，規範，範例などを意味し，「ものの見方」や「考え方の枠組み」を表現する言葉として使用されている．パラダイムシフトとは，この見方や枠組みの転換や価値観の移行を表す．

1 医学モデル

「医学モデル」は，川でおぼれている人を，相手の意思に関係なく，救助者が助け上げるスタイルであり，同時に，救助しやすいように，おぼれている人にも声を掛けて協力を求める．ここでは，相手がどのような力をもっているかに関係なく，「あなたは患者だからこうすべき」と患者役割を押しつけ，一方的に援助する傾向にある．このモデルでは，医療者に力があることが前提となる．

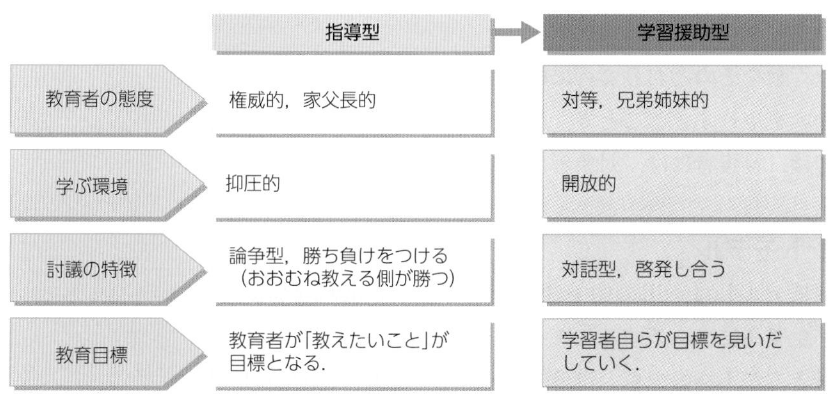

	指導型	学習援助型
教育者の態度	権威的，家父長的	対等，兄弟姉妹的
学ぶ環境	抑圧的	開放的
討議の特徴	論争型，勝ち負けをつける（おおむね教える側が勝つ）	対話型，啓発し合う
教育目標	教育者が「教えたいこと」が目標となる.	学習者自らが目標を見いだしていく.

安酸史子．糖尿病患者のセルフマネジメント教育：エンパワメントと自己効力．改訂2版，メディカ出版，2010，p.11.

図1-1　健康教育のパラダイムシフト

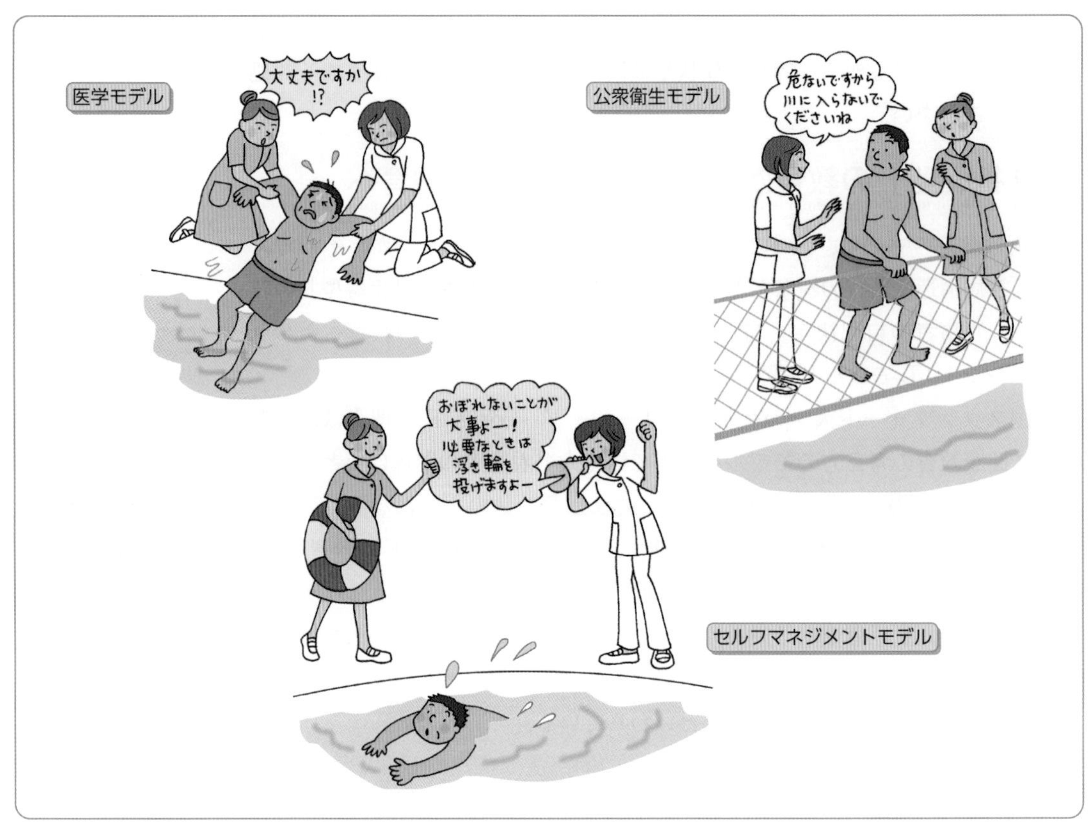
医学モデル
大丈夫ですか!?
公衆衛生モデル
危ないですから
川に入らないで
くださいね
おぼれないことが
大事よー!
必要なときは
浮き輪を
投げますよー
セルフマネジメントモデル

図1-2　健康教育の考え方の移り変わり

2 公衆衛生モデル

「公衆衛生モデル」は，人が危険な川に入っておぼれないよう，柵を設けるとともに，近づいてきた人々に危険な川であることを周知し，危険から回避させるスタイルである．ここでは，「○○してください」「○○してはいけません」など，リスクファクターを伝え，取り除くアプローチが主になるが，対象者にとって，指示された行動をそのとおり実行に移すことは容易なことではない．また，指示された内容をやりすぎることで，反応性のうつを引き起こす場合もある．このモデルでは，看護者には，対象者にわかりやすく説明する能力が求められる．

3 セルフマネジメントモデル

「セルフマネジメントモデル」は，川の中で泳いでいる人がおぼれないよう，その傍らで泳ぎを一生懸命にコーチするスタイルである．ここでは，川で泳いでいる人が，多少泳ぎ方が不格好でも，自分の力で少しでも長く泳ぎ続けられることが大切であり，そのためコーチは，まずは本人に川の中の状況を語ってもらい，本人の困っていることを聴いていくことが必要である．そして，「こういうときは～したほうがいい」「こっちのほうが浅瀬だから泳ぎやすい」など，おぼれないような方法をアドバイスしたり，時には浮き輪を渡しておぼれないようにサポートしたりする．このモデルでは，看護者と泳いでいる人双方に力があることが求められるとともに，相互の信頼関係が必要である．

4「指導型」と「学習援助型」の考え方

1 指導型の教育

指導型では，対象者は無知な存在であり，何が危険なのか，どのようにすれば救助しやすいかは，専門家である救助者が最もよく知っていると考えられている．そのため，専門家が対象者の健康上の課題から，正しいと判断した指示を一方的に与えるだけで，基本的には対象者に意見を求めることはしない．

ここでは，いかに的確に情報を伝えるかが教育の中心的課題になるため，専門家には，大きな声でわかりやすく指示内容を伝達する技術が求められる．つまり，対象者に対して，話し上手，説明上手な人が優れた専門家として評価される．

2 学習援助型の教育

一方，学習援助型では，この川の深さや波の荒さなど，川の状況は，泳いでいる人にしかわからないと考えられている．専門家であるコーチは，泳いでいる人の問題提起をもとに，どのような川の中で泳いでいるのかを聞きながら，その状況に合った方法を提案したり，成功例を紹介したりして，対象者が自分に合った泳ぎ方を見つけられるよう一緒に探求していく．

ここでは，いかにうまく話を引き出すかが援助のポイントとなるため，専門家は「泳いでいる人が，今どのような問題を感じているか」を聴くことから始め，その人が，自分自身で課題に気づき，その解決策を見つけ出せるよう，問題を意識化，表面化するきっかけづくりや雰囲気づくりをしていくことが必要である．つまり，対象者に対して，聴き上手，尋ね上手な人が優れた専門家として評価される．また，学習援助型では，泳いでいる人同士の交流は，情報交換や「あの人がやっているなら私にもできるかも」など，課題への自信を深めるためのよいモデルを見る場にもなり，対象者が自分なりの泳ぎ方を考えていく際に役に立つ．このような同じ状況にある人同士による相互作用は，互いをエンパワメントすることにもつながっていく．

➡ エンパワメントについては，3-2 章 p.50 参照．

2 セルフマネジメント支援の構成要素

1 セルフマネジメントと社会的背景

日本は少子高齢社会になり，経済不況の影響もあり医療費削減が重点課題となってきた．そのため医療保険のシステムも変わり，出来高払いで長く入院するのが当たり前という状況ではなくなっている．国立病院も慢性期病棟が減少し，急性期病棟を中心とした短期入院のシステムにシフトしてきた．そして，慢性病に対しては，外来や在宅での対応を強化する必要が生じてきている．

2014（平成26）年度の診療報酬改定では，こうした必要性を背景に，次のような重要な改定が行われた．①在宅復帰の促進のため在宅復帰率に係る加算の評価，②外来医療の機能分化・連携の推進，③在宅医療を担う医療機関の確保と質の高い在宅医療の推進，④医療機関相互の連携や医療・介護の連携の評価が挙げられる．さらに，特記すべき改定として，緩和ケアを含むがん医療の推進が挙げられる．これはがん患者指導管理の充実を目指すもので，がん患者の精神的なケア，抗悪性腫瘍薬（抗がん剤）の副作用等の管理の重要性が増してきていることを踏まえ，医師または看護師が行うがん患者の心理的不安を軽減するための介入，および医師または薬剤師が行う抗悪性腫瘍薬の副作用等の指導管理の評価を新設するものである．

一方，糖尿病をはじめとする生活習慣病は増加の一途をたどってきたが，2016（平成28）年の「国民健康・栄養調査」によると，糖尿病が強く疑われる者〔HbA1c 6.5%以上または治療中〕は約1,000万人（前回調査の2012年より50万人増），糖尿病の可能性を否定できない者〔HbA1c 6.0%以上〕も約1,000万人（同100万人減）で，両者を合わせると約2,000万人となり，2007年の約2,210万人をピークに減少に転じた（図1-3）．20歳以上の糖尿病が強く疑われる者の割合は，男性16.3%，女性9.3%であり，2012年と比べて男女とも増加している．糖尿病の可能性を否定できない者の割合は，男性

> plus α
> **HbA1c国際標準化**
> 2012年4月1日からHbA1cの値は国際標準化され，NGSP値が用いられている．それ以前はNGSP値より0.4ポイント小さいJDS値を用いてきた．

●町をあげての健康教育〈動画〉

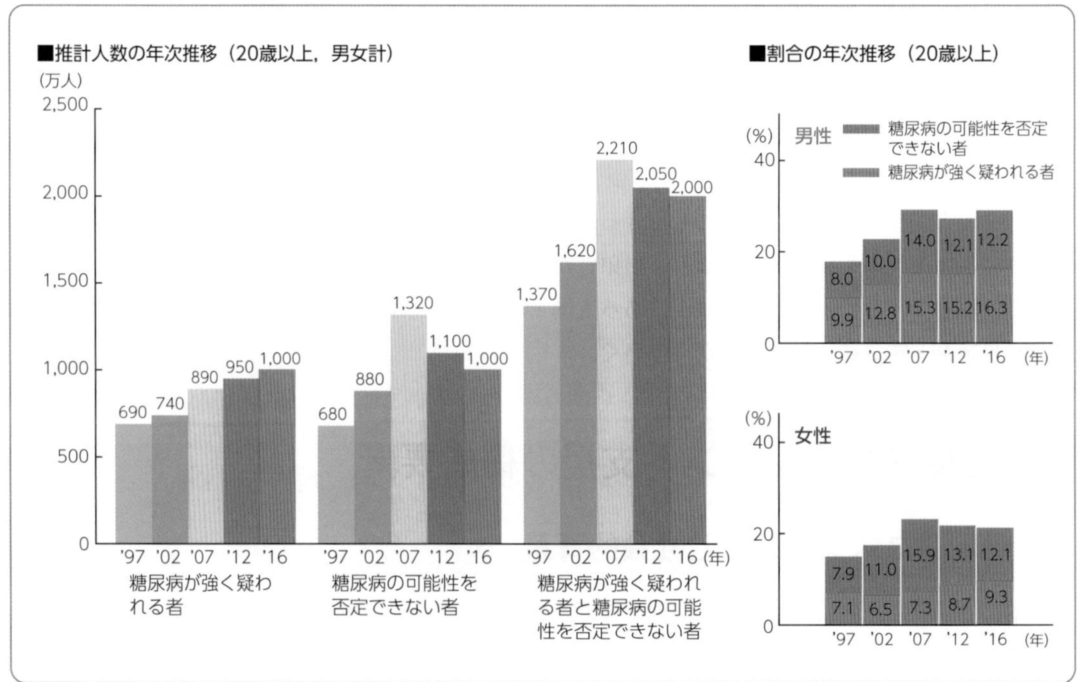

2016（平成28）年「国民健康・栄養調査の結果概要」より

図1-3　「糖尿病が強く疑われる者」と「糖尿病の可能性を否定できない者」の状況

12.2%，女性12.1%であり，2012年と比べて男性は変わらず，女性は減少している．糖尿病は高血圧，肥満，脂質異常症（高脂血症）などとの合併も多く，患者数が増加すると将来的にさらに医療費が増大していく．長期的な視点での費用対効果*を考えれば，一次・二次予防に重点を置く必要があり，生活習慣病対策を抜本的に見直す時期に来ている．

厚生労働省は，2008（平成20）年４月から特定健康診査・特定保健指導の実施を医療保険者に義務付けた．

用語解説*
費用対効果
導入・運用段階でかけた費用に対して，どれくらい効果があるかをいう．これによって導入すべきか否か，また，導入したことの成否を判断する．

2 セルフマネジメントの必要性の高まり

近年は人権意識の高まりからクライアントの自己決定が尊重されるようになり，十分に情報を与えられた上での同意や選択，つまりインフォームドコンセントやインフォームドチョイスといった概念が推奨され，現在ではほとんどの病院において実施されるようになっている．このような中，慢性病に対しては，従来の医学モデルでの対応では費用対効果としても患者満足度としても問題が指摘されるようになり，セルフマネジメントモデルの考え方にシフトせざるを得なくなってきた．看護職がセルフマネジメントモデルを活用した一次・二次予防*に中心的な役割を果たすことにより，糖尿病を中心とした生活習慣病の発症率が減少していくことが期待される．

セルフマネジメントとは，専門家主導の押し付け型教育ではなく，クライアントが自分の病気と療養に関するテーラーメードの知識・技術をもち，生活と折り合いをつけながら固有の症状や徴候に自分自身でうまく対処していくことをいう．専門家の役割は，クライアントと**パートナーシップ**を形成し，専門家としてその人用にあつらえた正確な知識・技術を提供し，その人が自分の病気を受け入れて生活しながら療養していこうという自信，自己効力をつける援助をすることである．

用語解説*
一次予防，二次予防
一次予防とは，疾病の発生そのものを予防することをいい，食事，運動，ストレスなどに気をつけ健康的な生活習慣をつくることを指す．二次予防とは，疾病の早期発見，早期治療のために健康診断を受けることなどをいう．

3 知識と技術の提供

セルフマネジメントの構成要素としての「知識と技術の提供」は，一般的な病気に関する知識と技術ではなく，クライアントが自分の病気を日々マネジメントするために個別に必要とされる，テーラーメードの知識と技術である．初期教育においてはある程度，基礎的で一般的な知識と技術を伝えていく必要はあろう．しかし基本的には，そのクライアントがセルフマネジメントしていくために必要な知識・技術をクライアントと話し合いながら絞り込み，教えていくことが重要となる．その人はどうすればよいのか，その人が何を知っておけばよいのか，そこに焦点を当てた知識や技術をアドバイスできることが重要なのである．「このことだけ気をつければ，あなたは病気をかなりコントロールできますよ」と，その人が療養しているときに何に気をつけたらいいかを具体的に助言することが大切なのであって，専門家が知っていることをクライアントに全部教えればクライアントがセルフマネジメントできるようになるということではない.

1 クライアントに必要な知識と技術

医療者は，慢性病をもつクライアントの語る症状に耳を傾け，そのクライアントの示す徴候を観察し，何がそのクライアントのセルフマネジメントに必要な知識と技術なのかを専門知識をフル活用しながら常に考えていく姿勢が求められる．慢性病をもつクライアントの語る症状や示す徴候は，一般的な症状や徴候とは違うこともあり得る．教科書的には解釈できない場合もあるかもしれない．目の前にいるクライアントと対峙(たいじ)して，話し合いながら，そのクライアントのセルフマネジメントのための知識と技術を絞り込んでいくのである．例えば，食事療法と運動療法だけでコントロールし，インスリンも内服薬も使っていない糖尿病をもつクライアントには，低血糖の知識は必須ではない．冷や汗が出ようが低血糖の心配をする必要のない人に，時間をかけて低血糖の症状や対処法を教えるのは意味がないということもあり得る．知識は多いほどよいのではなく，その人のセルフマネジメントに必要な知識が十分にあることが重要なのである.

また近年は，民間療法や健康食品，サプリメントに関する情報がテレビやインターネット上にあふれている．糖尿病のクライアントも利用しているものが多く，同病者間での情報交換も活発である．医療者としては，クライアントが民間療法や健康食品に頼るのは，それ相当な理由があると認識し，よく話を聴いた上で，正しい情報を説明する姿勢が重要である．そして，民間療法や健康食品にもそれなりの魅力があることを認めることである．害がない場合には，基本的にはクライアントの実施している健康法を認め，気になることがあるときには，いつでも相談に応じる態度を示すことが大切である．質問された場合には，医薬品と特定保健用食品（通称トクホ）とサプリメントの違いを説明する．例えば，トクホは効果が科学的に証明されているものではあるが，医薬品とは違い，病気の治療のために使用するものではないこと，過剰摂取により害が出る場合もあるため，使用する際には主治医に相談するよう推奨していることをきちんと伝える.

2 パートナーシップ

慢性病をもつクライアントは，療養のためだけに生きているわけではない．慢性病をもつクライアントに必要な知識は，多くの場合，そのクライアントの生活に密着した何らかの行動を決定するための知識である．外食の機会が多い人のメニューの選び方，時差のある海外出張の多い人の食事のとり方とインスリンの打ち方，運動習慣のない人の運動のしかた，運動制限のある人の性生活や旅行の注意，変則勤務の人の食事療法の工夫，症状の判断のしかた，セルフモニタリングしたデータの判断のしかた，食事が食べられないときの内服薬についてなど，必要な知識は個人個人の生活によってさまざまである.

また，一言で運動制限といっても，どの程度の負荷なら大丈夫かを考えないと，いたずらに安静を強いることになり，クライアントのQOLが損なわれることになりかねない．クライアントが自分で応用して判断していくことができるようになれば，セルフマネジメントは容易になり，病気とともに生きていく自信もついてくる．判断が難しければ専門家に相談しながら，どのように考えていけばよいかという知恵を得ていく．専門家とパートナーシップが結べると，クライアントにとってセルフマネジメントは成功しやすくなる（**図1-4**）．

3 三つのマネジメント

セルフマネジメントのための知識・技術は，**症状（シンプトン）マネジメント**と**サイン・マネジメント**，および**ストレス・マネジメント**に分けられる．

1 シンプトン・マネジメント

疼痛，吐き気，瘙痒（そうよう）感，気分不良，倦怠感などの自覚症状をどう判断してどう対処したらよいかという知識・技術である．慢性病の場合，はっきりした自覚症状がないことが多いが，それでも自分の病気の病態の正確な知識ととも

●セルフマネジメントのための主要概念（自己効力感）〈動画〉

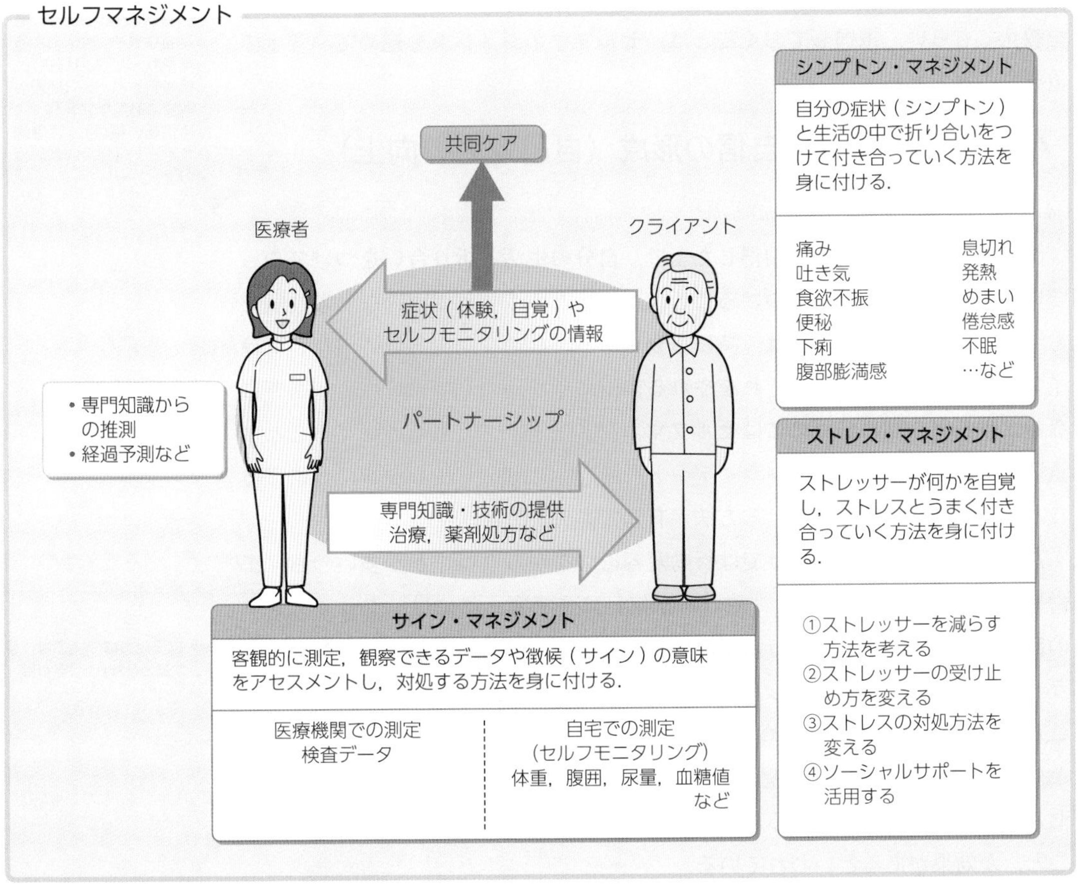

セルフマネジメント

共同ケア

医療者

クライアント

症状（体験，自覚）や
セルフモニタリングの情報

パートナーシップ

専門知識・技術の提供
治療，薬剤処方など

• 専門知識からの推測
• 経過予測など

シンプトン・マネジメント

自分の症状（シンプトン）と生活の中で折り合いをつけて付き合っていく方法を身に付ける．

痛み
吐き気
食欲不振
便秘
下痢
腹部膨満感
息切れ
発熱
めまい
倦怠感
不眠
…など

ストレス・マネジメント

ストレッサーが何かを自覚し，ストレスとうまく付き合っていく方法を身に付ける．

①ストレッサーを減らす方法を考える
②ストレッサーの受け止め方を変える
③ストレスの対処方法を変える
④ソーシャルサポートを活用する

サイン・マネジメント

客観的に測定，観察できるデータや徴候（サイン）の意味をアセスメントし，対処する方法を身に付ける．

医療機関での測定	自宅での測定
検査データ	（セルフモニタリング） 体重，腹囲，尿量，血糖値など

図1-4　セルフマネジメントの概念図

に，自分の体の出す信号に注意を傾けることによって，早期に症状を把握でき対処できるようになる．

|2| サイン・マネジメント

体重，血糖値，血圧などを自分でモニタリングして，その変化を自分で把握し，対処法を決定する指標にしていくことである．外来等では，医師や看護師にセルフモニタリングの状況を提示して，一緒に考えていく材料にする．慢性病の場合には，自覚症状が少ないことから何らかの数値をモニタリングすることでセルフマネジメントの評価をすることが多い．

|3| ストレス・マネジメント

ストレスの原因となるストレッサーが何かを自覚し，ストレスとうまく付き合っていく方法を身に付けることである．方法としては，①ストレッサーを減らす方法を考える，②ストレッサーの受け止め方を変える，③ストレスの対処方法を変える，④ソーシャルサポート*を活用する，がある．

慢性病をもつクライアントは，シンプトン・マネジメントとサイン・マネジメントの能力を高めるとともに，ストレス・マネジメントの能力を身に付けることにより，セルフマネジメントできるようになっていく．

さらに病院受診の際に，自分の病気の進行状況のマーカーとなる検査データを教えてもらい，把握しておくことは，セルフマネジメントを進めていく上で重要なことである．

用語解説 *
ソーシャルサポート
社会的関係のなかでやり取りされる支援のことであり，その内容によって次のように分けることができる．情緒的サポート（共感や愛情の提供），道具的サポート（形のある物やサービスの提供），情報的サポート（問題の解決に必要なアドバイスや情報の提供），評価的サポート（肯定的な評価の提供）．

4 クライアントの自信の形成（自己効力の向上）への援助

医療者の勧める療養法を納得した上で，自分の生活と折り合いをつけてやっていけそうだという自信をつけることは，治癒という状態が望めない慢性病をもつクライアントの場合には，特に重要である．なかなかやる気の出ないクライアントのやる気を高め，それをやれる自信にまで高めるアプローチが必要になる．やる気を高めるためにはセルフマネジメントの必要性を理解することが重要であり，そのためにはクライアントに必要な知識をわかりやすく提供することにより，認識に働きかける方法が有効である．

ただし，やる気があるだけでは行動変容につながらないことが多いのも，また事実である．「やる気」を「やれる自信」にまで変えるには，クライアントの**自己効力**を高めることが有効だといわれている．自己効力とは，バンデューラ（Bandura, A.）が提唱した概念[1]で，やれそうだという根拠のある自信のことである．自己効力を高めるためには，①うまくできた成功体験をすること，②参考になるモデルを見ること，③言葉による励ましを受けること，④セルフマネジメントしているときに生理的にも心理的にもリラックスしていること，が効果があるといわれている．

➡ 自己効力については，第1部3-3章p.60を参照．

5 QOL（Quality of Life）向上への援助

慢性病をもつクライアントも医療者も，ともに**QOL**を高めたいと考えている．慢性病をもつクライアントは，病気をもちながらも自分の現在の生活の質（QOL）をできる限り損なわないで生活していきたいと願っている．医療者は，慢性病をもつクライアントが，たとえ現在の生活の質（QOL）を多少損ねることがあったとしても，合併症などが出ることで将来の生活の質（QOL）を低下させることがないようにと願っている．どちらもQOLを高めたいと思っているが，慢性病をもつクライアントの考えるQOLは主に現在のQOLであるのに対し，医療者の考えるQOLは将来のQOLであるところに認識のギャップが生じている．話し合いをすることで両者の認識のずれを少なくし，共同目標を設定していくことがセルフマネジメントでは重要である．

現在のQOLを大切にする視点も，将来のQOLを大切にする視点も，ともにクライアントにとっては必要である．合併症の危険性のことなど，事実をきちんと踏まえた上で，目標とするクライアントのQOLについて話し合っていくことが大切である．

3 セルフマネジメントのための主要概念

1 問題解決

セルフマネジメントのためには，クライアントが何に困っているのか，気になっていることは何かという問題を明確にし，明確になった問題を解決するための方法を，具体的に生活の場に即して考えていく必要がある．

セルフマネジメントのための問題とは，基本的にクライアント自身のものであって，医療者が決めるものではない．問題を明確にするためには，医療者はクライアントと対話をしなければならない．医療者は，クライアントがリフレクション*できるように話を聴いていく．クライアント自身が何が問題なのかがわからなくなっている場合もある．丁寧に話を聴くことによって問題を整理し，解決のための方策をクライアントが考えることができるように援助するのである．

用語解説*

リフレクション

自分の積んだ経験を振り返ること．池西ら[4]の言葉を借りれば，リフレクションすることによって，クライアントは，自分が経験した状況において，自分が事象に対してとった行動と，その行動の結果として自分自身が受けたものとの間の関連を明らかにすることができる．

2 意思決定

セルフマネジメントのためには，問題解決をするにあたって，クライアントの自己決定が必要となる．食事制限が必要な場合を例にとると，誰かと外食に行くときに，まず「どの店に行くか」という意思決定があり，それから，「何を注文するか」というのも意思決定である．摂取カロリーを考えておかずを残すというようなときも，意思決定が必要である．一見小さな事柄であっても，自分の病気のことを考えたら，どう意思決定するか，どう相手と交渉していくか，などを一つひとつ考えていかなければならない．日常生活のなかでのこのような意思決定が，セルフマネジメントのためには必要なのである．

3 自己効力感

糖尿病をもつクライアントが自分の生活と折り合いをつけながら，セルフマネジメントし続けていくのは大変なことである．それまでの人生における価値観を問い直さなければならないこともあるだろうし，何より長年身に付いている生活習慣を変更していかなければいけないと思うこと（実行しなくても）は，とても大きなストレスである．そのため，クライアントが病気を上手にマネジメントしながら生きていく自信がないと思うのは，ある意味では当たり前のことである．しかし，中には病気とうまく折り合いをつけて生活している人もいる．

例えば，元ミスアメリカのニコル・ジョンソンさんは１型糖尿病であるが，そのことをカミングアウトし，自信をもって病気とともに生きているメッセージを全世界の糖尿病をもつ人たちに向けて送っている．日本にも，エアロビック世界選手権大会ジュニア部門で優勝した大村詠一くんがいる．彼も１型糖尿病であるが，この病気を抱えながらエアロビクスをするのは大変なことで，競技に出て勝つというところまでやるとなると，練習もハードで，低血糖になる危険性もある．しかし，テレビで見る彼は自分で体調を管理しながらエアロビクスを続けており，とても生き生きと輝いて見えた．

慢性病の場合は，病気そのものが完治するという状態は，ほとんどの場合，望めない．そのため，病気をもちながらどう生きていくかに自信をつけてもらうことが看護者の仕事である．慢性病者自身が病気の治療・療養をしていく主人公であることを自覚し，生活のなかで病気とうまく折り合いをつけてやっていく自信をもてるように，いかに援助するかである．セルフマネジメントのために必要な療養法を行う能力を自分がもっているという有能感，つまり自己効力感を慢性病者がもっていることが，セルフマネジメントを継続していくためにはなくてはならないことである．

4 セルフマネジメントにおける看護職の主要な責任

セルフマネジメントは，クライアントが病気を有することによって引き起こされる自分自身の反応に気づき，どのように病気と付き合っていけばよいかを意思決定し，行動できるようになることを目的としている．

専門家はクライアントに対して次の二つの責任を負う．

a クライアントに対して，効果的なセルフケアを行うための専門的知識・技術を提供する

先に述べたように，クライアントに必要なテーラーメードの知識と技術を提供することが専門家の責任であるが，そのためにはまず一般的な糖尿病についての知識・技術を習得している必要がある．2000（平成12）年には，糖尿病療養指導士の認定機構が誕生するなど，専門的知識や技術に関してのレベルは全体的に向上してきている．また，日本看護協会は水準の高い看護を実践できる認定看護師の養成をしている（表1-1）．しかし，テーラーメードの知識・技術とするためには，さらにクライアントとの対話を通して，その人の置かれている状況を具体的に知るとともに，生活している環境と病気との向き合い方などを個別に知る必要がある．したがって，クライアント一人ひとりと個別に向き合い，クライアントの話を傾聴し，提供している知識・技術がその人に適合した内容かどうかを常に確認する責任がある．

plus α

認定看護師制度の改正

2019年2月，医療提供体制の変化や将来のニーズへ対応し，より水準の高い看護実践を提供するため，認定看護師制度規程が改正された．特定行為研修を組み込んだ新たな認定看護師教育の開始と，認定看護分野の再編（21分野→19分野）が大きな特徴である．

表1-1　認定看護師19分野　（2020年度～）

クリティカルケア	生殖看護	認知症看護
皮膚・排泄ケア	新生児集中ケア	脳卒中看護
緩和ケア	腎不全看護	がん放射線療法看護
がん薬物療法看護	手術看護	呼吸器疾患看護
感染管理	乳がん看護	心不全看護
在宅ケア	摂食嚥下障害看護	
糖尿病看護	小児プライマリケア	

b クライアントに対して，セルフケアとQOL改善のための行動変化を遂行し維持するのに必要な援助と励ましを供給する

セルフケアを一生続けなければいけないと認識し行動を維持していくのは，クライアントにとって大変な仕事である．糖尿病の療養は食事や運動といった日常生活に直結した内容であり，通常，生活習慣として個人がすでに無意識に行っていることを常に意識して自己管理していくことが求められる．セルフマネジメントの善し悪しが検査結果に反映するとして，医療者や家族からいつも監視の目が入るとしたら，クライアントはあたかも「大罪人」のような気分になってもおかしくない．ポロンスキー（Polonsky, W.H.）は，こうした周囲の監視行動を「糖尿病警察」といい，クライアントのやる気をそぐ要因として挙げている[3)]．クライアントは専門家が決めたクライアント役割行動とし

ての療養行動をとって当たり前というとらえ方から，きちんとやれないのが普通なのだというとらえ方に変えていくには，専門家の意識転換が必要である．その上で，クライアントに対してセルフマネジメントを行うための援助と励ましを与え続ける責任がある．

5 セルフマネジメントの援助で障害になること

クライアントのセルフマネジメントを支える援助を行う際に障害になることは以下の点である．

1 専門家の「聴く力」の不足

テーラーメードの知識・技術を提供していくためには，クライアントの話を聴くことがまず必要とされる．しかし一般的な知識の勉強をしている専門家でも「聴く力」の訓練は受けていないことが多い．しかも医療の現場は非常に忙しく，時間的にもゆとりが少ない．聴く力そのものは，基本的にはどんなに忙しかろうと聴く態度の有無に左右されるが，それにしても物理的な限界のなかで，必要な時にきちんとクライアントの話を聴くことは容易なことではなく，一定の訓練が必要である．専門家の「聴く力」を育成するシステム化した取り組みは，日本ではまだ不足しているといわざるを得ない．

2 クライアントに相談しないで一方的に問題解決を図ろうとする専門家の態度

専門分化した医療体制のなかで，これまで専門家はクライアントの問題を自分たちで解決すべくカンファレンスをもったりしながら検討してきた．そこでは専門家こそが問題を解決する力をもっているとする「医学モデル」のパラダイムが当然のことと考えられてきた．医療界のなかで，長い間当たり前のこととして信じられてきたこのパラダイムでは，問題解決できない事態が特に慢性病者への教育の領域などで多くなるにつれ，パラダイムシフトと呼ばれる価値観の変遷(へんせん)が起こってきた．そのため理論的にはクライアントを主体としたアプローチとしてエンパワメントアプローチなどが提唱されてきてはいるが，多くの医療現場では，いまだにクライアントを意思決定の過程に参加させないで，医療者だけで問題解決をしようとする専門家の態度が続いていることがあり，セルフマネジメント支援を妨げている．

3 専門的な知識・技術の不足

日本の糖尿病患者の数は境界型を含めると成人５人に１人といわれるくらい増加し，国民病ともいわれている．糖尿病の検査法や治療法などは日進月歩であり，専門的に取り組んで常に知識を得る努力をしていないと取り残されてしまう．ましてやクライアント個別の生活状況に合わせたテーラーメードの専門的な知識・技術となると，具体的な「手持ちの札」が豊富であることも求められ，専門病棟でなければ知識・技術不足が避けられない．

また，現在はインターネットなどを活用し，クライアント自身が常に新しい知識・技術にアクセスすることが可能になり，間違った知識も含めて専門家以上に知識をもっているクライアントも増えている．

4 おまかせ主義で自己主張しない日本のクライアント傾向

日本的なおまかせ医療のスタイルは，現在でも特に高齢のクライアントを中心に多くみられる．セルフマネジメント支援をしていくためには，クライアントと医療者が相互信頼のもとに対話することが必要であるが，おまかせ医療スタイルでは，自己主張しないで医療者に任せてしまう．しかし，クライアントの生活している具体的な個別状況は聴かないとわからない．一般的な指導なら個別状況を知らなくてもできるが，慢性病をもつクライアントへテーラーメードの知識・技術を提供するためには，クライアントからの情報が不可欠である．あてがわれたもので文句を言わない傾向から自己主張する傾向へとシフトしてきた感はあるが，欧米と比べるとまだまだといえる．

6 セルフマネジメントの援助で必要とされる看護職の能力

セルフマネジメントを推進する過程と必要な能力について，**表1-2**にまとめた．

表1-2　セルフマネジメントを推進する際に必要とされる看護職の能力

セルフマネジメントを推進する過程	必要な能力
1．援助者としての役割の明確化 ①自己紹介をする ②最初の役割確認	コミュニケーション能力 調整能力 援助者としての役割を伝え，パートナーシップを形成できる
2．生活者としてのクライアントの物語を聴く ③クライアントが困っていること，気になっていることを推測	「病みの軌跡」の予測 専門的知識 相手への積極的関心 クライアント心理の推測力 「見る」力と「聴く」力 「学習的雰囲気」をもっている 専門知識に基づく推測と判断
3．援助方法 ④推測したことを確認し明確にする	推測・判断を保留にできる 相手を信頼できる 受容的態度 共感的態度 専門的知識に照らして確認できる
⑤クライアントの「強み」を見つける	「見る」力と「聴く」力 ポジティブ・シンキング
⑥共同目標の設定	専門的知識 相手の能力・状況・レディネスに合った目標を共同目標にできる
⑦アクションプラン設定の援助	専門的知識 相手の能力・状況・レディネスに合うアクションプランを設定する援助ができる
⑧シンプトン＆サイン・マネジメント（アクションプランの一部）	専門的知識 病気に特有のシンプトンやサインを生活者としてどのようにアセスメントし，対処していくかを一緒に考える
⑨ストレス・マネジメント（アクションプランの一部）	専門的知識 病気をもつことにより生じたストレスをアセスメントし，上手に対処する方法を一緒に考える
⑩クライアントの結果予期を高める 状況－結果予期 行動－結果予期	専門的知識 「気づき」を促す技術 自分の考えを押し付けず，クライアントがどのような結果予期をしているのかを聴く力 状況把握能力 テーラーメイドのアクションプラン立案能力 わかりやすく説明する能力
⑪クライアントの自己効力を高める	自己効力を高める四つの情報源を相手の能力・状況・レディネスに合わせて使う能力 ・遂行行動の達成 ・代理的経験 ・言語的説得 ・生理的・情動的状態
4．評　価	専門的知識 目標評価と行動評価の両方を行い，次のステップにつなげる力 計画修正では人を変えるのではなく，行動計画を変えて，実現可能性を高める能力

慢性病をもつクライアントをエンパワメントし，セルフマネジメントできるように援助していくためには，まずはクライアントの話を傾聴し共感する能力が求められる．具体的にはカウンセリング技法，コミュニケーションスキルが重要である．その上で，前述したセルフマネジメントの構成要素である知識，技術，自己効力，QOLの視点を統合してアプローチに組み込んでいく能力が必要となる．

引用・参考文献

1) 吉田亨．健康教育の潮流：その過去・現在・未来．保健婦雑誌．1995，51（12），p.931-936.
2) 安酸史子．糖尿病患者のセルフマネジメント教育：エンパワメントと自己効力．改訂2版，メディカ出版，2010.
3) ポロンスキー，W.H．糖尿病バーンアウト：燃えつきないためのセルフケアとサポート．石井均監訳．医歯薬出版，2003.
4) 池西悦子ほか．"リフレクション"．看護教育学．グレッグ美鈴ほか編．南江堂，2013，p.117-120..

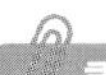

重要用語

学習援助型教育
セルフマネジメントモデル
パートナーシップ
テーラーメード
症状（シンプトン）マネジメント
サイン・マネジメント
ストレス・マネジメント
セルフモニタリング
知識と技術
自己効力
QOL

◆ 学習参考文献

❶ ラーソン，P.J. ほか．Symptom Management：患者主体の症状マネジメントの概念と臨床応用．日本看護協会出版会，1998，（別冊ナーシング・トゥデイ，12）．

新しい症状マネジメントの考え方と実践について，症状マネジメントモデルをもとに具体的に解説している．

❷ ローリッグ，K. ほか．日本慢性疾患セルフマネジメント協会編．病気とともに生きる：慢性疾患のセルフマネジメント．近藤房恵訳．日本看護協会出版会，2008．

慢性病をもつクライアントのみならず，すべての人々がセルフマネジメントの技を身に付け，積極的に健康を獲得していくためのガイドブック．

2 セルフマネジメントのための対象理解

学習目標

- 本人と病気の位置関係の四つのタイプを理解する．
- コンプライアンスとアドヒアランス，コンコーダンスのそれぞれの概念と違いを理解する．
- 健康信念モデルについて知り，本人の認識，価値観，行動との関係を理解する．

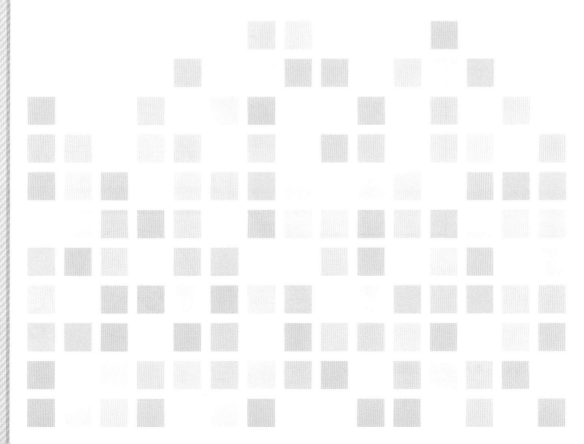

1 本人と病気の位置関係モデル

1 本人と病気の位置関係の四つのタイプ

慢性病をもっているクライアントを理解するために，**本人と病気の位置関係**を知ることは極めて重要なことである．

図2-1に「本人と病気の位置関係モデル」を示した．本人を四角（■），病気を丸（●）で表している．それぞれの大きさと距離で，本人が自分の病気とどのような位置関係にあるかをモデル化したものである．

1 Ⅰタイプ

このタイプは，病気に本人がとりつかれている状態を示している．ほとんどの急性病では，痛みや熱など身体的な苦痛を伴うことが多いためにⅠタイプになることが多いと考えられる．慢性病においても，診断名を告げられたときや急性状況下では，病気のことで頭がいっぱいといった状態になることがある．あるいは慢性病であることに逃げ込んでいる状態もこのタイプである．

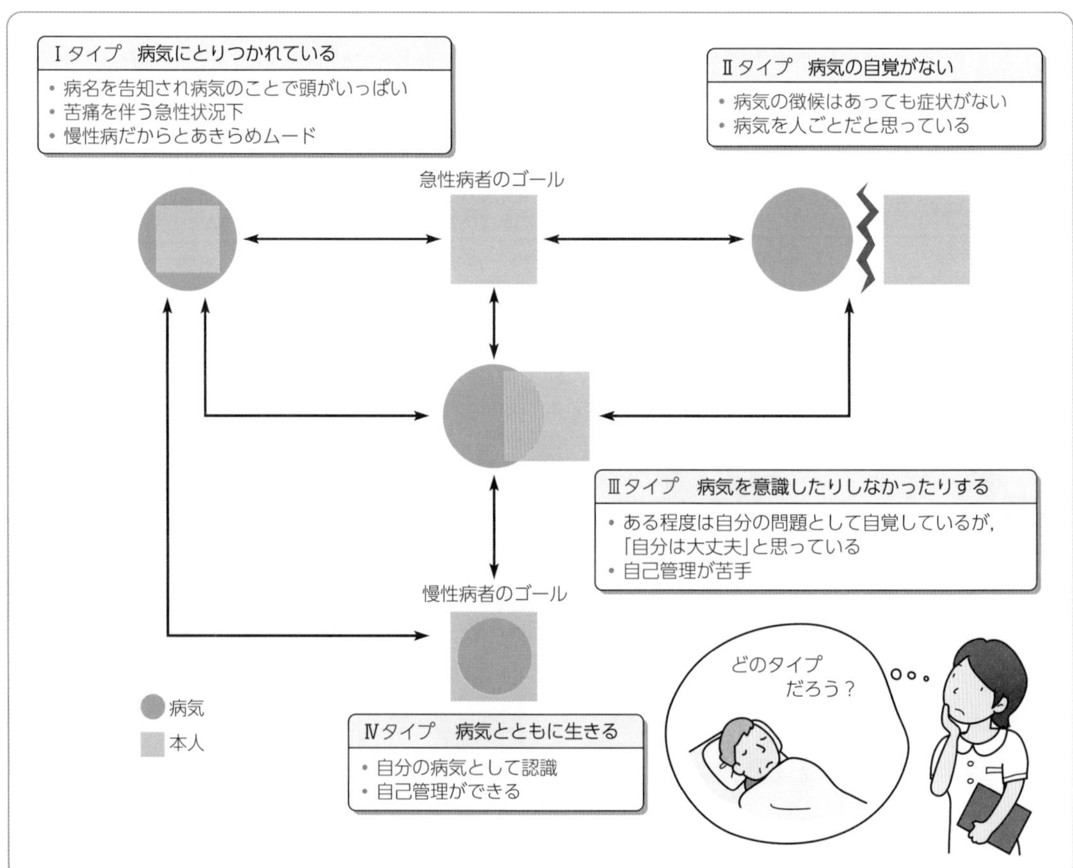

図2-1　本人と病気の位置関係モデル

2 Ⅱタイプ

このタイプは全く病識がないタイプである．本人と病気の間に亀裂が入っている状態といえる．医学データ上では明らかに病気の徴候があっても，本人の自覚症状がない場合に多くみられるタイプである．このタイプの人に病気のことを話しても，自分とは関係ない他人の病気の話として聞くことが多い．

3 Ⅲタイプ

このタイプは，ある程度は自分の問題として病気を自覚しているが，「自分に限ってまさか」と思ったり，時には自分が病気であることを忘れていることがあるというタイプである．病気であることを意識しているときもあるが，忘れているときもあるという病気の認識のしかたであり，慢性病をもっている人はこのタイプが最も多いと考えられる．重なりの程度によって，最もバリエーションが多いタイプでもある．自己管理に関しても，時には気になって頑張ってみたり，自分に限って大丈夫だろうと高をくくって，しなかったりする．

4 Ⅳタイプ

このタイプは自分の中に病気を取り込んでいるタイプであり，慢性病者のゴールといえる．自分の病気として認識し，病気とともに生きている状態であり，自分のコントロール下で必要な自己管理が行えている状態である．

このタイプでは，病気の大きさによってバリエーションがある．例えば，近眼で視力が低下している人は眼鏡やコンタクトレンズをつけて生活することで，日常生活にほとんど不自由を感じない状態の人は多い．一方，慢性呼吸不全で在宅酸素療法をしている人は，酸素カニューレをつけていれば呼吸困難を感じないでいられる状態になることはあっても，日常生活上の不自由は多く存在する．客観的に考えれば，病気の重症度は慢性呼吸不全のほうが近眼よりも重い．しかし，ここでモデル化した病気というのは本人の認識した病気であるので，病気の大きさは客観的な病気の重症度とはギャップがある場合も多いと考えられる．そのために，客観的な病気の重症度が高くても，Ⅳタイプになることはあり得る．

急性病の場合は，病気が完治した状態をゴールに設定することができるが，慢性病の場合にはⅣタイプがゴールと考えられる．

2 関わりの方向性

関わりの方向性としては，次の三つのアプローチがある．

第一には，本人の力を高める方向性である．このモデルにおける本人や病気の大きさは相対的なものであるので，病気が大きくても本人の対処する力が大きくなれば，病気を取り込める可能性も高まる．問題解決能力，自己決定力，自己効力，自尊感情を高めることによって，病気を抱え込める本人の力は大きくなる．またソーシャルサポートの幅が広がることなども本人の力を高めることに貢献する．

第二には，病気を弱める方向性である．病気の力が弱まると対処しやすくなる．対処としては，治療や検査を確実に行い，異常を早期に発見し病気の悪化を防いだり，好転させたりするような援助である．

第三には，病気との距離を近くする方向性である．人ごとだと思っているかぎり，自己管理行動はとらないので，自分のこととして病気を受け止め，どうしたらいいのか自分で意思決定できるように病気との距離を近くするような関わりである．

1 本人の力を高める

本人の力が大きくなると，病気と上手に折り合いをつけて過ごしていくことが容易になってくる．問題解決能力や自己決定力，自己効力感を高め，病気でありながらも自尊感情をもって生活できる力を養っていくことを意味する．

本人の力という概念は，周囲の協力者の力も含んで考えている．家族やヘルパー，ボランティアなどのソーシャルサポート，医師，訪問看護師，看護師などの専門家など，人的資源を使って本人の力が大きくなると考えられる．例えば，呼吸器をつけて在宅酸素療法をしている人や筋萎縮性側索硬化症の人など，在宅でもいろいろなレベルの患者がいる．こういう場合は，本人の力だけでは限界があるが，家族やボランティアの人が入ることによって行動が拡大できる．病気が進行しながらも，生活する力をつけることはできる．問題解決能力・自己決定力を身に付ける援助，自己効力を高める援助，自尊感情を大切にする援助，ソーシャルサポートを獲得する援助，ウエルネスの部分を伸ばす援助などが含まれる．図2-1のイメージだと，■を大きくすることになる．

2 病気を弱める

病気を弱めるというのは，治療や検査をきちんと行い，異常を早期発見したり薬物投与などで症状を抑えたりするということで，主に医療者側が行う行為である．看護師は医師と協力し，クライアントが療養しやすいように病気を弱めるための診療上の援助を行う．図2-1のイメージでいうと，●を小さくするということになる．

3 病識を高める

自分が病気だという認識がなかったら，どんなに本人の力が大きくてもセルフマネジメント行動はとらない．そのため，いわゆる病識を高めるための援助をする．自覚を促すということである．病気であることを受け入れたくない状態にあるのであれば，受け入れたくないというその気持ちを，私たちがまず，受け止める．自己覚知，病気の受容への援助を意味する．

2 コンプライアンスとアドヒアランス，コンコーダンス

慢性病をもつクライアントは，日々の生活において養生法（摂生をし健康の増進を図る）を守って病状をコントロールしていかなくてはならない．食事の摂取カロリーや栄養バランスに気を配り，運動のために一駅前で電車を降りて歩き，エレベーターの代わりに階段を使い，また必要な薬を忘れずに飲む，というような行動を生活のなかで続けて実施するよう求められる．しかし，そのような養生法をそれまで培われてきた個人の生活に取り入れる際には，抵抗を感じたり，実施が難しいという場合もある．患者と養生法，医療者との関係を表す概念として，コンプライアンスとアドヒアランス，さらに，コンコーダンスがある（表2-1）．

1 コンプライアンス（compliance）

コンプライアンスとは，医学的な立場で必要だと判断される養生法をどの程度守っているのかを示すものである．従来，保健医療職者によって処方された養生法に対するクライアントの実践能力を表現する場合に用いられており，この概念には，「命令や要求に従順に従う」や「黙従する」，あるいは従わなかったときの「他者を叱る」という意味が含まれている．生活のなかで養生法を実施するクライアント自身の視点に立つというよりも，医療者側の視点でクライアントが養生法に従っているかどうかを判断，あるいは管理するものであるといえる．

慢性病者では，日常生活上，服薬の遵守（じゅんしゅ）や食事，運動，飲酒，喫煙などに制限や禁止の指示が与えられ，それらに従うことを要求されるが，これに応じる行動を「コンプライアンス行動」，逆に，医療者が指示した方法を守らない場合を「ノンコンプライアンス（non-compliance）」という．ノンコンプライアンスには，単に知識不足や思い違いが原因の場合，あるいはクライアント自身の判断に基づく自己決定により治療を中断，拒否する場合も含まれる．

治療の内容によって，服薬コンプライアンス，食事コンプライアンス，運動コンプライアンスなどと表現される．一日２回の薬の処方を忘れず正しく守るクライアントは，服薬コンプライアンスが良好なクライアントということになり，医師の処方を守らず，自分の判断で薬を飲まないクライアントや，飲み忘

表2-1　患者と治療の関係に関する三つの概念

コンプライアンス	アドヒアランス	コンコーダンス
【compliance】応諾，従順，黙従 医療者が治療方針を決定し，患者がそれに従う行動をとる	【adherence】執着，固執，支持 患者が治療に対して積極的・前向きな考えをもつ	【concordance】調和，一致 患者の考えと医療者の考え（治療方針を含む）が一致するように，両者の考えを尊重し合う

安保寛明．患者と医療者の心がともにあることの意味．精神科看護．2011，38（11），p.5-12 を参考に作成．

れの多いクライアントなどは，服薬コンプライアンスの不良なクライアントとされる．

2 アドヒアランス（adherence）

養生法をどの程度実施しているかを考えるとき，評価の視点が医療者側に偏ると，実行できない理由はクライアント側の問題としてのみ取り扱われ，クライアントが養生法の必要性を理解しているのに，なぜ実行できないのかを考えていく上では限界が生じてしまう．生活者としてのクライアントの視点で，養生法実施の難しさや障害を明らかにしようと用いられるようになったのが，**アドヒアランス**という概念である．これは，「患者は治療に従順に従うべき」という患者像から離脱することを意図した概念であり，コンプライアンスが医療者の決定や指示に従ってクライアントが養生法を行うのに対し，アドヒアランスは，クライアントが積極的に治療方針の決定に参加し，自らの決定に従って養生法を実行することを目指す姿勢を重視している．患者自身が主体となって自身の病気を理解し，治療方針の決定に積極的に参加し，自分で責任をもって治療法を守るという考え方である．

クライアントが医療者の指示によく従う場合には「コンプライアンスがよい」というのに対して，クライアント自身が病気を受容し，治療方針の選択に自ら主体的に参加して，積極的に養生法を行おうとしている場合を「アドヒアランスがよい」と表現される．1980年前後からアドヒアランスという用語が研究報告にみられるが，当初の研究ではアドヒアランスという用語は，医療者の指示がどの程度守れるかというコンプライアンスの意味で使用されており，アドヒアランスとコンプライアンスの概念を明確に分けていないようである．

1 アドヒアランスの障害

クライアントのアドヒアランスを支えるためには，慢性病者が日常どのような障害に直面し，どのような思いを抱いているのかについて知り，援助を行う必要がある．

糖尿病者の抱く思いについては，ハンドロン（Handron, D.S.）ら（1994）が，糖尿病患者と家族の心理社会的ストレスに関して調査を行ったなかで，クライアントのさまざまな心理的苦悩を示している（**表2-2**）．クライアントは，食事制限や薬物療法により家族から隔たり，理解してもらえない気持ちにより孤立感や怒りを感じ，逆に家族から管理されていると感じたり，合併症による身体的な喪失，防衛機制により感情表出が自由にできなかったり，あるいは糖尿病になった自分を責め，家族に重荷を

表2-2　ハンドロンらによる糖尿病患者の心理的苦悩

1）糖尿病に伴う患者個人の内的体験
　家族からの孤立感
　喪失と悲嘆
　身体面の喪失：活力，視覚の鋭敏さ
　食の自由の喪失
2）家族の出来事による影響
3）コーピング方略に関わる問題
　過剰な防衛機制
4）精神状態に関わる問題
　自尊感情の低減
　病気になったことについての罪の意識
　自分には価値がないという感情

黒江ゆり子．病いの慢性性Chronicityと生活者という視点：コンプライアンスとアドヒアランスについて．看護研究．2002，35（4），p.293より（ハンドロンら，1994 をもとに作成）．

負わせたという感情から，家族に対して援助を求めにくく，受け入れにくいとしている．このような感情が強い場合には，適切に養生法を行っていくことが難しくなる．

クライアントがどこに障害を感じているのかは，家族や他者とのコミュニケーション，医療者との関係，自覚症状，治療法や指示の複雑さ，経済的問題など，クライアントにより多様である．クライアントが養生法をうまく行うには，医療者側から一方的に知識を提供するのではなく，養生法を行うクライアントが必要としている知識を提供しながら，クライアントが話しやすい環境のもと，ともに話し合うなかで，医療者はクライアントのアドヒアランスの障害となるものを見極め，クライアント自身が養生法を自ら選択し行っていけるよう援助することが重要である．

3 コンコーダンス（concordance）

コンコーダンスは，服薬ノンコンプライアンスを改善しようと，英国王立薬剤師会（Royal Pharmaceutical Society of Great Britain）が大手製薬会社のメルク（Merck Sharp & Dohme）と協力して行った，薬の服用に関する患者の意識調査の結果から提案された新しい考え方である．アドヒアランスの概念においては，事前に決まっている行動目標に対する「患者自身の行動と思考（態度）」に注目し，知識や技能の獲得といった教育や訓練が有効であるとして一定の成果を上げてきたが，これらだけでは行動が長続きしないことも徐々に判明してきている[5)]．コンプライアンスやアドヒアランスは，クライアントが治療法や養生法にどのように従っているのかについて，クライアントの自己管理を評価する概念であるのに対し，コンコーダンスは，治療法はクライアントと医療者のパートナーシップに基づいて決定され，その相談のプロセスとアウトカムの全体を含む包括的な概念として提案されている．

コンプライアンスモデルの場合，医師の指示する治療を実行したかどうか，クライアント自身の態度や行動といった結果に着目する．それに対してコンコーダンスモデルでは，医療者がクライアントの視点を理解し尊重することを重視し，クライアントが意思決定に参加する話し合いのプロセスに着目する．コンコーダンスモデルで最も重要なことは，医療者が，治療法の最終決定権はクライアントにあるということを認識することである．患者と医療者が，「互いの共通基盤（common ground）を，互いの中に探して見つけ出すプロセス」を重視している．この「共通基盤」を創るためには，患者自身が抱えている問題の本質，治療および治療の管理の目的と優先順位，さらに患者と医療者の役割について，互いの意見を一致させることが求められる[6)]．

コンコーダンスでは，クライアントの意思を最優先した治療や処方を選択するということになるが，クライアント自身が治療のリスクとベネフィット（利益）に関する情報を十分にもたない，あるいは誤解して治療を拒否する場合には，クライアントの意思を最優先することが必ずしもクライアントのためになるとは限らない．コンコーダンスを実現するためには，クライアントの希望を尊重しつつ，予測される医療的状況や健康状態と考え合わせながら，互いの共通基盤を創り上げていく必要がある．クライアント自身が治療のリスクとベネフィットに関する情報を十分に理解し，自ら意見を述べることができる環境を提供していくクライアントと医療者のパートナーシップの構築とともに，医療者は専門職としての知識と経験を携え，その役割に応じたスキルを確立していくことが望まれる．

3 健康信念モデル

1 健康信念モデルとは

健康信念モデル（health belief model）は，1950年代，米国の疾病予防に取り組む研究者らによって開発されたモデルである．このモデルが開発された当時の米国では，結核早期発見のための肺のX線検査など，疾病予防サービスの利用率が低い状況であった．そこで，どのような個人の意識や価値観などの因子が，健康によいとされる保健行動をとることに影響しているのかを明らかにし，疾病予防サービスの普及向上に役立たせるため，健康信念モデルが開発された．特にこのモデルは，健康によいとされる行動をとっていないクライアントの理解や行動変容の支援に活用が可能である．

2 よい保健行動をとるための条件

健康信念モデルでは，対象者が勧められる保健行動をとるようになるためには，二つの条件が満たされる必要があると考える．一つ目の条件は，対象者が対象となる疾病や合併症に罹患（りかん）することに対して**危機感**をもつことであり，二つ目の条件は，勧められる健康によいとされる保健行動をとることの**利益を障害より大きく感じる**ことである（**図2-2**）．

1 対象となる疾病や合併症に対する「危機感」をもつこと

健康によいとされる保健行動をとるために，対象者が，特定の疾病や合併症にかかることに対して危機感をもつことが必要であると健康信念モデルでは考える．そのためには，対象者が疾病や合併症にかかる可能性があると感じていることと，疾病や合併症にかかったときに起こりうる結果が深刻であると感じていることが必要となる．

例えばヘビースモーカーであるＡさんに健康信念モデルに基づき行動を分析し，禁煙を勧める方法を考えるとする．健康信念モデルに基づいてＡさんの喫煙行動を分析する場合は，Ａさんが大量喫煙が引き起こす肺癌などに罹患する可能性をどのくらい感じているか，また疾患に罹患したときに引き起こされう

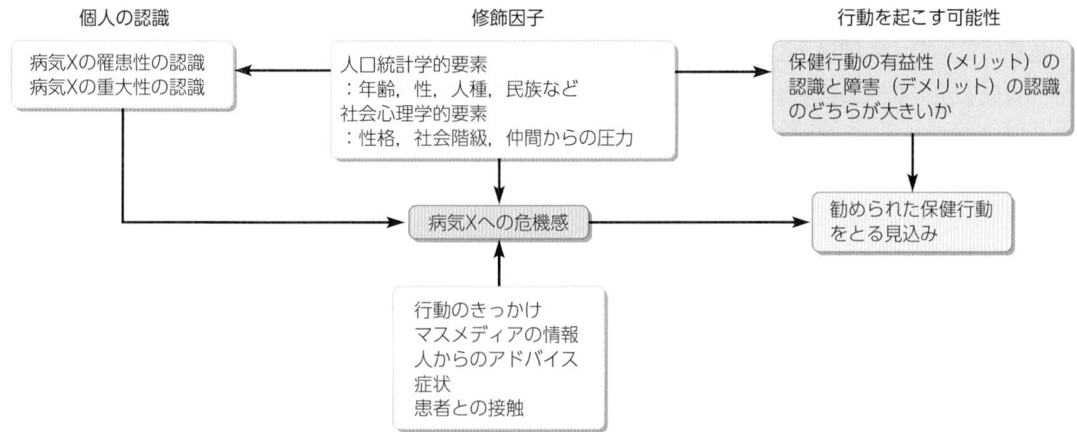

Becker, M.H. et al. Sociobehavioral determinants of compliance with health and medical care recommendations. Med. Care. 1975, 13 (1), p.10-24 より翻訳.

図2-2　健康信念モデルの概念図

る結果（身体機能の低下，他の家族メンバーへの心理・経済的影響など）をどの程度重大だと感じているかを把握する．そして，Aさんの肺癌に対する危機感が低いのであれば，自分が疾患にかかるリスクを正しく理解し，喫煙がどのような結果を自分にもたらすかを正しく理解してもらうことが禁煙の支援に有効と考える．

2 健康によいとされる保健行動をとることの「利益を障害より大きく感じている」こと

健康信念モデルでは，上記の危機感をもつこと以外にも，勧められる保健行動をとることの「利益を障害より大きく感じている」ことが必要であるとしている．この場合の利益とは，健康によいとされる保健行動が，どれくらい疾病にかかる可能性を低くしたり，深刻な影響を避けるために有効であると対象者が感じているかを意味する．また，障害とは，勧められる保健行動をとる上での対象者が感じる経済的な負担や心理的な抵抗を意味する．

ヘビースモーカーであるAさんへ禁煙を勧める取り組みを例に挙げると，Aさんが肺癌などの病気の予防に禁煙は有効だと信じておらず，禁煙はストレスが増えるだけでとても大変だと考えているとする．この場合，Aさんは禁煙が肺癌などのリスクを下げるのに有効だと思っていないのであるから，禁煙を行う利益を感じていないということになる．一方で，ストレスが増えるなど，禁煙に伴う障害は強く感じている．行動を起こす見込みを高めるためには，利益を障害より大きく感じている必要があるが，この場合はその逆で，禁煙に対する障害を利益より大きく感じており，禁煙を行う見込みを高めている状態ではないということになる．

3 行動のきっかけ

危機感に影響する因子として**行動のきっかけ**というものがある．この例として，対象者が，病気の症状を感じたり，本やその他のメディア，インターネットなどで疾患に対する情報を得たり，近親者が実際に病気にかかることなどが挙げられる．

このように健康信念モデルでは，複数の因子が健康によいとされる保健行動をとる見込みに影響していると考えるが，これらの因子のなかでも特に，行動を起こすことに対してもつ障害を低くすることが，行動を起こす見込みを高める上で最も強く影響するという研究結果が出ている．また，現在では，勧められる保健行動をとる見込みを促進させる因子として**自己効力感**が追加されており，自己効力感も含めて健康信念モデルを用いることが多くなってきている．

引用・参考文献

1) 安酸史子編．実践成人看護学：慢性期．中西睦子監修．改訂版，建帛社，2010，p.10，（TACSシリーズ，3）．
2) 黒江ゆり子．慢性疾患におけるアドヒアランス：コンプライアンスからアドヒアランスへ．看護技術．2002，48（3），p.296-305.
3) 黒江ゆり子．病いの慢性性Chronicityと生活者という視点：コンプライアンスとアドヒアランスについて．看護研究．2002，35（4），p.287-301.
4) 黒江ゆり子ほか．病いの慢性性（chronicity）におけるアドヒアランス．ナーシング・トゥデイ．2004，19（11），p.20-24.
5) 安保寛明．患者と医療者の心がともにあることの意味．精神科看護．2011，38（11），p.5-12.
6) Christine Bond．Concordance 1st Edition：Pharmaceutical Press，the publishing division of the Royal Pharmaceutical Society of Great Britain，2004／クリスティーヌ・ボンド編．なぜ，患者は薬を飲まないのか？「コンプライアンス」から「コンコーダンス」へ．岩堀禎廣ほか訳．薬事日報社，2010.
7) Becker, M.H. et al. Sociobehavioral determinants of compliance with health and medical care recommendations. Med Care. 1975，13（1），p.10-24.
8) Glanz, K. et al. Health Behavior and Health Education：Theory, Research and Practice. John Wiley & Sons, San Francisco, CA，2008，p.45-62.

重要用語

本人と病気の位置関係　アドヒアランス　健康信念モデル
コンプライアンス　コンコーダンス　危機感

◆ 学習参考文献

❶ **松本千明．医療・保健スタッフのための健康行動理論の基礎：生活習慣病を中心に．医歯薬出版，2002.**
本章で紹介した健康信念モデルをはじめ，その他の代表的な健康行動理論について，事例を踏まえながら解説している．

❷ **松本千明．医療・保健スタッフのための健康行動理論 実践編：生活習慣病の予防と治療のために．医歯薬出版，2002.**
①の姉妹編．食事療法，運動療法など行動変容の支援を行うにあたっての理論の活用法について解説している．

❸ **Glanz, K. ほか編．健康行動と健康教育理論：理論，研究，実践．曽根智史ほか訳．医学書院，2006.**
主要な健康教育や健康行動理論について，理論の成り立ち，実践での活用について包括的に説明されている．

3-1 成人教育学

学習目標

- 成人の発達段階から学習の特徴を理解する.
- 成人教育に携わる者の役割を理解する.

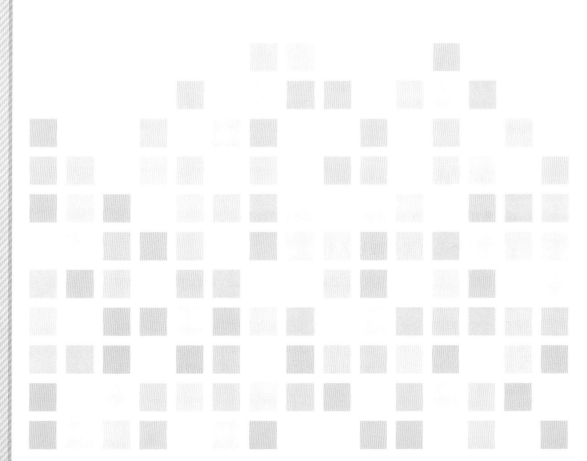

1 成人教育学の基本的な考え方

近年，人々の健康への関心は高まり，健康を保持・増進するために健康教室に参加したり，食事や運動といった日常生活習慣を改善したり，検診を受けるなど，自主的に健康行動をとる人が増加している．

成人が何らかの原因によって慢性的な健康障害をもったときには，今までの生活習慣や保健行動を見直し，健康障害の種類や程度に応じた生活を送ることが必要となる．例えば，疾患や治療について学習し食事療法を始める，日々の運動量を増やす，定期的な受診や薬の服用を継続する，などである．そして健康の回復・維持を図りながら，可能な限りQOLを高めるような生活を送ることを目指す．

健康教育は，かつては医療者が主導し，専門的知識を背景に教育目標の設定や望ましい行動の選定，評価などを行ってきた．しかし近年，健康に対するセルフマネジメントの重要性や，それによって個人の生活がより主体的で有意義なものになるという観点から，健康教育に関して学習者が自発性を発揮することが重視されている．本章では，セルフマネジメントを支える理論の一つとして，**成人教育学**（**アンドラゴジー***）の基本的考え方を以下に示す．

成人教育学は，近代の欧米を中心に発達した「成人の学習」と「学習援助としての教育」という理論および実践を示す語である．成人教育学では，人間を生涯にわたり学習し成長する存在としてとらえ，成人の発達段階の特徴に応じた教育のあり方を示している．子どもの教育では，指導者が学習内容や学習方法を選定するが，成人教育では学習者が主導権をもち，指導者は学習の支援者としての役割を果たすことを基本としている．したがって，指導者は知識や技術の伝達よりも，学習者が自己の経験を生かして現在直面している課題や問題の解決に主体的に取り組み，現状に応じた習慣や価値観へと変容していく過程を支援する．

用語解説 *

アンドラゴジー andragogy

成人の発達段階の特徴を生かした成人の学習あるいは教育について解明する教育学．これに対して，子どもの教育学をペダゴジー，高齢者を対象とする生涯教育をジェロゴジーという．

2 成人教育の特徴

成人教育の特徴は以下のように六つにまとめられる．

1 学習者の意思の取り入れ

成人教育学では，第一に学習者の高い自律性を生かし，学習に関する判断や決定に最大限，学習者の意思を取り入れる．人間は成長し，成人期に移行する間に，他者への依存性から徐々に脱却し，自律性を高めていく．そして自分に関することは自分で判断し，決定，行動したいという願望が強くなり，他者に一方的に決定されることや指示されることに抵抗感をもち，学習が滞ることもある．

そこで，このような学習者の特性を尊重し，学習内容や学習方法に関しても学習者に最大限の自由を与えるように十分に話し合い，決定する．このように成人の学習を支援するには，まず学習者が尊重されていると感じ，リラックスでき，自由に自己表現できる学習環境を準備することが必要である．例えば，学習空間を温かな雰囲気にデザインすることや，指導者が受容的で親和的な姿勢で関わるなどである．学習者の意思を取り入れることは，次の段階への学習意欲につながるとともに，QOLの向上ももたらされる．

健康教育では，疾患や治療などの専門的な知識を必要とすることがあるので，学習内容や方法を学習者が決定するのは困難なこともあるが，例えば，指導者がいくつかの異なる学習内容・方法を示し，そのなかから学習者に選択してもらう，学習の順序を学習者に確認する，学習者が希望する学習内容をプログラムに含む，また学習方法についても，事例を用いたグループ討議がよいか，それともビデオを利用したシミュレーション学習で行うかの決定に学習者の意見を取り入れるなどして工夫する．

なお，学習者に決定をゆだねる場合には，それぞれの学習方法のメリットやデメリットなどの情報を提供し，その決定に際しても助言を行う．

成人であっても，現実の生活に関与しないことや新しく直面した課題に対しては，その意味が理解できずに依存的になることもあるため，学習者に応じた対応を心掛ける．

2 学習者の経験の活用

第二に，成人の学習者は豊富な経験をもつため，その経験を学習の資源として活用することで教育効果を高める．成人はこれまでの人生のなかでさまざまな経験をし，その経験によって形成された独自の価値観をもっている．例えば，ある保健行動をとることによって健康状態が急激に改善した経験をもつ人は，その行動を価値あるものとして，その後も継続するなどである．

このような直接的な経験によって獲得したものは，書物やメディアから得た知識に比べて自我と同一化していることもある．したがって，指導者が早急な変容を求めたり，過去の経験を否定したりすることによって，学習者の自尊心を傷つけることもあるので留意する．例えば，生活習慣が適切でない場合にも，その習慣を継続している背景を理解した上でより望ましい方法を提案し話し合うなどして，学習者自身が「やってみよう」「できるかもしれない」と思えるように関わる．

個人の経験に基づく価値観や行動を変容させるには，他者との交流による経験の共有が効果的なことも多い．同じような障害をもつ人の経験談を聞くことや，自分の経験を他者に話すなど，経験を共有し合うことで他者の行っている方法を取り入れたり，自己を振り返る機会となり，効果的である．ただし，集団の中で学習することに慣れていない場合には，自己の経験を発表することや

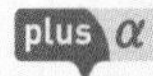

経験の活用

例えば，1日30分間のウオーキングについて，その効果を説明されるだけでなく，実行し，その効果を実感することで，ウオーキングが自分の生活の一部となり，自分にとって価値のあるものとなっていく．

他者との意見の対立に戸惑うこともあるので，学習者にとって負担にならないように配慮する．また集団学習は，プライバシーに関わる話題となることもあるので，個々の学習者の精神的負担とならないように留意する．

3 レディネスに応じた教育方法・内容の選定

第三の特性は，学習者のレディネスに応じた教育方法や内容を選定することである．**レディネス**とは，ある学習をするときに必要となる学習者の精神的・身体的準備状態のことで，これまでに得た知識や技術，経験，興味などが統合されたものといえる．成人の場合，一般に現実の社会生活や家庭生活での具体的な問題や課題について高い関心を示し，学習の必要性を認識すれば主体的に学習する．そこで，学習者の関心のありかを理解することで，学習内容や学習方法を提案することも可能になる．また，視力や聴力の低下など身体的機能の変化による学習行動への影響を確認し，教育方法を選択する必要がある．例えば，視力が低下している人には文字情報の提示方法を工夫したり，体力が低下している人には1回の学習時間を制限するなどである．

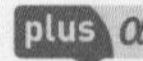

教育方法の選択

例えば，眼の調節機能が低下している人には，文字による情報を図や絵にする，文字を大きくする，レイアウトを工夫する，などの方法がある．また，聴力機能に応じて，声の大きさやトーン，話すスピードを変える．さらには，映像を組み合わせる，体を休めリラックスできる休息時間を取り入れるなどを工夫する．

レディネスは一人ひとり異っているため，個人のレディネスに合わない学習方法は，学習効果が低いばかりでなく学習者にとって苦痛ともなるので，同じ健康障害をもつ成人に対する場合であっても，個人に応じた対応をする必要がある．

4 段階的学習プログラム

第四の特性として，学習者が現在直面している課題や問題の早期解決につながる学習であることが望ましい．つまり，子どものように，将来活用することになるであろう知識や技術をあらかじめ準備する学習ではなく，成人学習者には，具体的かつ個別的で，即時的な解決を得られるような学習が適している．したがって，長期にわたって学習を必要とする場合であっても，当面の目標を設定し，それが達成できたら次の目標に向かうというような，段階的に進む学習プログラムが望ましい．段階的に学習成果を評価することによって，学習者が成長や変化を感じることができ，効果が低い場合には，学習計画を修正するなどの機会をつくる必要がある．

5 学習への内的動機づけ

第五の特性は，学習への内的動機づけが挙げられる．一般に成人の学習者は，学習者自身から生じた関心や意欲をもって学習に取り組むために，学習成果は得られやすいといわれている．たとえ他者から健康障害を指摘されたとしても，学習によって健康的で有意義な生活を獲得することが可能であると認識できれば，学習は促進される．そこで指導者は，学習者が実現可能であると感じられるような情報を提供する．

コンテンツが視聴できます(p.2参照)

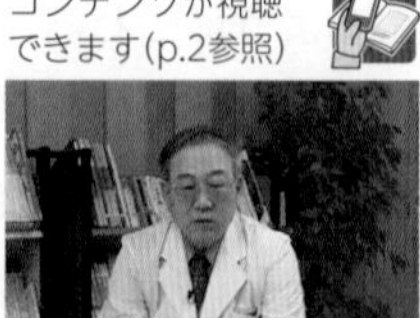

●患者のための図書館〈動画〉

6 学習者自身の気づきの支援

第六に，学習者が自己診断により学習の必要性を確認し，学習経過や学習成果を評価できるように支援する．学習者は自分の目標とその目標に対する現在の自分の状態や能力を明らかにすることによって，今後どのような学習を行う必要があるかを明確にする．目標と現実のギャップを認識することで，学習課題が明らかになると同時に，学習の動機づけとなる．そこで，学習者が希望するレベルと現在のレベルの差を診断する援助をする．その場合，指導者は，一方的に学習者の課題を伝えるのではなく，学習者自身が気づくように，学習を振り返ることができるような発問などを行う．

成人教育は，学習者が主体的に学ぼうとする意思をもち，学習のしかたを習得しながら，自分の生き方に関する問題を解決するものである．

学習者の多くは，自分の学習欲求や関心事が何であるかに気づいているが，健康教育を受ける学習者のなかには，課題を直視することに抵抗をもつ，表面的な事柄のみに関心をもつなどして，現状を改善したいという気持ちを明確にできないこともある．そこで学習者が新しい可能性を実感できるような話題を提供する，学習目標に対する学習者の関心や実行可能性について話し合うなどして，学習目標を自分自身の目標として感じられるように支援する．学習者がある目標をもち，自発的意思に基づき，必要に応じて自己に適した手段・方法を自らの責任において自由に選択し，生涯を通じて実行する能力を高めることが重要となる．成人教育の最終的な目的は，自己教育力の育成ということができる．

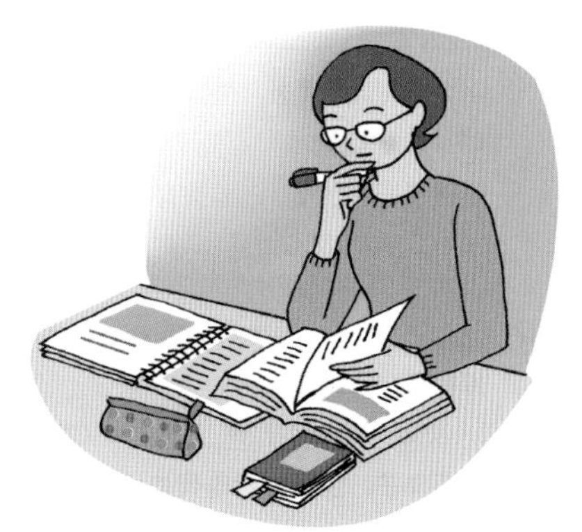

3 成人教育者の教育能力の向上

現在，成人教育に携わっていても，成人教育者としての専門的教育を受けていない者も多いため，自分たちが教えられた方法や好みの学習方法で教えようとする傾向があることも否定できない．

成人教育に携わる人は，その学問領域の最新の専門的知識や技能を習得することに加えて，自身の教育能力を向上させるための学習を行う必要がある．例えば，健康教育を実践する者は最新の健康教育の考え方や方法論を熟知すると同時に，健康について教えることの意義や方法についても学ぶ必要がある．さらに，学習者への関わりを自己評価し，理論と実践のいずれかに偏ることなく，指導者としての課題や目標を明確にしていくことが大切である．

引用・参考文献

1) Knowles, M.S. The Modern Practice of Adult Education : From Pedagogy to Andragogy. 1980 /成人教育の現代的実践：ペダゴジーからアンドラゴジーへ．堀薫夫ほか監訳．鳳書房，2002.
2) Bandura, A. Self-efficacy : The exercise of control. W.H. Freeman and Company, 1997.
3) 安酸史子．糖尿病患者教育と自己効力．看護研究．1997, 30（6），p.23-28.
4) 鈴木敏正．エンパワーメントの教育学．北樹出版，1999.
5) Whitman, N.I. et al. Teaching in nursing practice : A professional model. 2001 /ナースのための患者教育と健康教育．安酸史子監訳．医学書院，1996.
6) 西岡正子．生涯学習の創造：アンドラゴジーの視点から．ナカニシヤ出版，2001.
7) 吉河弘．生涯学習概論．文教書院，1997.
8) 有光次郎ほか監修．成人学習論と生涯学習計画：生涯学習実践講座．亜紀書房，1994.
9) Bhola, H.S. World trends and issues in adult education /岩崎恵子ほか訳．国際成人教育論．東信堂，1998.
10) Anderson, B.J. et al. Practical psychology for diabetes clinicians /糖尿病診療のための臨床心理ガイド．中尾一和ほか監訳．メジカルビュー社，1997.
11) クラントン，P.A. おとなの学びを創る：専門職の省察的実践をめざして．入江直子ほか監訳．鳳書房，2004.
12) リンデマン，E.C. 成人教育の意味．堀薫夫訳．学文社，1996.
13) 園田恭一ほか編．健康教育・保健行動．有信堂高文社，1993,（保健社会学，2）.

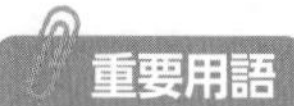

重要用語

成人教育学（アンドラゴジー）　経験の活用　動機づけ
成人教育の特徴　レディネス

◆ 学習参考文献

❶ **宮坂忠夫ほか編著．健康教育論．第２版，メヂカルフレンド社，2013,（最新保健学講座，別巻 1）.**

保健活動の指標となる，健康教育・患者教育の考え方や方法が具体的かつ系統的にわかりやすく述べられている．

❷ **園田恭一ほか編．健康教育・保健行動．有信堂高文社，1993,（保健社会学，2）.**

保健社会学の観点に立脚し，健康教育・患者教育の歴史的発展と現在の課題，保健行動とライフスタイルの関係などについて国内外の研究の現状なども含め述べられている．

❸ **マルカム・ノールズ．成人教育の現代的実践：ペダゴジーからアンドラゴジーへ．堀薫夫ほか監訳．第３版，鳳書房，2012.**

成人教育学の発展の経緯，成人教育の特徴や具体的な方法について多岐にわたり述べられている．

❹ **渡邊洋子．生涯学習時代の成人教育学：学習者支援へのアドヴォカシー．明石書店，2002,（明石ライブラリー，42）.**

成人教育に携わる者の学習支援の必要性や方法が書かれており，本章の学習目標（成人教育に携わる者の役割を理解する）に沿った内容である．

❺ **藤岡英雄．学習関心と行動：成人の学習に関する実証的研究．学文社，2008,（おとなの学びの行動学，第２部）.**

成人学習者の特徴が述べられており，成人教育の方法や成果についてまとめている．

3-2 エンパワメントモデル

学習目標

- エンパワメントとパワレスネスの関連について理解する.
- 日本におけるエンパワメントの歴史的経緯について知る.
- エンパワメントアプローチの方法について理解する.
- エンパワメントアプローチを用いた実践報告を自分で探す.

1 エンパワメントとパワレスネス

1986年に，WHOによってヘルスプロモーションに関する憲章が採択され，「人々が自らの健康をコントロールし，改善することができるようになるプロセス」として，ヘルスプロモーションが位置づけられた．そのときから，健康は生きることの目的ではなく，毎日の生活の資源であること，また，健康は身体的能力であると同時に個人と社会の資源であることが明確にされた．ヘルスプロモーションの概念はキックブッシュ（Kickbusch, I.）博士の健康教育に関する鋭い分析と深い洞察に基づくものであるが，このときに指摘されたのが，健康教育における個人の能力への期待の重要性と援助協力的な健康教育への転換であり[1)]，その後，この理念は世界に広がった．しかし，**エンパワメント**（empowerment）の概念は，1960年代から人間の復権や解放に向けての社会運動を支援する考え方として提唱され注目されていたのである．ヘルスプロモーションにおいてエンパワメントは一つの特徴と考えられ，「人々への能力の付与」として公衆衛生政策において，住民が自ら決定し変革していくことを実現するために研究が進められた[2)]．

これまでエンパワメントは表3.2-1に示すようにさまざまに定義づけられてきたが，そこで共通しているのは，個人が自己の能力に気づき，それを発揮させていくプロセスであるという点である[3-9)]．1998年には「パワレスネスの原因となった身体的社会的生活状況を変えるための行為が開始されるプロセス（Clarke & Mass）」と定義されているように，本来的には**パワレスネス**（powerlessness）な状態が病気のリスクファクターとなることが示されたことから始まる．パワレスネス（無力感とも訳される）が健康に与える影響は深刻であり，1960年代から，個人の低いコントロール感覚が予防的保健行動の低さや健康についての低い自己評価，あるいは急激な症状の出現と関係することが示されるようになった．1960年代後半には，ジョンソン（Johnson, D.）が看護におけるパワレスネスの概念を「ある種の出来事や状況における個人的

表3.2-1　エンパワメントの定義

年代	報告者	エンパワメントの定義
1985	Torre, D.	個人が自身の生活に関わる出来事や制度に参加し，統制力を分かち合い，影響を及ぼせるよう，強化していく過程である．
1991	Funnell, M.M.	個人が自分自身の生活に責任を負うことのできる潜在能力を発見し，発展させること．
1991	Gibson, C.H.	健康を増進したりコントロールを強化することを可能にする過程（現実の発見，真剣な内省，主導権の獲得，持ちこたえの四つの構成要素から，エンパワメントのプロセスが進んでいくことを明らかにした）．
1994	Israel, B.A. et al.	意思決定を行い，自分の個人的生活をコントロールする個人的能力．
1998	Clarke, H.F. & Mass, H.	パワレスネス（ヘルプレスネス／絶望感）という内的感情の変化を通して，パワレスネスの原因となった身体的社会的生活状況を変えるための行為が開始されるプロセス．
2002	中信利恵子	看護者が患者のもてる力を信じ，患者が自らもてる力を発揮し，生きる力を得ていくこと．

表3.2-2　慢性の病気におけるパワレスネス

喪　失	慢性の病気による喪失には，未来への希望の喪失，減収，性的能力の減退，身体障害，生活の質の低下，他者への依存などがある.
不確かさ	不確かで予測できないという病気がもつ性質．次のような三つの側面は不確かさをもたらすことがある．①病気の重症度，②症状が一定しないこと，③症状があいまいであること.
知識不足	初めての診断や病院などのなじみのない環境は，知識習得の妨害となることが多く，個人と家族は説明を聞いても理解できないことがある.
社会的問題	慢性の病気をもつ人や可視性（目に見える）障害をもつ人は，社会的スティグマ*を抱えることがある.
資源不足	物的資源や人的資源の不足は，必要なサービスの利用を困難にしたり，身体的能力の向上に歯止めをかけたりする．特に人的資源の不足は個人に大きな影響を及ぼし，社会的孤立やひきこもりをもたらす.

あるいは内的コントロールの欠如の知覚」として説明し，例えば，健康教育においては対象者がパワレスネスを感じるとすれば，それは効果的とは言えないと指摘している[10-12]．1990年代には，パワレスネスと健康状態および死亡率の関係についてさらに詳細な研究がなされるようになり，パワレスネスは5～10年後の将来的な健康状態にも影響を与えることが指摘されている[13]．パワレスネスとは「帰結に影響を及ぼす活動に関わる自己の能力や権力の欠如という知覚」であり，パワーリソース（体力，活力，希望，動機，知識，肯定的な自己概念，心理的強さ，社会的支援）が何らかの原因で著しく影響を受けると，人はパワレスネスを抱くことになる．例えば，慢性の病気におけるパワレスネスに関わる事柄には表3.2-2のようなものが提示されている.

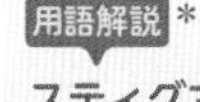

*

スティグマ

古代においてスティグマは，「そのしるしを携えている者が何か異常で悪いものがあることを表すためのもの」と考えられていた．現代においては，「仮想の社会的アイデンティティと実際の社会的アイデンティティの間にある乖離（かいり）もしくは差異」として説明される.

このような事柄などによって，個人と家族はパワレスネスな状態になる．そのため，クライアントがどのような影響を受けてパワレスネスな状態にあるのかを見極め，それを取り除くことを第一に目指して働きかけると，それがエンパワメントにつながると考えられる.

2 日本におけるエンパワメントの歴史的経緯

日本の看護領域においては，1996年にエンパワメントに関する特集が組まれている[14]．それ以前にはエンパワメント（あるいはエンパワーメント）を扱った文献はみられない．2000年代に入ると急激にエンパワメントに関する文献が増えている．それらは，地域づくりや住民への支援プログラムに関するもの，精神領域における支援方法やカウンセリングなどに関するもの，糖尿病やネフローゼ症候群など慢性病をもつ人々を対象とした研究報告などである．また，2010年代に入ると一層内容の充実した研究報告がみられるようになっている.

島田らは，糖尿病教育における心理的アプローチの効果を明らかにし，行動変化を促進するための関わり方の方向性を見いだす目的で，教育場面でエンパワメントアプローチに基づいた看護カウンセリングの介入を行い分析している[15]．ここでは，クライアントが感情表現できたことで自己の認識していなかった問題に気づき，糖尿病を管理するのは自分自身なのだという闘病意欲がわいたという介入結果を報告している.

また，中信は，自己管理が困難で再入院したクライアントを対象に面接を行い，看護師の関わりとクライアントの変化を明らかにすることにより，クライアントのエンパワメントが促進される看護アプローチについて検討している.このなかでは，エンパワメントを「看護者が患者のもてる力を信じ，患者が自らもてる力を発揮し，生きる力を得ていくことととらえる」[16]と説明している．この研究は，「面接のなかで個人が自己を語ることで対人関係が形成され，徐々に病気を自己の問題として気づき取り組む姿勢をもち，エンパワメントが促進された」[16]実例ととらえることができるであろう．これらの二つの報告は看護師がクライアントの話を批判せずによく聴き，人間関係を築く過程を踏みながら，本人が自らの問題に気づくことを示唆している.

一方，地域看護におけるエンパワメント関連の文献は多く，地域の保健師による報告が含まれている．これは1997年にジャカルタ・レポート（ヘルスプロモーション第４回国際会議）が出され，「住民が計画決定・実施過程の中心であり，住民参加は不可欠な要素である，健康学習はヘルスプロモーションへの効果的な参加と地域のエンパワメントを促す」と述べられたことが影響している．ここでは住民が当事者として主体的に行動を選択決定し，その力量を形成すること自体が個人のエンパワメントであると考えられている[17].

さらに，2010年代の藤岡らの研究においては，障がいをもつ子どもを療育する家族のエンパワメント・プロセスを明らかにすることを目的に半構成的面接*を行い，療育において孤立していた主介護者が他者との関わりを通じて個人内の力を充足させ，サービス提供者や行政担当者などへ働きかけるようになる経緯が報告されている[18]．孤立化というパワレスネスの状態を見極めていることは重要な意味をもつ．桑原田らは，死への不安が強いCOPDの男性が自己の能力に対する自信を持ち，在宅で過ごすようになるまでの援助プロセスをパワレスネスとエンパワメントの概念を用いて紹介している[23].

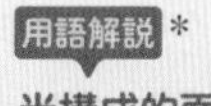

*

半構成的面接

閉じられた質問を中心とするが，相手に応じて開かれた質問を追加できるようにした面接方法.

このように，エンパワメントでは個人と集団という両者を促す活動が必要であることが説明されているが，臨床看護では，「個人および家族」をエンパワメントの焦点として考え，地域看護では「住民」という集団を視野に入れてエンパワメントを考えているといえるであろう.

3 エンパワメントのアプローチ

1 多様なアプローチ方法

エンパワメントを目指した関わり方については，多様なアプローチが紹介されている．ここでは四つのアプローチ方法を紹介する（図3.2-1）．

1 エンパワメント教育

まず，1988年にワラースタイン（Wallerstein, N.）らがブラジルの教育学者フレイレ（Freire, P.）の考えをもとに提唱した方法が，地域住民のヘルスプロモーションを図るためのエンパワメント教育（empowerment education）である[19]．これは，パワレスネスな状態（運命に対するコントロールの欠如）から抜け出すための方法として提唱されたものである．教育的に関わることによって，パワレスネスの状態に至っている原因に着目することが可能となり，それに挑戦する力を育むことを目指して行われる．学習者が主

●医学モデルとエンパワメントモデル〈動画〉 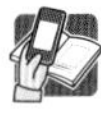

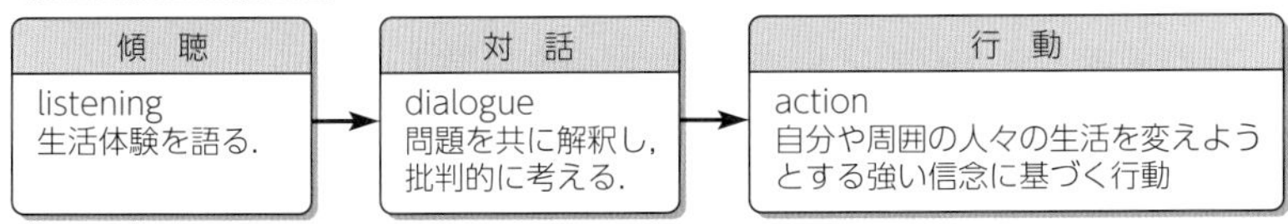

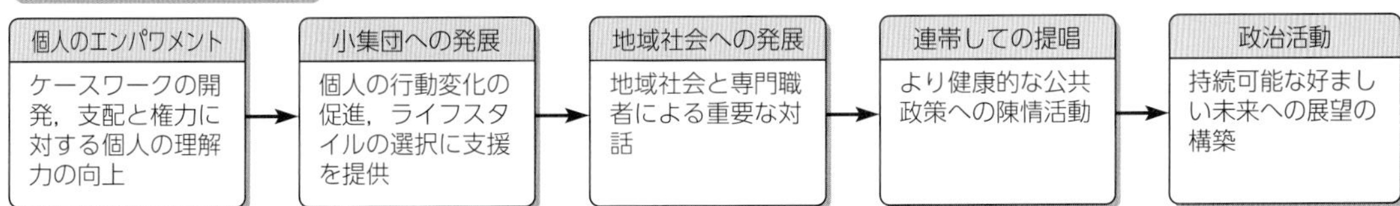

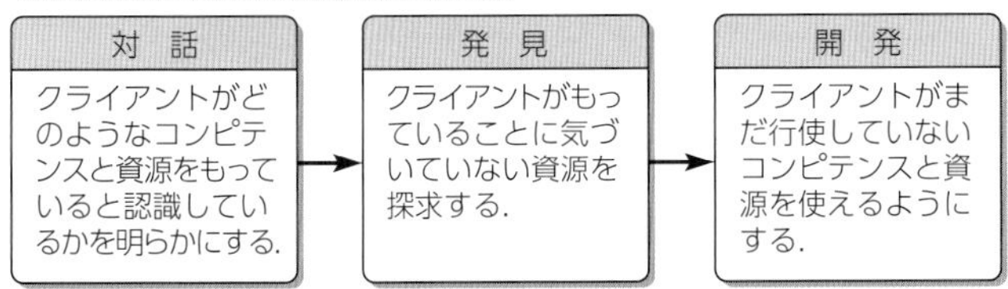

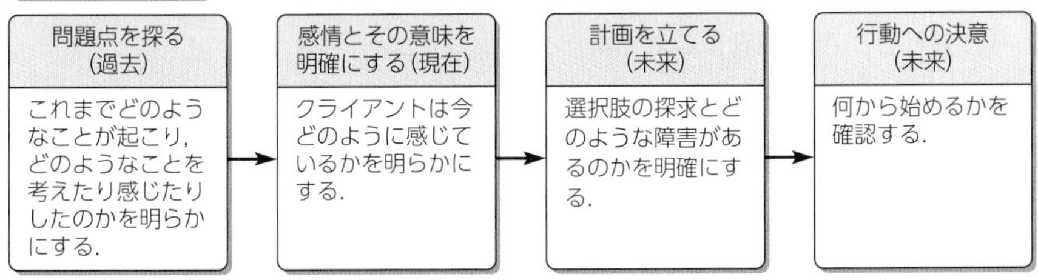

図3.2-1　さまざまなエンパワメントアプローチ

体となることに焦点があり，フレイレが提唱した傾聴−対話−行動アプローチを基盤としている．

第一段階は耳を傾けること，**傾聴**（listening）であり，人々が生活体験を語ることのできる機会を提供し，その語りに耳を傾ける．第二段階は，前段階で明らかにされなかった問題について，集団での**対話**（dialogue）を発展させる．これは，地域の問題をそこに参加する人々がともに解釈していく過程であり，すべての人々が対等の立場で参加するため，互いの共感的な関係が基盤となって進められる．このような対話の目的は，自分たちの置かれている状況の根本原因を，社会経済的，政治的，文化的，歴史的背景のなかで分析することにより，批判的に考えることにある．そして第三段階として，個人のあるいは集団の認識を超え，**行動**（action）へと発展する．人々が行動計画を作成しようとするとき，それは同時に，自分自身や周囲の人々の生活を変えようとする強い信念をもつに至っている．エンパワメントが達成されるのは，このような社会状況を変えようとする行動と，批判的思考との相互作用によってであると考えられている[20]．

2 エンパワメントの連続的モデル

カナダの看護協会は1994年に，看護のあらゆる場においてヘルスプロモーションの理念が浸透すべきであり，専門職者とクライアントは対等な関係を目指すべきであるとして，エンパワメントの連続的モデルを提示した．このモデルは個人のエンパワメント（ケースワークの開発，支配と権力に対する個人の理解力の向上など），小集団への発展（個人の行動変化を促すなど），地域社会への発展（地域社会と専門職者による重要な対話など），連帯しての提唱（より健康的な公共政策への陳情活動など），および政治活動（持続可能な好ましい未来への展望の構築など）へと発展するものである．公衆衛生部門ではこの理念が広く取り入れられ，住民参加型の健康政策などにつながっている[1]．

3 エンパワメントの援助モデル

ソーシャルワークの領域では，マイレイ（Miley, K.）らがコンピテンス*の促進・強化を主眼としたエンパワメントアプローチによる援助モデルを提示している．第一場面は対話であり，クライアントがどのようなコンピテンスと資源をもっているかを，ともに明らかにする．これは当事者と専門職者が相互の視点や知識を共有する過程である．第二場面は，クライアント自身さえももっていることに気づかない潜在的な資源を発見する場面である．これはクライアントの複雑な感情とともに進行し，専門職者はこれらをアセスメントし，明確化を図り，感情表出を促進する手助けをする．第三場面は開発であり，第一場面や第二場面で発見された潜在的なコンピテンスと資源を駆使して，クライアントが必要としているものを獲得する．もし資源が不足していれば，新しい資源を獲得する機会をつくり出す過程である[20]．

> 用語解説*
> **コンピテンス**
> 一般的には能力・力量・適性などを示すが，ここでは自己のニーズを環境に適応させて充足していく，生きるための生活能力を示す概念として用いる．

4 エンパワメントカウンセリングモデル

さらに，慢性病の領域で1991年に新たな健康教育の方法を提言したファネル（Funnell, M.M.）は，その後エンパワメントカウンセリングモデルとして具体的な方法を展開し，紹介している．この方法におけるエンパワメントは，「人が自分自身の生活に責任を負うことのできる潜在能力を発見し，発展させること」と説明され，人は，①論理的な意思決定をすることのできる十分な知識をもっている，②十分に管理できる，③決定を実行に移すだけの十分な資源がある，④行動の効果を評価するだけの十分な経験がある，という場合にエンパワメントされているとする．

エンパワメントカウンセリングモデルでは，問題点を探る（過去），感情とその意味を明確にする（現在），計画を立てる（未来），行動への決意（未来）の四つのステップで進められる．「問題点を探る」では「どのようなことが起こりましたか？」というように過去の事柄を探り，「感情とその意味を明確にする」では，現在どのような感情を抱いているかを明確にする．さらに，「計画を立てる」と「行動への決意」は，どのような状態になっていたいと思うかという希望や，そのための障害，および援助者などを明らかにし，そのことに関して何から始めるかを考えることが行われる．これらをまとめると図3.2-1のようになる．

5 その他のモデル

また，ラーセン（Larsen, P.D.）らは，パワレスネスのアセスメントとして生理的・認知的・環境的・意思決定コントロールの喪失に関して的確に把握し，コントロールができるように支援することの重要性を指摘している．例えば，環境的コントロールの改善においては，環境を自分にふさわしいものとするのを助けること，愛する人や友人，同じ病気をもつ人や保健医療職者との深い人間関係を築くことが含まれるとしている[11)]．

エンパワメントについて考えるときは，どのような意味としてこの用語を用いようとしているのかを，まず明確にすることが必要である．エンパワメントはパワレスネスと関連して生まれたものであること，人のパワレスネスとはどのような状態であるかを把握した上で，エンパワメントの可能性を探ることが重要な課題となる．

2 エンパワメントアプローチにおけるステップと支援者の役割

ファネルは，その後2004年にエンパワメントアプローチにおける五つのステップを紹介し，より実践的に用いることができるように説明している（表3.2-3）．このステップにはいくつかの特徴があり，その一つは，課題と目標が支援者によってではなく，クライアントによって明確にされることであ

表3.2-3 ファネルによるエンパワメントアプローチにおける五つのステップ

ステップ	焦点
ステップ1	クライアントの視点から課題を決定する． 病気について最も困難なことや自分にとって最も大きな苦悩について明らかにする．
ステップ2	課題についてのクライアントの感情を明らかにする． 課題に関して，クライアントは今どのように感じているかを明らかにする．
ステップ3	課題の解決に役立つ長期目標（long-term goal）を明確にし，その目標に向かって進むことができるような行動を明らかにするようにクライアントを支援する．
ステップ4	明らかになった行動を試みることを支援する．
ステップ5	行動に伴う経験内容を評価する． 経験から学んだことを目標に向けた次のステップの選択に用いることができるようにクライアントを支援する．

Funnell, M.M. Outcomes for diabetes education and psychosocial interventions. 看護研究. 2004, 37（7）, p.3-8 および Funnell, M.M. 糖尿病教育および心理社会的介入におけるアウトカム. 黒江ゆり子, 藤澤まことほか訳. 看護研究. 2004, 37（7）, p.9-13 の内容をもとに筆者が作成.

る．クライアントによる目標の明確化は，クライアントが個人あるいは集団のどちらであっても支援者はともに実践できることから，行動の変化に向けて効果的であると考えられている．このステップにおける支援者の役割は，助言や指示をすることではなく，質問することであり，そうすることで自分の進む段階を明らかにして，結果を評価しようとするクライアントを手助けすることが可能となる[21, 22]．

第二に，目標はクライアントによって設定されるため，目標達成に向けての動機づけや強化は対象者の内面から生まれるものとなる．支援者の役割は，それを促進し，支持し，必要な情報を提供することにある．第三に，このステップにおいて，否定的な情動は解決すべき課題とはならない．支援者の役割は，肯定的な感情であろうと否定的な感情であろうと，クライアントが自分たちの感情に気づき，変化への動機づけとして活用できるように手助けすることにある．そして第四に，行動を試みるステップにおいては，その行動が成功に至っても至らなくても，経験をすること自体が学習する機会となると考えられていることである．このようなステップをクライアントと話し合いながら進めるための一つの効果的な道筋は，病気について最も困難なことや自分にとっての最も大きな苦悩について明らかにできるように支援することである．

引用・参考文献

1) 工藤禎子ほか．ヘルスプロモーションの概念と動向．看護研究．1997，30（3），p.3-11.
2) 清水準一．ヘルスプロモーションにおけるエンパワメントの概念と実践．看護研究．1997，30（6），p.453-457.
3) Funnell, M.M. et al. Empowerment：An idea whose time has come in diabetes education. Diabetes educator. 1991，17，p.37-41.
4) Funnell, M.M. et al. Patient Empowerment：A Look Back, A Look Ahead. Diabetes educator. 2003，29（3），p.454.
5) Anderson, R.M. et al. Using the empowerment approach to help patients change behavior：in Anderson, B.J. et al.Practical psychology for diabetes clinicians. ADA. 2002，p.3-12.
6) Onega, L.L. et al. "Powerlessness". Lubkin, I.M. et al. Chronic Illness. Jones and Bartlett Publishers，2002，p.297-310.
7) Gibson, C.H. The process of empowerment in mothers of chronically ill children. J. Adv. Nurs. 1995，21（6），p.1201-1210.
8) Torre, D. Empowerment：Structured conceptualization and instrument development. Doctoral Dissertation. Cornel University，1985.
9) ADA（米国糖尿病学会）．糖尿病エンパワーメント：愛すること，おそれること，成長すること．石井均監訳．医歯薬出版，2001，p.8.
10) Johnson, D. Powerlessness：A significant determinant in patient behavior？ J. Nurs. Educ. 1967，6（2），p.39-44.
11) オネガ, L.L，ラーセン, P.D. 無力感．賓田穂訳，in ラブキン, I.M，ラーセン, P.D. クロニックイルネス：人と病いの新たなかかわり．黒江ゆり子監訳．医学書院，2007，p.233-243.
12) Lubkin, I.M，Larsen, P.D. Chronic Illness. Jones and Bartlett Publishers，2009，p.255-275.
13) Seeman, M. et al. Powerlessness, health and mortality：A longitudinal study of older men and mature women. Soc. Sci. Med. 1995，41（4），p.517-525.
14) 野嶋佐由美．エンパワーメントに関する研究の動向と課題．看護研究．1996，29（6），p.5.
15) 島田美津江ほか．糖尿病患者の行動変化を促進するための心理的アプローチの検討．日本看護学会論文集32回成人看護Ⅱ．2001，p.297-299.
16) 中信利恵子．対人関係に基づいた看護者の関わりと患者の変化の過程：自己管理が困難な糖尿病患者の事例から．日本赤十字広島看護大学紀要2号．2002，p.33-43.
17) 櫻井尚子ほか．「パートナーシップ」が保健師にもたらすもの，保健婦雑誌．2003，59（6），p.486-491.
18) 藤岡寛ほか．在宅で重症心身障害児を療育する家族のエンパワメントに関する質的研究：主介護者エンパワメント・プロセス．木村看護教育振興財団看護研究集録18号．2011，p.69-82.
19) 吉田亨．健康学習とEmpowerment Education. Health Sciences．1994，10（1），p.8-11.
20) 和気純子．高齢者を介護する家族：エンパワメント・アプローチの展開にむけて．川島書店，1999，p.153，p.157-161.
21) Funnell, M.M. Outcomes for diabetes education and psychosocial interventions. 看護研究．2004, 37（7），p.3-8.
22) Funnell, M.M. 糖尿病教育および心理社会的介入におけるアウトカム，黒江ゆり子，藤澤まことほか訳．看護研究．2004，37（7），p.9-13.
23) 桑原田真弓ほか．死の不安が強いCOPD患者がエンパワメントし退院を可能とした援助技術．日本呼吸ケア・リハビリテーション学会誌．2013，23（3），p.318-322.

重要用語

エンパワメント　パワレスネス　エンパワメントアプローチ

◆ 学習参考文献

❶ **ラブキン，I.M，ラーセン，P.D．クロニックイルネス：人と病いの新たなかかわり．黒江ゆり子監訳．医学書院，2007.**

病気の慢性状況が生活にもたらす影響と援助方法について知ることができる．第12章にはパワレスネスおよびエンパワメントに関する内容が提示されているので参照されたい．

❷ **吉田亨．健康学習とEmpowerment Education．Health Sciences．1994，10（1），p.8-11.**

Empowerment Educationについて，基本的な考え方を知ることができる．

❸ **Anderson, B.J. et al. Practical psychology for diabetes clinicians. ADA. 2nd. 2004, p.1-48.**

初版本が翻訳されている（糖尿病診療のための臨床心理ガイド．中尾一和ほか監訳．メジカルビュー社，1997）．臨床における効果的な相互作用およびエンパワメントアプローチについて，基本的な考え方を知ることができる．

3-3 自己効力理論

学習目標

- 効力予期，結果予期，行動との関係を理解する．
- 効力予期と結果予期の高低のパターンによる行動と情動的状態を理解する．
- 四つの情報源とその具体的な介入方法について理解する．
- 指導者の自己効力が及ぼす影響を理解する．
- 指導者の自己効力の程度を判断し，コントロールしていくことの必要性を理解する．
- 四つの情報源を活用し指導者の自己効力を高めていく方法を理解する．

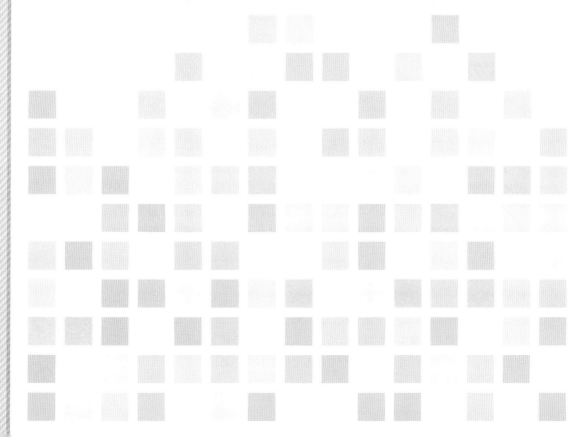

1 効力予期と結果予期

米国の心理学者アルバート・バンデューラ（Bandura, A.）は，行動主義的な学習理論の研究のなかで，無試行，無報酬で学習が成立するという観察学習（observational learning）の考え方を示した．観察学習とは，他者（モデル）の体験を観察することにより，さまざまな行動や情動，価値規範等を取り入れ学習することであり，**モデリング**（modeling）ともいわれる．

バンデューラは，伝統的な学習理論の枠組みを再検討し，認知過程（内潜過程）を重視した観察学習を構成すると考えられる諸概念をまとめ，社会的学習理論（social learning theory）とした．その後，自らの理論を発展させ社会的認知理論（social cognitive theory）としているが，その理論によると，人の行動を決定する要因には，先行要因，結果要因，認知要因の三つがあり，これらの要因が絡み合って，人，行動，環境という３項間の相互作用の循環が形成される（図3.3-1）．

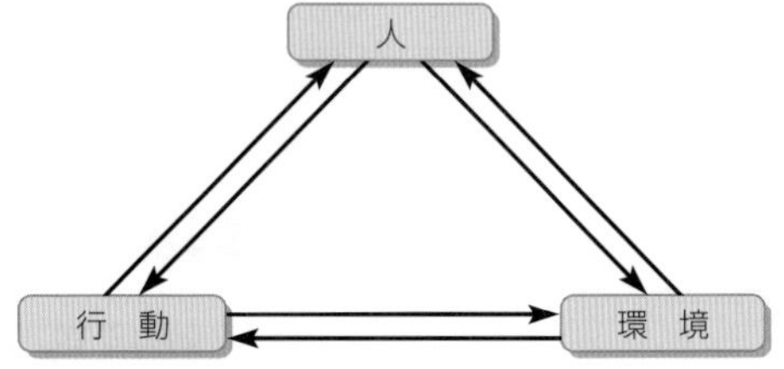

Bandura, A. Self-efficacy：The exercise of control. W.H. Freeman and Company, 1997, p.6 より翻訳.

図3.3-1　３項間の相互関連図

さらに，バンデューラは，人の行動を決定する先行要因としての予期機能を重視し，行動変容に影響を及ぼす二つの期待概念として，効力予期（efficacy beliefs）と結果予期（outcome expectancies）を取り上げ概念化し，**自己効力理論**（self-efficacy theory. 1997）を提唱した（図3.3-2）．

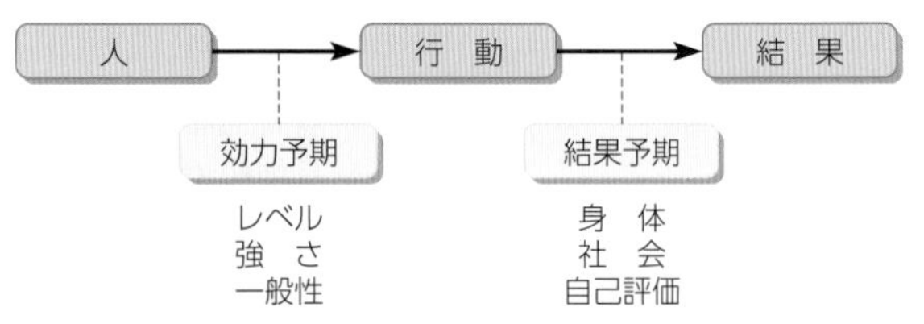

Bandura, A. Self-efficacy：The exercise of control. W.H. Freeman and Company, 1997, p.22 より翻訳.

図3.3-2　効力予期と結果予期

1 効力予期

効力予期とは，人の行動を決定する先行要因の一つであり，何らかの課題を達成するために必要とされる行動が効果的であるという信念をもち，実際に自分がその行動を実施することができるという確信あるいは自信のことである．

日本においては，すでに心理や教育などの領域では自己効力理論を活用した研究報告が多くみられるが，健康教育の領域で自己効力理論が注目されるようになったのは，1990年代後半からと比較的最近である．自己効力理論を取り入れた禁煙プログラム，糖尿病教育，健康エクササイズなどの研究実践報告がみられる．

糖尿病者において自己効力理論を取り入れた研究では，高い効力予期をもつ糖尿病者は，より自己管理行動を行い糖尿病治療へのアドヒアランスが高いというように，主にこの効力予期を扱い，行動との関係を述べている．また，効力予期は，行動を予測するだけでなく，介入によりクライアントの効力予期を強化でき，行動を変化させることができるといわれている．

効力予期には，それを規定する三つの次元がある．

a レベル（level）あるいは大きさ（magnitude）と呼ばれる次元

ある課題を達成するために想定されるさまざまな行動のうち，容易にできそうな行動から難易度の高いものまで，どの程度行うことができるかという見通しのことである．一日1,300kcalの食事療法という療養法を要求された場合，1,300kcalをきちんと守れるのか，1,300kcalは無理だとしても1,500kcalであれば，あるいは1,700kcalであれば守れるのかという難易度のことである．

b 強さ（strength）の次元

その行動がどのくらい確実にできるのかという確信の強さについてである．一日30分間のウオーキングを毎日するという課題の場合，週に5回以上では60%くらいできそう，あるいは週3回くらいなら90%はできるだろうというように，どのくらいなら確実にできるのかという見通しのことである．

c 一般性（generality）の次元

ある状況で形成された効力予期がどの程度まで一般化するかという次元である．定期的な血糖自己測定の記録ができるように，食事記録もできるというように，同じような，あるいは似たような行動を要求された場合には，効力予期を形成しやすいと考えられている．

2 結果予期

1 結果予期の下位概念

二つ目の期待概念である**結果予期**は，何らかの課題を達成するための行動を行ったときに自分にもたらされる結果の予測である．これは，知識や経験，信念によって左右される．結果予期は，**身体**（physical），**社会**（social），**自己評価**（self-evaluative）の三つの下位概念で構成されている．ある行動を行うことで予期されるさまざまな結果が肯定的か否定的かによって，行動への動機づけが促進あるいは抑制される（表3.3-1）．

身体的・社会的結果予期は，健康信念モデル*（health belief model）における疾病の重大性や個人の脆弱（ぜいじゃく）性，および健康行動がもつ病気予防への効果性と手段における便宜性の自覚，合理的行動理論（theory of reasoned action. Fishbein & Ajzen, 1975）や計画的行動理論（theory of planned behavior. Ajzen, 1988）における行動に対する態度および主観的規範に相当すると考えられる．もう一つの自己評価的結果予期は，他の期待価値の理論にはない自己効力理論特有の下位概念であると考えられている（Bandura, A. 1997）．

1 身体的な結果予期

気持ちのよい感覚の体験や身体的満足感が行動を促進し，不愉快な感覚の体験や痛み，身体的苦痛が行動を抑制するように働く．行動を促進する身体的結果予期は，食事をおいしく味わうことや食後の満腹感，ウオーキングによる爽（そう）

用語解説 *

健康信念モデル

保健信念モデル，あるいはヘルスビリーフモデルとも呼ばれる．予防的保健行動の実行を予測するために開発された．かかったら大変な病気だと感じる病気の重大性と，自分はかかるかもしれないと思う病気に対する脆弱性または罹患性により病気に対する脅威が高まり，その予防行動の有益性と便宜性によって，勧められた予防行動を実行する可能性が予測できるというもの．

表3.3-1　結果予期の三つの下位概念

下位概念	行動を促進するもの（incentives）	行動を妨げるもの（disincentives）
身　体	• 気持ちのよい感覚の体験（pleasant sensory experiences） • 身体的快感（physical pleasures）	• 不愉快な感覚の体験（aversive sensory experiences） • 痛み（pain）
社　会	• 関心（interest） • 承認（approval） • 社会的認知（social recognition） • 金銭的報酬（monetary compensation） • 地位と権限の付与（conferral of status and power）	• 無関心（disinterest） • 否認（disapproval） • 社会的排除（social rejection） • 非難（censure） • 特権の剝奪（deprivation of privileges） • 処罰（imposed penalties）
自己評価	• 自己満足（self-satisfaction） • 自尊感情（sense of pride） • 自己価値高揚（self-worth）	• 不満足（self-dissatisfaction） • 自己価値低下（self-devaluation） • 自己非難（self-censure）

Bandura, A. Self-efficacy：The exercise of control. W.H. Freeman and Company, 1997. p.22 より翻訳.

快(かい)感や適度な筋肉痛などがあり，行動を抑制する身体的結果予期としては，食事を制限したときの空腹感，ウオーキングによる筋肉痛や汗による不快感，リハビリ後の耐え難い関節周囲痛など，さまざまに考えられる.

|2| 社会的結果予期

社会的な関心や承認，認知，金銭的報酬，地位や権力が与えられるであろうと予測することにより行動を促進し，逆に社会的な無関心や否認，社会的排除，非難，特権の剝奪(はくだつ)や処罰などを予期することにより行動を抑制する方向に働く．この場合の社会は，家族や友人，会社の関係など，本人の所属感の強い社会である．食事療法でアルコール制限が求められている場合，自分がアルコールを飲まないという行動を，家族からは喜ばれるであろうと肯定的な結果予期をもちアルコールを飲まないという行動が促進されたとしても，友人との会食ではアルコールが飲めないと参加しづらいと感じたり，断れば誘われなくなると考える場合には，行動はとりづらくなる．また，会社で「飲めないのか，つまらない」と付き合いの声もかからなくなる，上司との関係もうまくいかなくなる，出世にも関わるなどの否定的な社会的結果予期が強くなるほど，行動は抑制される.

|3| 自己評価的結果予期

自己満足や自尊感情，自己価値が高められることで行動が促進され，逆に不満足や自己価値低下，自己非難がもたらされると予測することで行動が抑制される．人からどう言われても自分のポリシーとしている行動はとり続けたいと思うその行動には，その人なりの意味がある.

このように，ある行動をとることで予期される結果は，肯定的であったり否定的であったりし，またその程度もさまざまである．これらの予期が複雑に影響し合い，動機づけ，あるいは負の動機づけとなり，行動への志向を左右している.

2 「状況－結果予期」と「行動－結果予期」

結果予期はさらに，状況に対する結果予期と行動に対する結果予期の二つに分けられる．現在の状況が有害であるという有害性に関する予測（有害性の予測）を状況－結果予期，行動を変化させることで害が減少するという予測（有害性の減少の予測）を行動－結果予期という[32)]．

状況－結果予期は，「私は喫煙しているので，肺癌になる可能性が高い」「毎日食べ過ぎ肥満ぎみなので，生活習慣病になる可能性が高い」というように，自分の今の状況により，どのような有害なことが起こりうるかという予測である．行動－結果予期は，「もし喫煙をやめれば，肺癌になる危険性が少なくなる」「食べ過ぎを是正し肥満を解消すれば，生活習慣病になる危険性が少なくなる」というように，自分の行動を変化させることで害が減少するという予測ということである．

3 効力予期と結果予期の高低による４パターン

バンデューラ（1997）は，効力予期と結果予期の高低の違いによる４パターンを想定し，それぞれのパターンにおける人の行動と情動的状態について述べている．ある行為を行うことによってある結果がもたらされるだろうという確信（高い結果予期）はあっても，そうした行為を自分がうまくやり遂げられるかどうかは自信がもてない（低い効力予期）という場合と，ある行為をうまく成し遂げられるだろうという確信（高い効力予期）があっても，その行為によって相手から好都合な反応が出るかどうかはわからない（低い結果予期）という場合は，異なる心理現象に関わるもので，区別して取り扱う必要性がある（Bandura & 福島，1985）．日常生活において療養行動を取り入れていかなくてはならない慢性疾患患者の援助においても，これらの異なったパターンを区別してアプローチを考えていく必要がある．

バンデューラは結果予期と効力予期の関係をそれぞれの予期の高低によって四つのパターンに分けて，それぞれのパターンの行動と感情について説明している（図3.3-3）．

1 パターンⅠ：結果予期と効力予期ともに高くもっている

このパターンの人は，行動達成する際に障害を感じていたとしても，自分の行う行動によりさまざまな肯定的な結果がもたらされるという強い期待を抱いていると同時に，その行動をとるために自分は十分な能力があると確信している．看護師との生産的な契約ができ，良好な健康管理行動をとり，個人的な満足感も得ている状態である．このパターンの人は，自分の能力に自信があるほど目標も高く設定しがちであるため，目標達成できなかったときには，それが失敗体験となることがないよう注意が必要である．妥当な目標設定ができるよう援助し，療養行動がうまく続けられるようにしていく．

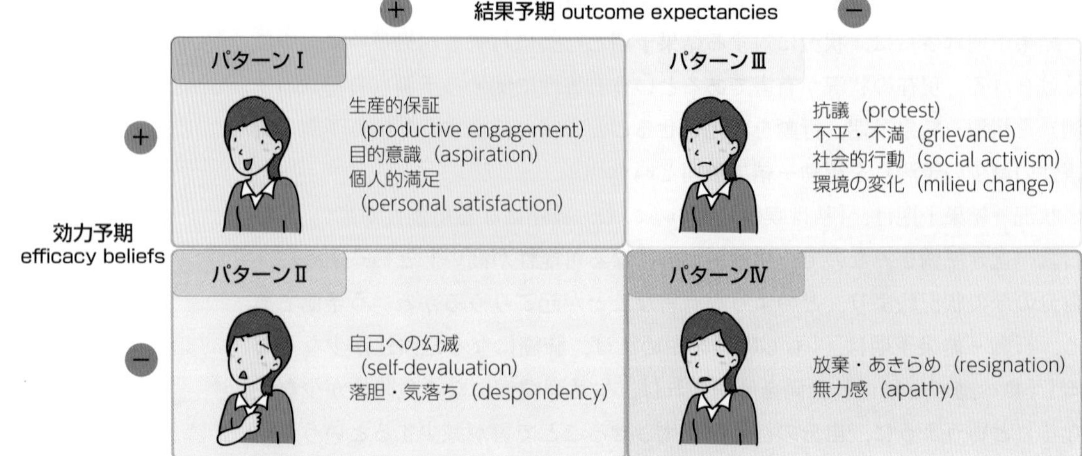

Bandura, A. Self-efficacy：The exercise of control. W.H. Freeman and Company, 1997, p.20 より翻訳.

図3.3-3　効力予期と結果予期の高さの違いによる行動的情緒的状態

2 パターンⅡ：結果予期は高くもっているが効力予期が低い

このパターンの人は，その行動をとればさまざまな肯定的な結果が得られるであろうと信じているにもかかわらず，自分の能力ではできそうにないと思い，なかなか行動に移せずにいる．すればよいとわかっているけれど自分にはできないと，行動する能力に自信がなく，できない自分に落胆している状態である．そのため，効力予期を高めるアプローチが有効となる．つまり，「やってみればできた」という成功体験や，自分と同じような人ができているのを見て「自分にもやれそうだ」と思うモデリング体験をすること，また，完全に目標達成できないときにも努力できたことを自分自身で認める，あるいは他者から評価されるなどの言語的説得を受けること，リラックスすることなどを通し，効力予期を高めていく．

3 パターンⅢ：結果予期は低いが効力予期を高くもっている

このパターンの人は，推奨された行動を行うことで自分にとって不都合な結果がもたらされると信じ，行動を起こすことに否定的である一方で，実際にその行動を行おうと思えば自分には十分にできると自分の能力には自信をもっている．推奨された行動をとっても目的の効果が得られるのかどうかに疑問を抱き，納得できずに不平や不満がある．また，その行動を行うことにより自分に不利益がもたらされると感じるため，行動を起こさない，あるいは行動をやり遂げていたとしても自分にとって意味がないと感じ不満足の状態である．

推奨された行動に対して疑問を抱き納得できずに行動しないでいる場合には，誤った知識が原因となっていることがある．正しく情報が提供されているのかよく話を聞き，思い込みを修正していくことが必要である．また，家庭や職場などで協力が得られないなど行動しづらいという場合には，どういう場合に障害を感じているのかよく話を聞き，家族から協力が得られるのかどうかや，職場で療養行動を行う場合のさまざまな方法を提案していく．

4 パターンⅣ：結果予期も効力予期も低い

結果予期，効力予期ともに低いという人は，行動を行うためには数多くの障害があり，行動を行うことによって否定的な結果がもたらされると信じ，行動することに意味を見いだせないと同時に，自分にはやってもできない，と行動する自分の能力にも自信がなく，あきらめて行動を起こそうとすることができず，自分の病状についても無感動で無関心の状態である．

病気の進行を受け止められない，治療法に期待がもてない，誰にも頼ることができないと感じているため，自分から訴えてくることが少ないと考えられる．そのため，話しかけやすい雰囲気を提供し，安心して対話ができるような関わりをもつことが重要である．過去の努力もそれに見合った結果が得られない，病状が安定せず合併症が進行するなど，成功体験をもてずに無力感を抱いている．

2 自己効力を高める四つの情報源

自己効力は，日常の生活のなかで自然発生的に生まれるのではなく，①遂行行動の達成，②代理的経験（モデリング），③言語的説得，④生理的・情動的状態の四つの情報源から生み出され，促進される．さらにこの情報源を組み合わせることによって，自己効力をより巧みに高めていくことができる（**表3.3-2**）．

1 遂行行動の達成

遂行行動の達成（enactive mastery experience）は，クライアント自身が，課題とする行動を最後までやり遂げることにより「できた」という達成体験をもつことである．四つの情報源のなかでも，自分で実行したことによる達成感であるため，最も安定した情報源であるといわれている．実行した行動が成功体験として認知されると自己効力は高まり，反対に失敗体験として認知されると自己効力は下がる．

成功体験としての認知を促す方略として，**行動形成（シェイピング）**や**ステップ・バイ・ステップ法**などがある．シェイピングは，最終目標までをいくつかの小ステップに分け，取り組みやすいところから始め，その上で，その行動が成功したら強化因子を与え，パターンを増強し，徐々に複雑な目標行動に近づけていくやり方である．ステップ・バイ・ステップ法は，スモールステップ法ともいい，一つひとつ階段を上るように学習を進め，小さな「できた」という成功体験を積み重ねていくことである．

➡ ステップ・バイ・ステップ法は，５章２節p.101参照．

どちらも最初から高い目標を設定すると失敗体験につながる可能性が高いため，短期間で達成可能な目標設定ができるよう援助するのがポイントである．

表3.3-2 自己効力に影響する四つの情報源と方略

情報源	自己効力を高める情報	自己効力を下げる情報	方 略
遂行行動の達成	・自分で行動し達成できたという成功体験の累積	・失敗体験の累積 ・学習性無力感	・行動形成（シェイピング法） ・ステップ・バイ・ステップ法
代理的経験（モデリング）	・自分と同じ状況で，同じ目標をもっている人の成功体験や問題解決法を学ぶ	・条件のそろっている人ができているのを見聞きする	・モデリングの対象を選ぶ ・方法論を教える
言語的説得	・専門性に優れた魅力的な人から励まされたり褒められたりする ・きちんと評価される ・言葉や態度で支援され，「信じられている」「認められている」と感じる ・課題となっている行動を推奨する文化（社会的雰囲気）がある ・自己暗示をかける	・やっていることを認めてもらえない ・一方的に叱責される ・無関心を示されたり無視されたりする	・契約書（相互契約の確認書）を取り交わす ・クライアント自身がアクションプランを立てるのを援助する ・アドボカシー ・自己強化
生理的・情動的状態	・課題を遂行したときに，生理的・情動的に良好な反応が起こり，それを自覚する ・「できない」という思い込みから解き放たれる	・疲労，不安，痛み，緊張，空腹 ・マイナスの思い込み	・気づきを高める ・思い込みを論破する ・リラクセーション ・ポジティブシンキング ・リフレイミング

安酸史子．糖尿病患者のセルフマネジメント教育：エンパワメントと自己効力．改訂２版，メディカ出版，2010，p.113より一部改変．

特に，健康教室や患者教育の開始当初は，比較的クライアントの意欲も高く，生活習慣改善に対して「毎日ジョギングを１時間する」「間食をすべてやめる」など過大な目標を設定する傾向にあるため，看護者は，クライアントのやる気を認めつつも，実現可能な行動レベルの目標を立案できるよう援助することが重要である．また，とかくクライアントはデータの変動に一喜一憂しがちで，「体重が減ったからうまくいった」「データが改善しないから失敗だった」など，数値だけを見て実行した行動を評価する傾向にあるため，看護者は常にデータ変動の根拠となる行動内容に視点を置きながら，目標の修正および追加について援助していくことが必要である．

2 代理的経験

代理的経験（vicarious experience）はモデリングともいい，クライアント自身が，他人の成功談やデモンストレーションを見聞きすることで，擬似的な達成経験をもつことである．クライアントと状況や能力が類似した人の話はモデルになりやすいが，反対に，条件が揃っている人（できすぎる人）や失敗ばかりを繰り返す人の話は非効果的なモデリングとして作用しやすい．しかし，モデルが失敗するのを見て，「まだ私のほうができる」という印象をもち，自己効力を高める場合もあるため，自己効力へのモデルの効果は一定しているとはいえない[33]．そのため，クライアントの状況や能力，性格などに合ったモデルを選定し，どのようなタイミング，状況下でモデルを提示するかが援助のポイントとなる．

また，クライアントが互いに体験談を発表するようなグループワークの場は，自然とクライアントにさまざまなタイプのモデルを提示する場になり，互いが効果的なモデルとして働きやすい．このようなグループワークの流れを活用しながら，「自分にもできそうなことを実行している人」とクライアントが感じるような人を仲間の中から探し，その人をモデルとして提示することで，モデリング機能がさらに期待できる．

3 言語的説得

言語的説得（verbal persuasion）とは，自分の行為，達成を周囲の人から言葉で賞賛，または認められることで達成感が高まっていくことである．この場合，「自分で自分を褒める」「自分で気持ちを高める」，また「人前で目標を発表する」などの自己教示も含まれる．

専門性に優れ魅力的な人から褒められる，自分の行ったことをきちんと評価される，言葉や態度で支援される，また，直接的な言葉による賞賛や励ましだけでなく，課題となっている行動を推奨する文化（社会的雰囲気）があることで，自己効力は高められる．反対に，行っていることが周囲の人に認められない，一方的に叱責(しっせき)される，無関心な態度をとられる，無視されることなどにより自己効力は下がる．

「言語的説得」は，単独では自己効力への影響も弱いが，クライアントが成功体験をしたときに褒めたり，または，クライアント自身がポジティブな生理的・情動的反応を自覚できるよう促すなど，「遂行行動の達成」や「生理的・情動的状態」などの他の情報源と組み合わせて用いることで，より効果的に作用し，自己効力を高めることができる．その際，看護者は，根拠のない気休めや賞賛・励ましなどはしないように留意し，具体的な行動に対して言語的説得を行い，同時に，クライアント自身が自分の行動達成に対しても認め，賞賛できるよう援助することが必要である．

4 生理的・情動的状態

生理的・情動的状態（physiological and affective states）とは，課題をやり遂げたことによる生理的，情動的な反応を自覚することである．感動や爽快感，発汗，高揚感などポジティブな反応を感じたり，「できない」という思い込みから解き放たれることで自己効力は高められる．反対に，自分のとった行動により疲労・不安・痛み・緊張・空腹などマイナスの反応を感じたり，マイナスの思い込みをすることで自己効力は下がる．

ポジティブな生理的・情動的反応の自覚を促すためには，リラクセーションや**リフレイミング**が効果的である．リフレイミングとは，それまで一面的に見ていたことを，反対側から見たり，全体的に見たり，物の見方の枠組み（frame）を組み直すことである．ある事実の解釈を変えるために，その人がもっている判断，認知過程の枠組みを変えることで，心理的な苦痛を取り除き，適切な対応や行動ができるようになり，同時に，マンネリ化した行動のなかに行動変容への鍵となる気づきを与えてくれる．

一般的に生理的・情動的反応は，成功体験や失敗体験に連動して認知されることが多いため，クライアントが成功体験をしたときは，言語的説得を用いて，「よく眠れるようになった」「足の痛みがなくなった」などのポジティブな生理的・情動的反応の認知を促すことが援助のポイントである．また，このような反応は，調理実習やウオーキングなど，実際に体を動かすことで認知されやすいため，健康教室や患者指導プログラムのなかにクライアントの生理的・情動的反応の認知を促すような実技指導を取り入れていくことも，自己効力を高める方法として効果的である．

3 指導者の自己効力

1 指導者の自己効力とは

健康教育は看護師，保健師，医師，栄養士など多くの専門職により実施されている．専門職による健康教育の方法はいくつかあり，自己効力理論に基づく援助方法はその一つとして挙げられる．ここでは，健康教育の担い手である指導者としての看護師の自己効力に焦点を当てて述べる．

成人看護学の領域においても，対象者への効果的なケアを目指す支援の一つとして，自己効力の看護場面への適用の有効性が検討されている[9-13]．特に健康教育や患者教育といった看護場面において，より教育効果を上げるためには，対象者の自己効力を高めることが有効とされている．このように対象者の自己効力に着目し，直接的な介入によりケアの効果を上げることは重要である．しかしながら，近年，指導者である看護師の自己効力についても研究がなされるようになった[14, 15]．

その理由として，一つ目に，看護師が自己効力を高くもつことは，不安や自信のなさをコントロールするだけでなく，ひいてはケアを受ける対象者への良質なケアをもたらす可能性が高いと推測されること．二つ目に，対象者の自己効力を高めるためには，指導者である看護師が自らの自己効力を高める実践方法を理解しておく必要があることが挙げられる．つまり，看護師が自らの自己効力の程度を判断できずコントロールするのが難しければ，自己効力を高める方法を対象者に教えたり，理論に基づくケアは困難と考えられるからである．これらのことから，指導者の自己効力とは，看護を行う際に必要な看護師自身の自己管理能力の一つであるといえる（**図3.3-4**）．

また，人間的な相互作用のプロセスを通して，患者が病気の治癒に向けて，自ら意欲をもてるように成長するとき，看護師は広い意味で患者の健康に関し

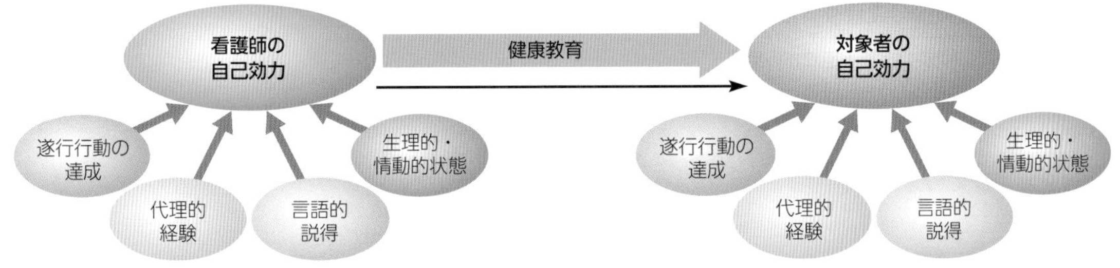

看護師は対象者が四つの情報源（遂行行動の達成，代理的経験，言語的説得，生理的・情動的状態）を通して自己効力を高めていくことができるように健康教育を行う．

図3.3-4　看護師が対象者の自己効力を四つの情報源を通じて高める健康教育

て，教育的役割を果たしているという[16)]．対象者の自己効力を高める看護や健康教育を行うためには，まずは，看護師が自身の自己効力について理解しておくことが前提となる．

1 教師効力

看護学を学ぶ学生は，看護教師や指導者から教育を受けるなかで，自身の自己効力が高められる経験をすることが可能である．そして，このような経験をすることは，将来，健康教育の場で教育的な役割を担う際に役立つだろう．そのため，看護教師が自身の自己効力について知ることや，学生に**効果的な教育ができそうだという自己効力**について理解を深めることは重要である．この効果的な教育ができそうだという自己効力を「**教師効力**（teacher self-efficacy）」[17, 18)]という．

ここでは，看護教育の中核をなす実習教育に対する教師効力を例に考えてみる．表3.3-3に示すように，看護教師の実習教育に対する教師効力は７つの因子から成り立っている[18)]．

第１因子は，**カンファレンスを実施できる自信**である．これは，学生のグループダイナミクスを推し量りながら，学生の学習を促進できるようにテーマを設定する，緊張しがちな臨地実習の場で自由な意見を述べ合い議論ができる，個々の学生の気づきが得られるようにするといった能力で，教師の力量が問われる教育の場である．

第２因子は，**看護実践能力を活用できる自信**である．これは，看護職として対象者の状況を把握した上で学生にわかりやすく説明できる，対象者に不利益とならないように看護行為の正誤を判断できる，対象者の状況変化に応じた看護ができるように学生を援助できる，指導の際に言語的メッセージと非言語的メッセージを一致させて伝えるといった教師がもつ看護職としての実践能力を指導の場に生かす能力をいう．看護教師が臨地の指導者や看護師の看護実践能力を同等に維持することは難しいため，指導者や看護師の支援を得られるように調整することが必要となるだろう．その際に看護教師は自身の看護実践能力のレベルを見極めておくことも重要である．

plus α

教師効力

教えることに対する悩みや負担感を軽減する方策の一つに，教師自身が，効果的に教育できそうだという，教えることに対する信念や自信をもつことが挙げられる．この信念や自信は教師効力（teacher self-efficacy）と呼ばれている．教師効力は，自己効力理論をもとにアシュトン（Ashton. 1984）によって定義された概念である．1980年代半ばから尺度開発を経て研究が進展し，日本でも教師効力の実証的研究が行われている．教師効力の高い教師は学生の習得体験をつくりだすが，教師効力の低い教師は学生の認知的発達を衰えさせるような学習環境を生み出すという，教師効力が学習成果に及ぼす影響についてバンデューラも言及している．

表3.3-3　看護教師の実習教育に対する教師効力（７つの因子）

第１因子　カンファレンスを実施できる自信 ・カンファレンスを学生同士が自由に意見を述べ合う議論の場とする ・学生の気づきの場とできるようにカンファレンスを実施する ・カンファレンスを学生と教師が共に学び合う場とする ・カンファレンスにおいてグループダイナミクスを活用する ・学生の関心に合ったテーマを決めカンファレンスを実施する **第２因子　看護実践能力を活用できる自信** ・相手の置かれている状況を学生にわかりやすく説明できる ・学生の臨地における看護行為が間違っている場合，間違いを判断できる ・計画にないケアが必要になった状況の中で学生を援助することができる ・学生指導の際に，言語的メッセージと非言語的メッセージを一致させて伝える **第３因子　学習者としての学生を尊重する自信** ・個々の学生の違いを認め尊重する ・学生への信頼を示す ・学生の考えや能力に敬意を示す ・学生の気づきを待つことができる ・学生から話しかけられやすい雰囲気をつくる	**第４因子　学びを深めるために教育技法を活用できる自信** ・必要時学生と個別面接を行う ・実習記録を指導に活用する ・実習中の学生のエピソードを記録し評価に活用する ・学生から教師への実習評価を取り入れている **第５因子　実習教育の準備ができる自信** ・実習中に学生が学習できそうな内容を予測する ・実習前に実習環境を把握する ・実習前に実習中のスケジュールを立てる ・実習の目的・目標に合った受け持ち対象者を選べるよう調整する **第６因子　学生の状況を判断できる自信** ・学生の臨床実践能力を判断するための評価基準を自分の中にもっている ・学習目的・目標をもとに実習評価を行う ・実習内容と記録物から実習成績を評価する **第７因子　学生の学びを促進できる自信** ・学習意欲を高めるような質問をする ・学生が専門職としての態度や能力を学びたいと思うよう学生の意欲を刺激する ・臨地実習の場で学生が問題解決を図れるような発問をする

坪井桂子ほか．看護系大学教師の実習教育に対する教師効力尺度の検討．日本看護科学会誌．2001，21（2），p.41より一部改変．

第３因子は，**学習者としての学生を尊重する自信**である．これは，学生への基本的な信頼を示す，学生の考えや能力に敬意を払う，学生の個別性を認め尊重する，学生の気づきを待つ，学生から話しかけられやすい雰囲気をつくることをいう．これらは，看護職が対象者に関わるときにも必要な能力である．看護教師が学生の尊厳を守る行為を自ら示すことは，対象者の尊厳を守ることの実際を教えることにつながると考える．

第４因子は，**学びを深めるために技法を活用できる自信**である．これは，個別面接の必要性を判断し実施するという教育における臨床判断能力，実習記録の内容を指導に活用するという教材化の能力，実習中の学生について関心をもった話を記録し評価に活用する評価手法の能力，学生から教師への実習評価を取り入れるという授業評価等，教育技法を活用できる自信をいう．

第５因子は，**実習教育の準備ができる自信**である．これは，受け持ち対象者の状況から，実習中に学生が学習できそうな内容を予測する，実習前に実習指導者や実習施設等の実習環境を把握する，実習前に実習スケジュールを立てる，実習の目的・目標に合った受け持ち対象者を選べるように調整することなどをいう．

第６因子は，**学生の状況を判断できる自信**である．これは，対象者にケアを実施できるか否かのように，学生の臨床実践能力を判断する評価基準を自分の中にもつ，学習目的・目標をもとに実習評価を行う，実習内容と記録物から実習成績を評価するといった成績評価に関する能力である．

第７因子は，**学生の学びを促進できる自信**である．これは，学生の学習意欲

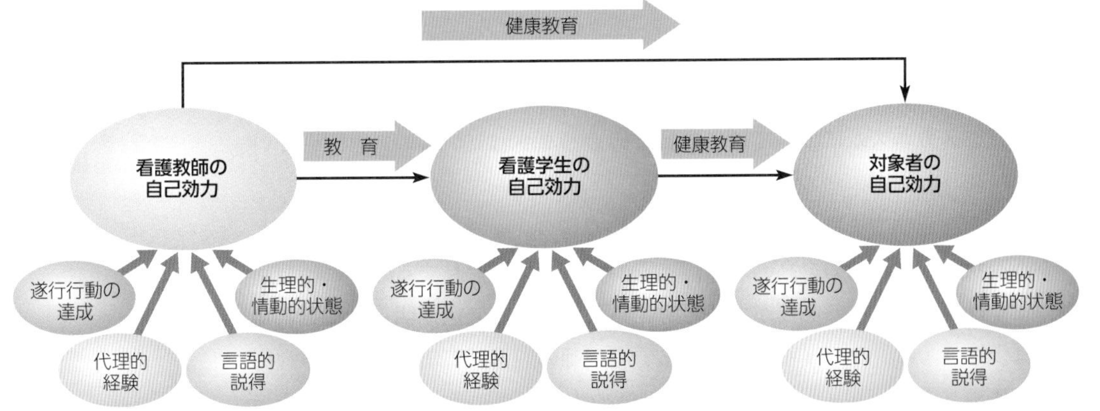

図3.3-5　**看護教師が看護学生の自己効力を高めることにより対象者の自己効力が高められる健康教育**

を高める質問をする，学生が専門職としての態度や能力を学びたいと思うよう学生の意欲を刺激する，臨地実習の場で学生が問題解決を図れるような発問をするといった学ぶ意欲に働きかける能力である．

2 実習教育に対する教師効力に影響する要因

看護系大学の教師を対象とした研究[18-20]では，実習教育に対する教師効力と関連する要因として，「教育学を履修していること」や「実習教育の研修を受講していること」「教師としての経験」「教師の経験年数」などが挙げられた．また，臨地実習指導者を対象とした研究[22]によると，実習指導に対する教師効力には，「実習指導者講習会の受講」「指導経験年数」「臨床経験年数」「年齢」が関連していた．さらに，この研究では，指導者の教師効力が高い者ほど看護職としてのアイデンティティや自己教育力が高いといった結果から，看護職としてのアイデンティティ確立が実現できるような看護体制の充実や，指導者自身が自ら学んで成長できる職場環境を整える必要性が挙げられた．

これら二つの研究結果から，看護教師や実習指導者が効果的な教育ができそうだという自信には，教えるという教育学や教育，指導の経験が基盤となるといえるだろう．さらに，教師や指導者が成長できる環境を整えることも必要といえる（図3.3-5）．

2 指導者の自己効力を高める

バンデューラによれば，自己効力は自然に発生するものではなく，「遂行行動の達成」「代理的経験」「言語的説得」「生理的・情動的状態」の４つの情報源を通して，個人が自らつくりだしていくものであるという．自己効力が高いときには積極的な行動が実行され，情緒的に安定した状態を保つことができるといわれており，行動変容のためには自己効力を高めるアプローチが有効であるとされている[23]．また，これら４つの情報源は，相互に組み合わされて経験されることが多い．例えば，「遂行行動の達成」に「生理的・情動的状態」

や「言語的説得」が加わると強みとして認知されやすく，これらは同時に体験することが多いといわれている．バンデューラは，4つの情報源は，自己効力が高まった際に有機的な関連をもつと述べる一方で，どのような状況で関連するかというメカニズムについては，詳細な研究がなされていないとも述べている[24]．

指導者の自己効力を高める方策を考えていく際に，4つの情報源を通じてどのような状況が自己効力を高めたり，あるいは低下させたりするのかという点を，まずは明らかにする必要があると考えられるが，その点が明らかにされた報告は少ない．インタビュー調査による看護教師の実習教育場面における教師効力に影響する具体的な状況[20]や，看護師の実習指導に対する教師効力と4つの情報源との関連の状況[25]が明らかにされているのみである．

ここでは，看護教師の教師効力に影響する要因を分析した先行研究の結果[19, 20]を参考に，指導者の自己効力を高める方法を提示する．

3 4つの情報源を通じて指導者の自己効力を高める具体的な方法

1 遂行行動の達成

「遂行行動の達成」は，実際にその行動を遂行できたという体験であり，4つの情報源のうち強力な効力感をつくりだす最も効果的な方法であるといわれている．健康教育の場面では，看護師の行った指導が患者に効果的な影響をもたらしたと思える体験をいう．

|1| 指導に必要な専門知識の習得

看護教師の場合，実習担当領域と臨床経験領域が一致している者のほうが教師効力が高いことが示された．つまり，臨床経験のある領域での実習指導は，自分の気持ちの余裕や指導をうまくできそうな自信と関連が深いとの結果であった．このことから，看護師の場合では，専門知識をより多くもっているほうが自分自身に余裕をもちやすく，緊張が軽減し，指導者としての自己効力は高まりやすい．したがって，指導に必要な専門知識を深めていくことは，効力感をつくりだす点からも有用である．

|2| 指導方法の習得

実習教育に関する研修を受けていることや教育学を習っている看護教師のほうが，研修を受けていない教師よりも教師効力が高い．このことから，研修を受講したり，指導方法の知識や技法を得た上で指導に臨むことが，教師効力の向上という視点からも必要なことがらであるといえる．ここでいう指導方法とは，その領域に関する専門知識を基に，発問，質問の方法や面接の技法，指導の評価といった具体的な教育技法などを用いた指導をいう．また，教育場面において，対象者がリラックスできる雰囲気をつくること，一方向の教育でなく話しかけたり，質問しやすいようにし，双方向の教育となるようにすることも技の一つであろう．

|3| 成功体験の積み重ね

対象者にうまく指導できたと感じることができる成功体験の蓄積は，教えることに対する自信を深め，指導者の自己効力を高める．日本人の場合，謙遜（けんそん）が美徳とされる文化的な背景から，自分のできたことを自分で認めることがなかなか難しいこともある．したがって，意識的に自分の行為のプロセスを振り返り，できている状況を認識することが求められる．そのときどのような状況であったのか，どんな方法で行ったのか，成功体験が積み重なった場合に根拠や何らかの法則性はあるのかといったように，自分の関わりの傾向を振り返ることも必要であると考える．

教育場面においては，対象者からの直接的な評価を受けることが自己の振り返りにつながるであろう．また，同僚や上司からの評価を得る機会をつくることも体験の積み重ねをするという点からは重要であろう．

2 代理的経験

「代理的経験」は，社会的モデルによって与えられ，モデルがその行動を遂行するのを観察することをいう．何度も進路を阻む障害物に忍耐強く対処しているモデルが示す何事にもひるまない姿勢は，モデルによって示された技術以上のものを，観察者に与えることができるという．また，実施者が実際に行動を遂行するのではなく，自分が行おうとしている行動を他者がうまく行っている場面を見たり，聞いたりすることによっても自己効力は高まる．

バンデューラによると，自己効力に対するモデリングの影響は単純ではなく，モデルと観察者との類似性の認知の関係，観察者やモデルの行動歴や強化歴，課題状況の性質などさまざまな要因について，注意深い検討が必要であるといわれている[24]．それによると自己効力を高める情報としては，自分と同じ状況で，同じ目標をもっているような人の成功体験や問題解決方法を学ぶことが効果的であり，反対に自己効力を下げる状況として，条件がそろっている人ができているのを見たり聞いたりすることが挙げられている．

|1| 誰をモデルとするか

指導場面では，ほかの看護師が行っている指導を見たり，聞いたりして指導方法を学ぶことが挙げられるが，「あの人にできる指導なら私にもできるだろう」と思えるような役割モデルを選択することが重要となる．理論的には，自分とあまりにかけ離れたモデルがうまくできる場面を見ても「あの人と自分は違うから」という解釈をしてしまうことになり，自己効力が高まることにはならないとされている．看護教師の実習教育場面においても，「モデリングによる取り込みが難しい実感」をもっていることが明らかになっている[20]．しかしながら，同時に「うまく実習指導されているほかの先生のやり方を見せてもらい，いいなと思いチャレンジしてみても実際に自分ではできなくて，だからこそなんでできないんだろうと思うが，いつかはしたいと思っている」と自己の指導を向上させたい思いを表現している．この「できるようになりたい」という思いは，大きな効力感を生み出す源となる．

看護師の自己効力を高めるためには，熟練看護師のモデルよりも，自分の状況に類似していると自分が認知する，少し上の先輩の看護師の指導方法を見たり聞いたりする機会をもつほうが効果的である．

コラム

マスタリーモデルとコーピングモデル

学業達成の場面において，マスタリーモデル（問題を困難なく解くいわゆる優等生モデル）とコーピングモデル（困難を乗り越えながら問題を解いていくモデル）の観察をした結果，コーピングモデルを観察した学生のほうが高い自己効力を示すといった実験がある．また，モデルは一人よりも複数のほうが自己効力の向上や達成行動を促進させるという．

健康教育を行う際には，自分と似た状況の人がうまく指導できた姿を見るほうが，自分にもできそうだという自信をもつことにつながりやすい．反対に仕事のできる優秀な先輩看護師の指導場面を見る機会があっても，自分にはできそうにないと自己効力を下げる可能性が高い．

2 モデルの提示による具体的な指導方法の習得

実際に教育の方法を見せてもらうことはモデリングにおいて重要であるが，改めて見せてもらうのではなく，日々の看護の場面やカンファレンスやインフォーマルな話のなかからも指導方法を習得することはできる．その際に，自分の場合どのようにできるかといった自身の指導方法にいかに生かしていくかがモデルの取り込みにおいて鍵となる．どうやって生かすか，その具体的な方法は，それぞれ異なる．日々の実践のなかから習得できる場合もあるだろうし，自分の教育ニーズに応じた研修を受ける場合もあるだろう．いずれにせよ，自分の中で自分のやり方を組み立てていくためには，まずはその方法を習得し，工夫を重ね，さらには洗練させていくことによってモデルの取り込みにつながる．

3 言語的説得

「言語的説得」は，自己強化や他者からの説得的な暗示をいう．専門性に優れ，魅力的な人から励まされたり褒められるなど，自分の行っている指導を言葉や態度で評価してもらうことをいう．看護教師の場合には，自分の行った実習教育に対する学生や上司，同僚からの評価は，教えることに対する自信と関連していた．これらの他者から自分の行った教育に対して評価や励ましを受けるなかで，漠然とうまくできたことを感じたり，再確認していた．行った指導に対して言葉や態度で評価され伝えられること，特に，専門性に優れ魅力的な人から励ましを受けたり褒められたりすることにより，効果的に自己効力が高められると考えられる．日本人は欧米人に比べ，思っていることや評価を言葉で表現することに慣れていない文化的な背景をもつといわれ，意識的に表現していくことも場合によっては必要であろう．

1 自分の指導の評価を受けること

看護師が健康教育を行った後に対象者から得た評価は，たとえ小さなことであっても自己効力への影響は大きい．また，指導がうまくできなかった場合，対象者の成果（習得状況）を自分の評価と受け止めてしまいやすいと言われている．客観的な視点で自分の行った指導を評価することは，セルフマネジメント能力の一つとして必要である．

2 ネガティブな評価を受け止めること

対象者へのケアや看護に対する評価を受けることが，病院，施設，地域において積極的に行われている．看護師としては十分なケアをしたつもりであっても，対象者にとって満足するものとならない場合もある．自己効力やセルフマネジメントの視点からはそのような評価をどのように受け止めることが必要だろうか．自己効力理論において言語的説得は，やっていることを認められなかったり，一方的に叱責されることが自己効力を下げるといわれている．逆にきちんと評価されることはマイナス評価であっても自己効力を上げるともいわれている．よって，マイナスの評価であってもネガティブな状況にしないためには，自分の行った指導についての評価は可能な限り直接伝えられることが必要であり，教育的配慮のもとに伝えていくことが上司には求められよう．また，ネガティブな評価を真摯に受け止め自分の行った教育をリフレクションしていくことができる環境をつくることも必要である．

4 生理的・情動的状態

「生理的・情動的状態」は，生理的な反応による身体の状況を正しく把握することである．身体の状態を向上させ，ストレスやネガティブな感情傾向を減少させるなど，身体の状態を正しく把握することは自己効力を高めるために必要な情報源の一つである．指導場面においては，困難な状況においても冷静に対処できる，普段どおりにできることが求められる．対象者の心身がリラックスした状態であれば，看護師の緊張も少なく精神的にも落ち着いて健康教育を行うことができる．看護師が自分の気持ちの変化に気づき，コントロールのしかたがわかることは自己効力を高める上で重要である．

1 環境の調整

健康教育を個別に行う際には，プライバシーに十分配慮した落ち着いた環境で行うとともに，これまでの経験を踏まえて，看護師自身が安定した精神状態で行うことができるよう環境を調整することも必要である．

2 自分の緊張を和らげること

対象者への教育場面においては，緊張が伴うものである．そこで，どのような方法が自分の緊張を和らげることができるかを知っておくとよいだろう．対

plus α

リフレクションのスキル

リフレクションは実践経験を振り返る過程であり，経験からの学びを次の実践に生かす方法の一つである．リフレクションに必要なスキルとして，池西らは，自己への気づき，経験の記述，状況の批判的分析，総合（新しい見方の発見），実践過程の評価，状況への関心，対話を紹介している[34)]．

象者側が緊張や不安を抱えた状態で教育を受ける場合，十分な教育効果を期待することは難しい．そこで，指導者である看護師は自分の緊張を和らげ，対象者の緊張をも和らげる方法を習得しておくことが必要である．

3 指導への不安を軽減すること

専門的な知識が不足していたり，十分な準備ができていない場合，対象者の状態によっては指導への不安をもつ場合があるだろう．安心感のなかで指導を行うことは，不安を軽減するとともに，自己効力を高めやすい．そこで，可能な限り不安なことを取り除いていく．例えば，指導が難しそうな対象者の場合，何が難しそうなのかをアセスメントした上で，対象者のニーズに応じた指導内容であるのか，方法は適切か，といったように計画を丁寧に行うことも一つの方法である．自分が安心できたと思える状況のなかで指導を行うことが，ひいては対象者の不安を軽減し，自己効力を高める援助へとつながる．

これまで，4つの情報源を通じて指導者の自己効力を高める具体的な方法を提示してきた．自己効力を高めるためには，実際の経験は重要であるが，それ以上に経験をどのように受け止めているかという，個人の経験に対する主観的な評価が大きく関与している[19]．したがって，セルフマネジメントの一つとして自己効力を高める方策を検討する場合，経験に対する主観的な評価をポジティブなものに変化させることができるように，自己教示を行ったり自分の指導を評価し認めていくことが看護師自身に求められる．つまり，自分の行った指導の客観的な評価をした上で，できていることを認めることもセルフマネジメントの力として必要である．一方，できていないことについては，自分のできていないことのみに目を向けるのではなく，方法の修正を検討することや，努力した自分を認める助言なども指導者に求められる力といえよう．

引用・参考文献

1) 山内光哉ほか．グラフィック学習心理学：行動と認知．サイエンス社，2001.
2) 坂野雄二．認知行動療法．日本評論社，1995.
3) 祐宗省三ほか編．社会的学習理論の新展開．金子書房，1985.
4) 安酸史子編著．実践成人看護学：慢性期．中西睦子監修．改訂版，建帛社，2010，(TACSシリーズ，3).
5) 福島脩美．“自己効力（セルフ・エフィカシー）の理論”．社会的学習理論の新展開．祐宗省三ほか編．金子書房，1985，p.35-45.
6) Bandura, A. Self-efficacy：The exercise of control. W.H. Freeman and Company, 1997.
7) 安酸史子．糖尿病患者のセルフマネジメント教育：エンパワメントと自己効力．改訂2版，メディカ出版，2010.
8) 岡本里香．“自己効力”．成人看護学：成人看護学概論．安酸史子ほか編．メディカ出版，2004，p.264-271，(ナーシング・グラフィカ，22).
9) 安酸史子ほか．食事自己管理の自己効力に関する糖尿病患者の認知と専門家の判断の比較．日本糖尿病教育・看護学会誌．1997，1 (2)，p.96-103.
10) 住吉和子ほか．糖尿病患者の食事の実行度と自己効力，治療満足度の縦断的研究．日本糖尿病教育・看護学会誌．2000，4 (1)，p.23-31.
11) 藤田君支ほか．成人糖尿病患者の食事管理に影響する要因と自己効力感．日本糖尿病教育・看護学会誌．2000，4 (1)，p.14-22.
12) 岡美智代ほか．CAPD患者に対する認知行動療法を活用した運動行動における看護介入．日本保健医療行動科学会年報．2000，15，p.164-179.
13) 松田（横山）悦子ほか．2型糖尿病患者の食事自己管理に対する自己効力と結果予期．日本糖尿病教育・看護学会誌．2001，5 (2)，p.99-111.
14) 小谷野康子．看護婦の自己効力の特性とその関連因子．聖路加看護学会誌．1999，3 (1)，p.78-84.
15) 田中英夫ほか．がん（成人病）専門医療施設に勤務する看護婦の禁煙指導の現況．厚生の指標．2001，48 (11)，p.22-27.
16) 竹尾恵子．“病院における健康学習・健康教育”．健康学習・健康教育．川田智恵子ほか編．出版研，1991，p.11，（こころと体のケア，7）．
17) Nugent, K.E. et al. Teacher self-efficacy in new nurse educators. J Prof Nurs. 1999, 15（4），p.229-237.
18) 坪井桂子ほか．看護系大学教師の実習教育に対する教師効力尺度の検討．日本看護科学会誌．2001，21（2），p.37-45.
19) 坪井桂子ほか．看護教師の実習教育に対する教師効力とその関連要因．日本看護学教育学会誌．2001，11（1），p.1-10.
20) 坪井桂子ほか．看護教師の実習教育に対する教師効力に影響する状況の分析：フォーカス・グループ・インタビュー法を用いて．日本看護学教育学会誌．2002，12（2），p.1-14.
21) 野田貴代．三年課程看護専門学校教員の自己効力感と学生への関わり．日本看護学教育学会誌．2003，13（1），p.11-19.
22) 松澤由香里ほか．臨地実習指導者の教師効力に関連する要因の検討．日本看護学教育学会誌．2009，18（3），p.35-44.
23) Bandura, A. Self-efficacy：Toward a unifying theory of behavioral change. Psychol Rev. 1977, 84（2），p.191-215.
24) Bandura, A. Self-efficacy：The exercise of control. W.H. Freeman and Company，1997，p.240-243.
25) 後藤溶子ほか．看護師の実習指導に対する教師効力とその関連要因の分析．日本看護学会論文集33回看護教育．2002，12，p.153-155.
26) Ashton, P. Teacher Efficacy：A motivational paradigm for effective teacher education. Journal of Teacher Education, 1984，35（5），p.28-32.
27) Ashton, P. Motivation and teacher's sense of efficacy. Research on Motivation in Education. 1985，2，p.141-174.
28) Gibson, S. et al. Teacher Efficacy：A construct validation. Journal of Educational Psychology. 1984，76（4），p.569-582.
29) Woolfolk, A.E. et al. Prospective teachers' sense of efficacy and beliefs about control. Journal of Educational Psychology. 1990，82（1），p.81-91.
30) 桜井茂男．教育学部生の教師効力感と学習理由．奈良教育大学教育研究所紀要．1992，28，p.91-101.
31) 前原武子．教師の効力感と教師モラール，教師ストレス．琉球大学教育学部紀要．1994，44，p.333-342.
32) バンデューラ，A．激動社会の中の自己効力．本明寛ほか訳．金子書房，1997，p.232-234.
33) 柴辻里香ほか．中高年女性の生活習慣改善に対する自己効力と影響要因．日本健康教育学会誌．2003，11（2），p.77-91.
34) 池西悦子ほか．"リフレクション"．看護教育学．グレッグ美鈴ほか編．南江堂，2013，p.117-120.

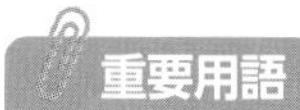

重要用語

効力予期	自己効力	指導者の自己効力
結果予期	四つの情報源	教師効力

◆ 学習参考文献

❶ **Bandura, A. Self-efficacy : The exercise of control. W.H. Freeman and Company, 1997.**

バンデューラの最新書．翻訳は出ていないが，自己効力理論の概念を他理論との検討も合わせて，理論の分析および，その個人の能力に対する確信の適用が，教育や健康，臨床，スポーツ，ビジネスなどにおいて，人の発達や心理社会的機能にどのように影響するかを実証している．

❷ **坂野雄二ほか編．セルフ・エフィカシーの臨床心理学．北大路書房，2002.**

セルフ・エフィカシー理論をわかりやすく記すとともに，マネジメントの実際を研究結果や事例を用いて解説している．看護教育，糖尿病患者の自己管理，人工透析患者の自己管理，高齢者の転倒と運動など実際の現場でセルフ・エフィカシーをどう取り入れていくかが丁寧に記されており，臨床の現場で活用しやすい．

❸ **浅田匡ほか編．成長する教師：教師学への誘い．金子書房，1998.**

特に，19章の「教師のやる気を支えるもの」では，自己効力理論や教師効力感について，わかりやすく解説されている．教師のやる気や，やりがいについて，教育場面を中心に理論とその具体的な実践内容に基づき述べられている．教師だけではなく，健康教育の場面においても参考になる．

❹ **アルバート・バンデューラ編．激動社会の中の自己効力．本明寛ほか監訳．金子書房，1997.**

発達心理学，教育，健康，社会学といった多様な領域から14人の心理学者が，自己効力と家族，文化，ストレス，教育，職業，健康行動などとの関係について解説している．

3-4 コミュニケーション理論

学習目標

- コミュニケーションを構成する五つの要素を理解する.
- クライアントのセルフマネジメントを促進・支援するコミュニケーションについて理解する.

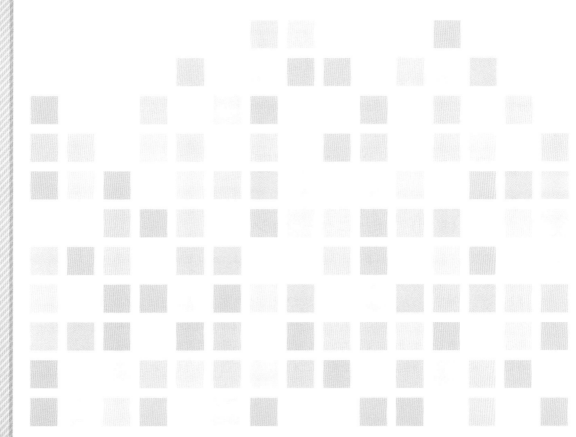

1 コミュニケーションとは

クライアントのセルフマネジメントを支援する上で必要なクライアント理解，情報提供（教育），エンパワメントは，コミュニケーションを介してなされることになる．**コミュニケーション**とは日常的にも非常によく使われている言葉であるが，広辞苑によるとその意味は，「①社会生活を営む人間の間に行われる知覚・感情・思考の伝達．言語・文字その他視覚・聴覚に訴える各種のものを媒介とする．②動物個体間での，身振りや音声・においなどによる情報の伝達．細胞間の物質の伝達または移動」とされている．社会心理学小辞典によると，「あるシステムから他のシステムへの情報の移動を含む現象」[1)] とされている．人対人のコミュニケーションの場合は，送り手から受け手へのメッセージ（情報）の伝達であるが，その語源が「共にある，ひとつにする，共有する，共通の」という意味をもつラテン語communisであることから考えて，一方通行のメッセージ伝達ではなく，**フィードバック**を含む共有のプロセスであるということができる．

コミュニケーションには**図3.4-1**にみられるような過程がある．コミュニケーションを構成する主要な要素として，**刺激・送り手・メッセージ・伝達経路・受け手**がこのなかに含まれている．送り手はある刺激により，受け手に対して伝えたいメッセージをもち，それを伝えるための伝達経路を選択し，受け手にメッセージを伝える．これは一方向性であり，コミュニケーションの最小の単位であるが，たいていの場合，メッセージを受け取った受け手はそれが刺激となり，次にその受け手は送り手となって，送信元へと新たなメッセージを伝え，双方向のコミュニケーションが展開されていくことになる．

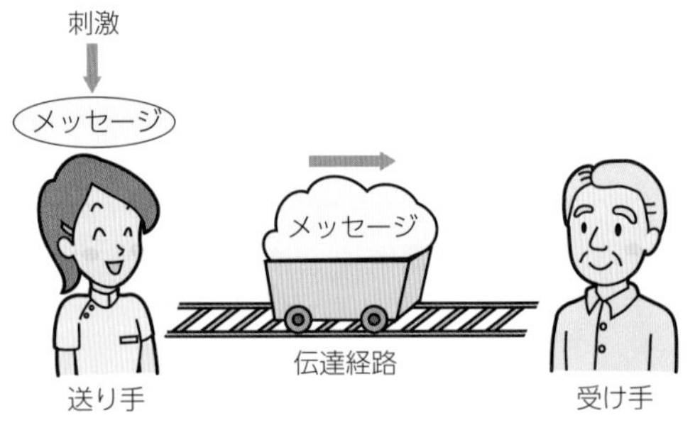

図3.4-1　コミュニケーションの過程

2 コミュニケーションの形態

1 個のコミュニケーションと マス（集団）コミュニケーション

看護のなかで取り上げられるコミュニケーションでは，メッセージの送り手と受け手が人であることがほとんどであるが，そのなかでもメッセージの送り手と受け手が誰であるかに応じて，さまざまな形態がある．個人間のコミュニケーションは，一人の看護師と一人のクライアントとの間の相互のやり取りに見ることができる．集団のコミュニケーションの場合，健康教育の講習会のように，一人の講師が多数の参加者を相手にメッセージを送る場合もあれば，参

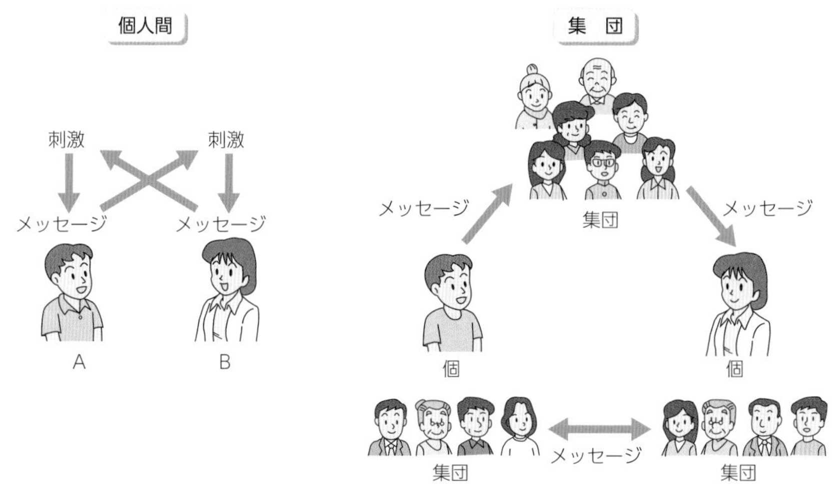

図3.4-2　コミュニケーションの形態

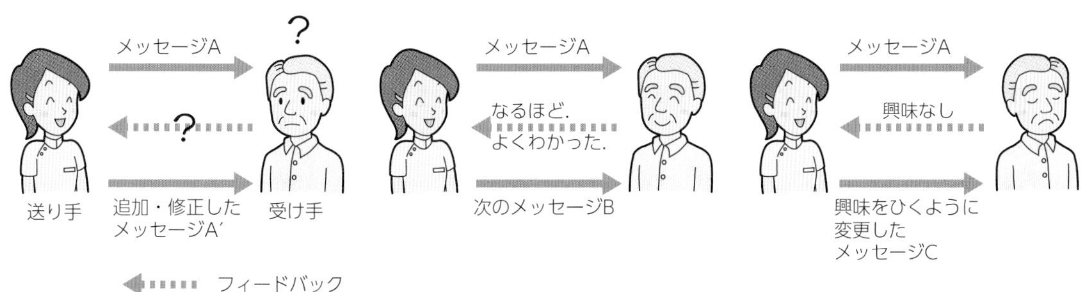

同じメッセージを送っても，その受け止め方は個人により異なる．そのため，個を対象にしていても，集団を対象にしていても，それぞれから個別のフィードバックを得ることは重要である．

図3.4-3　看護コミュニケーションにおけるフィードバックの重要性

加者からの要望として集団から個へ向けてメッセージが送られたり，あるいは集団対集団のやり取りの場合もある（図3.4-2）．ウェブサイトやソーシャルメディアを介したやり取りの場合も，人と人の間のコミュニケーションといえるが，相手の本当の顔が見えず，誰が情報をどのように受け取ったのかを知ることが困難なことから，共有のプロセスとしては限界があるといえる．

看護，なかでもセルフマネジメントを支える看護におけるコミュニケーションとして重要なことは，メッセージを一方的に送るだけではなく，受け手がそれをどのように理解し，受け取ったかを確認し，必要に応じてそれを修正するためのフィードバック機能を含んでいなければならないということである．たとえ，それが糖尿病の食事療法に関する講習会といった個からマス（集団）へのメッセージであったとしても，メッセージの受け手を匿名の人々からなる集団としてではなく，個別性を有する個々人の集合ととらえ，その中の一人ひとりがメッセージをどのように理解し，受け取ったのか，フィードバックを常に求める必要があることを忘れてはならない（図3.4-3）．

2 言語コミュニケーションと非言語コミュニケーション

コミュニケーションの形態を，その伝達媒介によって分類することもできる．メッセージの伝達経路として，音声や文字を用いた**言語コミュニケーション**と，それ以外の態度，身振り，しぐさなどによる**非言語コミュニケーション**とに大きく分けられる．

1 言語コミュニケーション

人対人のコミュニケーションの多くは，言語を用いて行われている．人は言葉により，自分の考えや気持ちを表現し伝達することができる．言語コミュニケーションには，会話も，文章として書かれたものも含まれるが，看護のなかでは，相手との会話を通してのコミュニケーションが大きな意味をもっている．クライアントへの健康教育の資料や書籍，あるいはウェブサイトのような文章として書かれたメッセージは，それを受け手がどのように受け取ったのかを確認するための直接のフィードバックを得にくいため，会話による直接のやり取りが重要なのである．

言葉によるコミュニケーションは看護のなかで大きな比重を占めているが，言語コミュニケーションの成立が難しい場面に直面することもある．例えば，気管切開あるいは人工呼吸器を使用しているために発声ができない人，聴覚障害者，疾患あるいは障害のため発声・発語障害がある人，また，筆談も困難な場合などもある．そのような身体的な障害以外にも，言語の異なる外国人なども，言葉によるコミュニケーションが機能しない例として挙げることができる．

2 非言語コミュニケーション

非言語コミュニケーションには，顔の表情，態度，身振りやしぐさ，声のトーンなど，言葉以外のすべての伝達媒介が含まれる．これらの行動は，意識的あるいは無意識的にメッセージの送り手の気持ちや思いを表すことになる．非言語メッセージは，単独で発せられる場合もあるが，言語メッセージに伴っても発せられる．死が間近に迫った病者の傍らに座り，黙って手をさすることは，それだけで，その看護師の病者への思いを雄弁に語っているといえる．

一方，クライアントの健康相談に対応しているときに，看護師が何度も時計にちらちらと目をやりながら早口でまくしたてていれば，たとえ最後に看護師が「ほかに何か心配なことはありませんか？」と言ったとしても，相談をしているクライアントが受け取るメッセージは，「この看護師さんは急いでいるのだ．早くこの相談を終わらせたいのだ」というものであり，自分の心配事を持ち出そうという気にはならないだろう．真の感情は非言語的に伝達され，人の感情を決定する情報の90%以上が非言語的な行動であるといわれている[3)]．

逆に，先に挙げたウェブサイトやソーシャルメディア上では非言語的なメッセージが欠けているため，伝えたいメッセージが正確に伝わらない，あるいは感情に欠けたメッセージとなることもある．相手を正しく理解し，支援していく上で必要な信頼関係を築くためにも，相手が発する言葉以外のメッセージにも耳を傾け，自分が非言語的に発しているメッセージにも十分な注意を払うことが大切である．

3 知的コミュニケーションと行動的コミュニケーション

コミュニケーションの行為を**知的コミュニケーション**と**行動的コミュニケーション**としてとらえるこの見方は，言語・非言語コミュニケーションの分類と重複する点もあるが，セルフマネジメントを支援する看護のなかで意識的・無意識的に利用されていると思われるため，ここで簡単に触れることにする．

知的コミュニケーションの直接的な目的は相手に理解させることであり，言語によることが多い[4)]．これは主に知識提供であり，論理的に説明することによって相手の理解を促し，納得させることである．それに対して，行動的コミュニケーションは，知的に理解させるのではなく，情緒的な意味を相手に伝播（でんぱ）させるという行為である[4)]．糖尿病のセルフマネジメントを支援する看護を例にとると，高血糖の危険性を知識として論理的に説明するという知的コミュニケーションも必要である．しかし，自分の血糖値のコントロールにあまり関心を示さないクライアントに対して，高血糖の危険性を知識として伝達するだけでは，クライアントのセルフマネジメントへの関心が高まるとは思えない．それよりも，看護師の視線や表情，気持ちのこもった言葉などを介して，一人の人としてその人の生命と生活を真に心配している看護師の思いが伝わったとき，それがクライアントに自己の大切さを気づかせ，クライアント自身のエンパワメントにつながるということも起こり得るのである．

クライアントと看護師の間のコミュニケーションは，認知的な情報の交換だけではない．クライアントを全人的な視点でとらえ援助するために，看護師は知的にも行動的にも，効果的にコミュニケーションをとる力を備えることが必要なのである．

3 コミュニケーションの方法

コミュニケーションは，その送り手と受け手，またそのときの状況などによりさまざまな形態をとり，決まったあり方や一定の方法があるわけではない．看護とは，一方向のものではなく，クライアントと看護師の相互関係を通して成り立つものであり，看護そのものがコミュニケーションであるということもできる．よい看護を展開していくために，看護師にはメッセージの送り手としてと同時に，受け手としてもよいコミュニケーションを図る能力をもつことが求められている．以下に，よいコミュニケーションのためのいくつかのポイントとその障害となるものについて述べる．

1 メッセージを送る

1 動機と内容

まず看護師は，何らかの刺激によって，相手に対してメッセージを送るように動機づけられる．メッセージはさまざまな刺激によって形作られるので，自分がどのような刺激によってどのようなメッセージを伝えたいのかを考えてみる必要がある．コミュニケーション，なかでも非言語コミュニケーションは，多くの人がほとんど無意識に自然な思考や感情の流れのなかで発しており，一つひとつのメッセージの意味を振り返って考えることは不可能に近い．しかし，時には噂や勝手な思い込み，そのときの気分等が刺激となって加味された結果，自分が意図していないようなメッセージを発している場合もある．

例えば，血糖コントロールが不良なクライアントを目の前にした看護師にとっては，血糖測定器が示している高い血糖値が刺激となり，そのクライアントに向かって「あなたの血糖値は247mg/dLで，大変高い値を示しています」というメッセージを送る動機となる．この同じ場面で，このクライアントは長期にわたる血糖コントロール不良から失明の危険性が高いことを看護師が知っておりそれを憂慮していたならば，その考えも刺激となり，同じ言葉を言ったとしても，その声の調子などからクライアントの視力を心配するという非言語メッセージを送ることになるかもしれない．逆に，そのクライアントが食事療法を守らないということを他の看護師から聞いていれば，それが刺激となって，とげとげしい非難の口調で数値を伝えるかもしれない．その場合は，ノンコンプライアントな患者への「猜疑（さいぎ）」や「非難」という非言語メッセージと，客観的数値を情報として伝える言語メッセージという二つのメッセージが送られることになる（図3.4-4）．

このように無数の刺激が重なり合って，複数のメッセージを形成するのであるが，時には，自分の先入観や勝手な思い込みが刺激となって非効果的，あるいは無意味なメッセージを形作ってしまうこともある．メッセージを発する前に，まずは，相手に何を伝えたいのか，送り手がメッセージの動機とその内容を確認することが重要である．

2 伝達経路

次に，メッセージを伝える**伝達経路**についても検討する必要がある．言語による伝達がいつも可能であるとは限らない．相手が耳の遠くなった高齢者であったり，まだ言葉を理解しない幼児，異なる言語を話す，あるいは異なる会話習慣をもつ外国人であるような場合，話をすることが相手にメッセージを伝えることにならない場合もある．また，言語によるコミュニケーションが可能な相手であったとしても，自分の発した言葉を相手が自分の意図していた意味に理解するかどうかは，また別な問題である．黙って手を握ることのほうが，言葉で語るよりも相手を思う気持ちをより雄弁に伝えられるということもあ

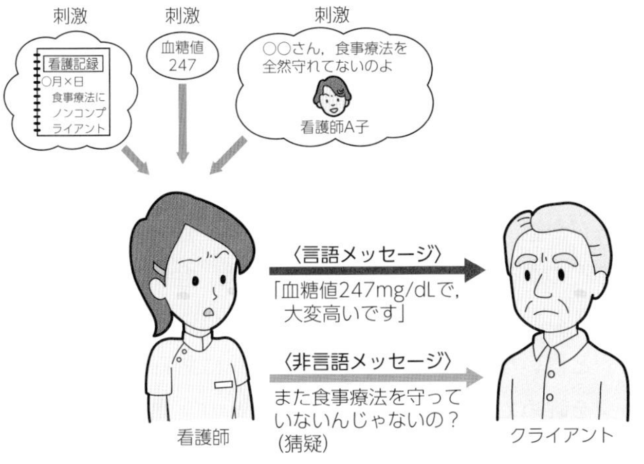

複数の刺激によってメッセージは形成されるが，偏見や思い込みが刺激となって，クライアントとの信頼関係やクライアントのセルフマネジメント力を損なうようなメッセージを発してしまうこともある.

図3.4-4　言語メッセージと非言語メッセージ

るように，メッセージの内容によっては行動的コミュニケーションのほうが適している場合もある．相手をよく知り，相手の心に届くような言葉や手段を選ぶことが，よいコミュニケーションの鍵となる（図3.4-5）.

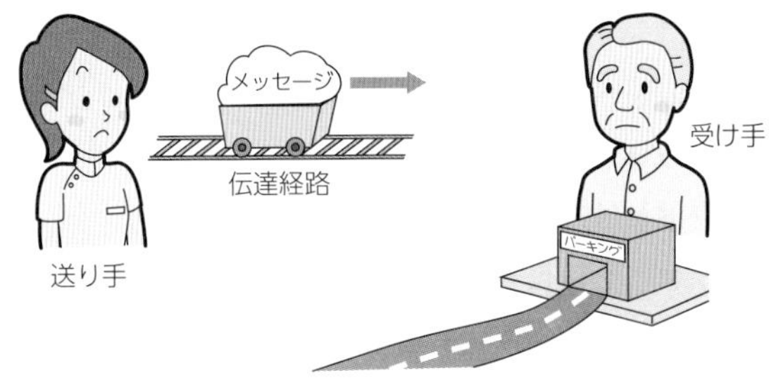

線路がつながっていない人に向けてメッセージをのせて送っても，メッセージはその人のところへ届かない．相手に届く伝達経路を選ぶことが重要である.

図3.4-5　メッセージの伝達経路

3 受け手の力

メッセージの内容や伝達経路を考えるときには，メッセージの送り手である自分のもっている偏見や思い込み，また能力の範囲などを知っているだけではなく，メッセージの受け手のもっている力も査定しなければならない．時には，疾患そのものや薬剤の副作用などの身体症状，不安や恐れなどの精神状態のために，メッセージを受け取れる容量が一時的に低下していることもある．受け手がメッセージを受け取るために，どれだけの容量，またどのようなチャンネルをもっているのかなどについて敏感にとらえることのできる看護師は，受け手に届く有効なコミュニケーションをとることができる．例えば，食事指導を行う場合，仕事上外食が多いクライアントに，家庭での食事の摂取量について指導をしたとしても，ほとんど聞き入れられることはないであろう．それは，コミュニケーションのチャンネルが合っていないからである.

このように，メッセージの受け手である個々のクライアントに合うようにメッセージ内容や量，伝達手段を調整することで，クライアントのもつ力を生かしたセルフマネジメント力を高めるようなコミュニケーションをとることが可能になるのである．

2 メッセージを受ける

看護におけるコミュニケーションが，メッセージを送るだけの一方向，一回限りのものであることは非常にまれである．自分が発したメッセージに対して，言語あるいは非言語のメッセージが返ってくる．自分が発したメッセージが相手に届いたのか，相手はそれをどのように受け取ったのかなどは，相手の反応のなかにうかがい知ることができるものである．カロリー計算についての説明の後，相手が「わかりました」と言いながら，食事指導書のなかにある自分の好物の写真が載っているページを眺めているとしたら，それはどのようなメッセージを看護師に向かって発していることになるのだろうか．言語・非言語を問わずこのように相手が発するメッセージを受け止め，それが次の刺激となって，どのようにメッセージを追加・修正・発展させ，どのような経路で送っていくかを決める動機となり，コミュニケーションが展開していくことになる．

先にも述べたとおり，看護は看護師とそのケアの対象者との間の相互のやり取りであり，看護そのものがコミュニケーションであるということができる．よい看護とは，クライアントの訴えを傾聴し，個々のクライアントに合ったかたちのケアを提供することであるのと同様に，よいコミュニケーションとは，相手のメッセージによく耳を傾け，相手の心に届くようにメッセージを発することである．セルフマネジメントモデルは，あくまでもクライアント自身が主体となって自分で自分を管理しケアしていくものであるが，それを看護が支援する上で，クライアントが必要としている知識やスキルを提供し，自己効力を育むための手段として，よいコミュニケーションをとることは必要不可欠であるといえる．

引用・参考文献

1) 古畑和孝編. 社会心理学小辞典. 有斐閣, 1994.
2) 下宮忠雄ほか編. スタンダード英語語源辞典. 大修館書店, 1989.
3) キング, I.M. キング看護理論. 医学書院. 杉森みど里訳. 医学書院, 1985.
4) 北村日出男. “コミュニケーション”. 社会科学大事典編集委員会. 社会科学大事典. 鹿島研究所出版会, 1969.

重要用語

コミュニケーション
フィードバック
刺激
送り手
メッセージ
伝達経路
受け手
言語コミュニケーション
非言語コミュニケーション
知的コミュニケーション
行動的コミュニケーション

学習参考文献

❶ **ウィーデンバック, E. ほか. コミュニケーション：効果的な看護を展開する鍵. 池田明子訳. 新装版, 日本看護協会出版会, 2007.**

看護実践におけるコミュニケーションプロセスについて, 看護師や看護学生たちから引き出された意見や問題点に焦点を当てながら, コミュニケーションを構成する五つの要素を一つひとつ掘り下げ, 効果的な看護の本質へ理論を展開している.

❷ **井上幸子ほか編. 看護の方法 1. 第２版, 日本看護協会出版会, 1996, (看護学大系, 6).**

看護の果たす機能について取り上げている本書の中で, 看護の利用者と提供者の関係技術としてのコミュニケーションについて解説している.

4 対象理解

学習目標

- セルフマネジメントを推進していく上での看護者の役割を理解する.
- クライアントの物語をよく聴くための知識，技術について理解する.
- セルフマネジメント支援に必要な情報とは何かを理解する.

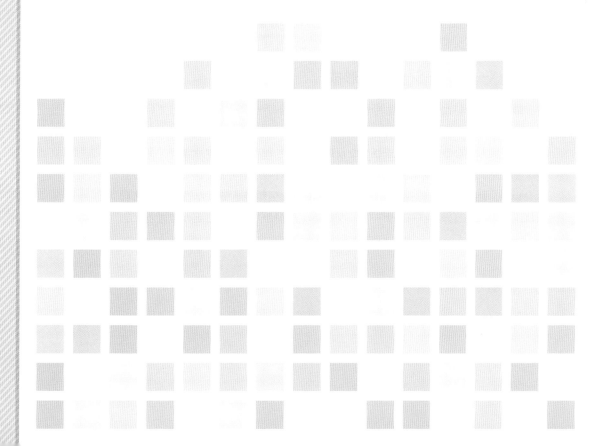

1 援助者としての役割の明確化

1 自己紹介・役割確認

セルフマネジメントのアプローチをするためには，看護者がクライアントとともに考えていきたいという気持ちをきちんと伝えることができるかどうかが，まずポイントとなる．その上で，看護者が援助者としてどのような役割であるかを明確にすることである．

看護者の援助者としての役割は，①正しい知識の提供者，②困ったときやわからないことがあるときの相談者，である．役割を明確にすることで，クライアントは看護者に何をどこまで期待してよいのか，自分が何をしなければならないのかを理解できる（図4-1）．

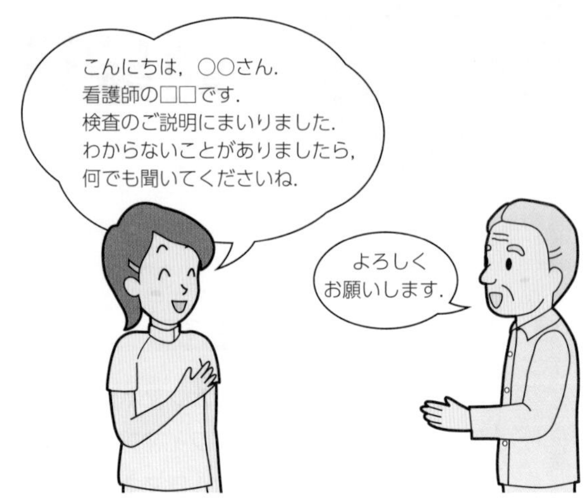
こんにちは，○○さん.
看護師の□□です.
検査のご説明にまいりました.
わからないことがありましたら，
何でも聞いてくださいね.
よろしく
お願いします.

図4-1　自己紹介し，自分の役割を告げる

日本人は言葉できちんと互いの役割を確認し合うことに慣れていないが，役割を確認することにより，気持ちのずれを最小にすることができる．つまり，過剰な期待をしてしまったり，不必要な干渉だと受け取られることで相互に不愉快な思いを抱いたりする危険が少なくなる．また，専門家としての役割とクライアントの役割の明確化により，自己責任の意識も強まる．このプロセスは，クライアントと看護者の契約と考えてよい．

2 パートナーシップの形成

最初の出会いというのは，今後，良好なパートナーシップを形成していくための，極めて貴重な瞬間である．個々のクライアントは，性格も病気もそれまでの経験も異なるので，さまざまな反応が予測される．セルフマネジメントのアプローチをするためには，クライアントとの対話が不可欠である．最初の出会いが，話しやすく意見を言いやすい環境で，信頼できそうな看護者であれば，その後も良好なパートナーシップを築く足がかりとすることができる．

2 生活者としてのクライアントの物語を聴く

1 クライアントの経験を聴く

クライアントの価値観によって，同じ症状や状態でも個人にとっての意味は異なり，反応も当然，違ってくる．したがって，セルフマネジメントの援助をするためには，看護者はクライアントの「**病（や）みの軌跡***」を聴くことが必要である（図4-2）．

病みの軌跡では，慢性の病気は長い時間をかけて多様に変化していく一つの行路，つまり「**病みの行路**」をもつという考えがなされている．慢性病は，病気に伴う症状や状態のみならず，その治療方法もまた，個人の身体的安寧（あんねい）に影響を与え，かつ生活史上の満足や日々の生活活動にも影響を与える．

慢性病と診断されてどのように思ったのか，日常生活において変化したことはないのか，周りの人の反応はどうだったか，どのようにしたいと思って過ごしてきたのか，医療者との関係はどうだったか，治療方針には納得しているのか，などと話を聴いてみる．中には，自分のことではないが，過去の家族や友人に対する医療者の関わり方に疑問をもっていて，そのことによって批判的な態度をとったり，医療者への不信感をあらわにするクライアントもいる．批判を交えないで，まずはクライアントの過去の経験をよく聴くことが，慢性病をもつクライアントへのアプローチにおいては必要である．

用語解説*

病みの軌跡 trajectory of illness

「軌跡」という概念を慢性状況に適用したストラウス（Strauss, A.L.）らが，慢性病をもつ人々を対象に行った調査研究から発展をみた概念．軌跡とは，病気や慢性状況の行路であり，行路をコントロールしていくには，本人，家族，医療従事者がともに取り組んでいくことが必要とされる．

➡ 病みの軌跡については，ナーシング・グラフィカ『成人看護学概論』第3部11章参照．

●事例で考える病みの軌跡〈動画〉

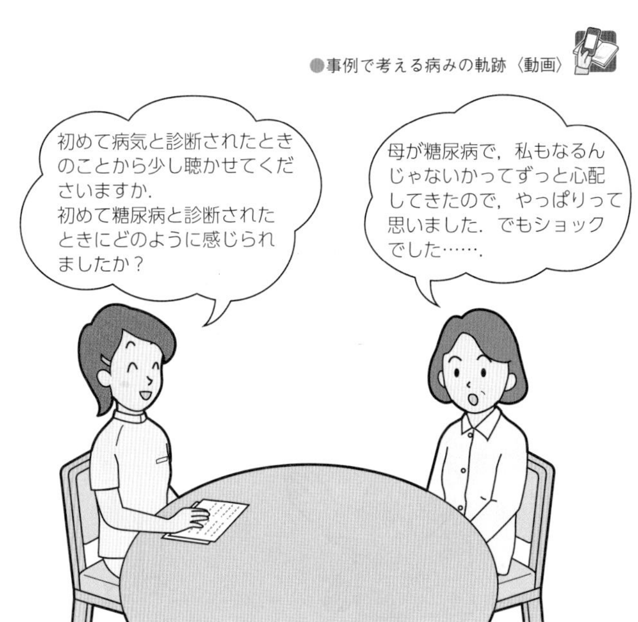
初めて病気と診断されたときのことから少し聴かせてくださいますか．
初めて糖尿病と診断されたときにどのように感じられましたか？
母が糖尿病で，私もなるんじゃないかってずっと心配してきたので，やっぱりって思いました．でもショックでした……．

図4-2 クライアントの過去の経験を聴く

2 クライアントをエンパワーする聴き方（図4-3）

慢性病のクライアントに対する**エンパワメントアプローチ**を提唱しているファネル（Funnell, M.M.）のエンパワメントカウンセリングモデルでは，問題点を探る（過去），感情とその意味を明確にする（現在），計画を立てる（未来），行動への決意（未来）の四つのステップで，クライアントの話を聴いていく（➡p.55 第1部 3-2章参照）．ここでのポイントは，看護者の価値観に基づいて説得するのではなく，いかにクライアント自身が自らの経験を振り返り，その経験を意味づけしていくことを支援できるかである．

> **plus α**
>
> **さまざまな聴き方のテクニック**
>
> **聴いている態度を示す**
> 少し前傾姿勢で相手の目を見る．うなずく．関心をもって聴いていることを示す．合いの手を入れる．非言語的表現に注意しながら話を聴く．
>
> **話のポイントを繰り返す**
> すぐに褒めたり励ましたり，指導したりしないで，相手の語った言葉を繰り返す．オウム返しの技法．
>
> **沈黙**
> 相手が自分の心と向き合っているときには，さえぎらないで沈黙を大切にする．
>
> **オープンエンドの質問**
> はい，いいえで答えられる閉じた質問ではなく，相手の思いや感情を尋ねる質問．

1 問題点を探る（過去）

病気をもつことにより，これまでどのようなことが起こり，どのようなことを考えたり感じたりしたのかを明らかにする．ここでは，クライアントが最も困っていること，気になっていること，心配していること，対処困難だと感じていることに焦点を当てる．クライアントの問題が，知識不足が原因であるのか，病気についての感情であるのか，対人関係のことであるのか，環境からのストレスであるのか，を対話を通して明らかにする．話すことによって初めて，クライアントが自分の問題に気づくこともある．

例えば，過体重の中年男性で，減量すれば血糖コントロールが改善するだろうと看護者側が考える場合，看護者の考える問題は「過体重」である．ところが，本人にじっくり話を聴くと，自分は現在，会社の社長をしているが，実は婿養子で，若いころはやせていて貫禄がないとずっと言われ続けてきた．現在やっと貫禄が出てきたといわれるようになったので，やせたくないという気持ちでいることがわかった．この場合には，本人にとっては「過体重によって血糖コントロールがつかないこと」よりも，「減量することにより貫禄がないと言われること」が大きい問題であったりする．このような場合には，貫禄がないと言われることが嫌だという感情の問題を解決しないままでは，減量方法をどんなに指導しても行動変容につながらない．

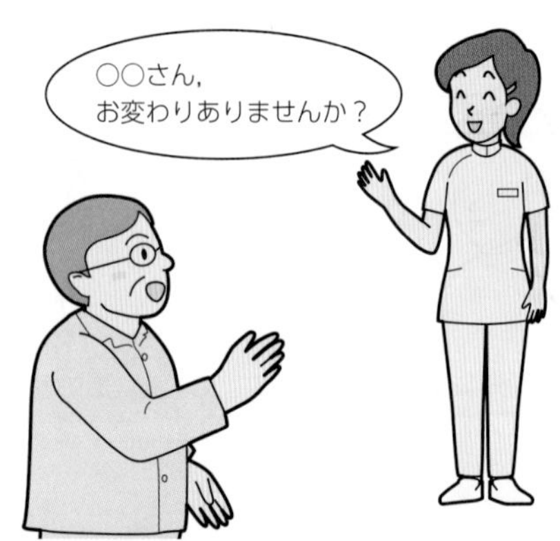
あのー，
すみません．
○○さん，
お変わりありませんか？

図4-3　エンパワーする聴き方には話しやすい環境づくりが大切

看護者の論理で問題を探るのではなく，クライアントの体験世界に近づき，生活者であるクライアントの論理，視点で問題を探ることが重要である．

2 感情とその意味を明確にする（現在）

次のステップでは，クライアントは今，どのように感じているのかを明らかにする．

クライアントの感情を明確にするためには，クライアントの問題がわかった段階で，「そのこと（問題）についてどのように感じていますか？」「○○○と感じているんですね」「そのこと（問題）について，もう少し詳しく話してくださいませんか？」「そのこと（問題）はあなたにとってはどのような意味をもっていますか？」と，クライアントの感情に焦点を当てて聴いていく．

自分の感情に気づいていない場合や他人に自分の感情を見せたくないと思っている場合には，すぐには本当の感情は表出されないこともある．最初はもっともらしい理由を次々に挙げてきたり，言い訳や愚痴などを繰り返したりすることもある．ここでは看護者は，自分の解釈を述べたくなる欲求やクライアントをコントロールしようとする欲求を放棄し，クライアントの力を信じて，クライアントの感情に焦点を当てて，話を聴いていくことである．

「でも……」とか「だって……」と，できない理由をクライアントが述べ続ける場合には，「今のままだとどのようなことになると思いますか？」「あなたは今のままで気持ちよく感じられますか？」と，今の感情に焦点を当てて確認していく．

上記の過体重の男性の例だと，「やせると威厳がなくなって，会社の人が自分のことをばかにするんじゃないか」「妻は，強くてたくましい夫が好きだといつも言っている．やせたら強そうに見えなくて，妻に嫌われてしまうんじゃないか」などと不安に思っている感情が明確になった．太っていることが貫禄であり，貫禄があることで威厳を保てていると，本人は思っている．さらに，太っているから貫禄があり社長として信頼されているのだと思い込んでいることが確認された．妻や社員から尊敬される社長でいつづけたいという気持ちが，減量に対する抵抗感につながっていたことがわかったのである．

3 計画を立てる（未来）

三つ目のステップは，選択肢の探求と，どのような障害があるのかを明確にする．そして，クライアントが自分の問題を解決するために，現実的で実行可能な計画を立てることを援助する．どのような方法があるかをクライアントと一緒に探求していくのである．自分からなかなかアイデアが出てこない場合にも，できるだけクライアント自身が自分の状況に合った計画を立てられるよう援助することが必要である．看護者は，時にはクライアントの状況を推測し，確認しながら，計画案を提供する場合がある．このときには，「どう思いますか？　できそうですか？」と確認し，最終的にはクライアントが自分で決めるかたちにすることが大切である．

このためには，まずは達成可能なスモールステップの目標を立てること，その目標を達成するために無理なくできる計画は何かを考えることである．自分の生活習慣を大きく変えなければならないような高すぎる目標を立てることは失敗体験につながりやすいことを，目標および計画立案のときには肝に銘じておくことが重要である．

上記の過体重の男性の例だと，太っているから社長として信頼されているという思い込みをはずすことがスモールステップの目標といえる．

そのためには，「太っていること」と「社長として信頼されていること」の関連を断ち切る認知の再構築をすることが必要である．セルフマネジメントがきちんとできる，つまり減量する意志の強さをもっていることが，社長としての威厳につながり，社員からの信頼感につながるという新たな認知の再構築をするのである．太っていなくても威厳があるロールモデルを見ることなど，具体的な計画案はさまざまに考えられる．クライアントと相談しながら，具体的な計画案を練っていく．

4 行動への決意（未来）

四つ目のステップでは，計画を立てたなかの何から始めるかを確認する．最初の一歩を確認するのである．看護者との面接が終わったあと，できそうなことは何かを聴いていく．「この後，まず何か一つでもできそうなことがありますか？」と具体的に聴いていく．

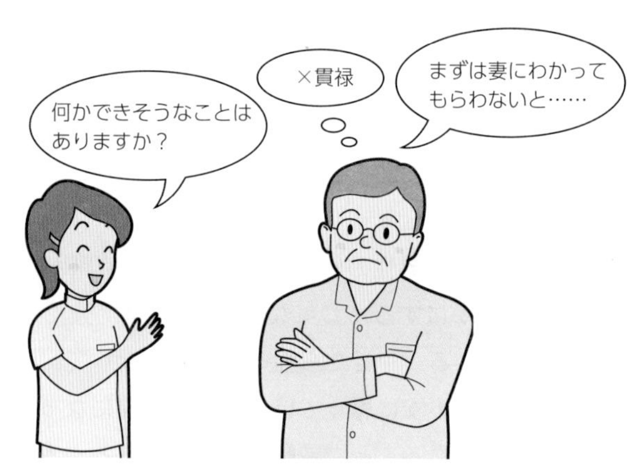
何かできそうなことはありますか？
×貫禄
まずは妻にわかってもらわないと……

図4-4　行動への決意を確認する

上記の過体重の男性の例だと，「まずは妻に正直に自分の気持ちを話して，減量の必要性をわかってもらおうと思います．妻にわかってもらえたら，僕は楽になれると思うんです」ということが最初の一歩かもしれない（図4-4）．一歩ずつであるが，行動への決意を確認し，はじめの一歩をきちんと踏み出すことにより，新たな次の一歩をまた踏み出すことができるのである．

3 セルフマネジメント支援に必要な情報とは何か

セルフマネジメント支援に必要な**情報**には，①クライアントの病気の程度と予後を予測するための情報，②セルフマネジメントに必要な知識・技術への学習レディネス，③クライアントの発達段階，④クライアントの生活習慣，⑤病気に関連した過去の経験，⑥学習に必要なクライアントの能力（理解力・聴力・視力・精神運動能力など），⑦健康信念，⑧本人と病気の関係，⑨本人のもっている病気についての知識，⑩本人のもっているセルフケア技術，⑪

病気への対処パターン，⑫本人の自覚する症状，などがある．

1 病気の程度と予後を予測するための情報

セルフマネジメント支援をするためには，客観的に病気の程度を知るためのデータが必要である．医学診断学や治療学において必要とされる情報である．クライアントが主体となって自分の病気のマネジメントができるように支援していくことが看護者の役割であるが，そのために，専門家として看護者は医学モデルと生活モデルの両方の視点をもっていることが必要である．その人の自覚している症状と，検査結果およびマーカーとなる検査データの推移を，治療法との関連で情報として知っておくことが必要である．

2 知識・技術への学習レディネス

セルフマネジメントをしていくための学習レディネスには，教育を効果的なものにする動機づけのレディネスと学習経験のレディネスがある[2)]．動機づけのレディネスは，学習に対するエネルギーを左右する．セルフマネジメントへの本人の意思とやる気が，行動への決意を促す．学習経験のレディネスは，学習能力としてあらわれる．また，現在の健康状態によっても影響を受ける．健康状態が悪いと学習レディネスは低下する．

3 発達段階

クライアントの発達段階を身体的な成熟，認知の発達，心理社会的な発達として把握しておく．成人期の人であっても，暦年齢だけで解釈しないで，個別の発達状態を知る努力をすることが大切である．人生における出来事や過去の病気に関連した経験などが，心理社会的な発達に影響していることもある．

4 生活習慣

食事や運動，清潔保持のしかたなどの生活習慣は，セルフマネジメント支援のためには欠かせない情報である．食事は規則的にとっているのか，どのような内容をどれくらいの量食べているのか，食事を誰が作っているのか，誰と食べるのか，外食の頻度，アルコールは飲むか，飲むならどれくらいの量をどのくらいの頻度で飲むのか，運動習慣はあるのか，あるとしたらどの程度の運動をどれくらいの頻度でしているのか．このほか，外出から帰ったときの手洗いやうがいの習慣の有無，歯磨きの頻度，入浴・洗髪の頻度など，その人の生活との関連で確認していくことが大切である．

5 過去の経験

過去の経験はクライアントの認知のしかたに影響を与える．壮絶な家族の死を経験した人が，病気と診断されたとたん絶望感と無力感に陥り，自分には何もできないと思い込んでうつ状態になることもある．過去に医療者の言葉に傷ついた経験がある人が，看護者の言動に過剰反応を示すこともある．逆に，過去の経験のなかで医療者の言葉に励まされたり救われた思いをもっている病者も多くいる．主に健康問題に関しての本人，家族・友人・同僚などの過去の出来事で，印象に残っていることがないかどうかを確認する．

6 学習に必要なクライアントの能力

セルフマネジメントの学習に必要なクライアントの能力として，理解力，記銘力，識字能力，視力，聴力，精神運動能力などがある．日本人の識字率は高いが，識字能力があるのが当たり前という態度がクライアントの負担になることもありうる．国際化時代の現代では，日本語を理解できない外国人がクライアントになることも，当然想定しておく必要がある．

ここではクライアントの能力のアセスメントと同時に，その能力を補うものについての情報も個別に把握することが望ましい．

7 健康信念

クライアントがどのような健康信念をもっているのかを知ることは，健康行動との関連で極めて重要である（➡p.40 第1部2章3節参照）．クライアントが自分はその病気にどのくらいかかりやすいと自覚しているのか（病気Xの罹患（りかん）性の認識），その病気がどのくらい重大だと自覚しているのか（病気Xの重大性の認識）である．またその認識の結果，その病気に対してどのくらい脅威を感じているのか（病気Xへの危機感）である．さらに勧められた保健行動をとることの利益と障害の自覚はどのようなもので，利益と障害のどちらを強く認識しているのかという情報である．

8 本人と病気の関係

「本人の力」「病気の程度」「病識の度合い」から，本人と病気の位置関係を知ることは，セルフマネジメント支援のために重要な情報である（➡p.34 第1部 2章1節参照）．本人の力は，先に述べた知識・技術・学習レディネス・能力といった内容とも重なるが，さらにサポートしてくれる人の存在の有無なども，本人の力の中に含まれる．

9 本人のもっている病気についての知識

慢性病の場合，病歴が長い人が多く，その間に専門家から提供された知識だけではなく，周りの友人や家族，メディアなどからさまざまな病気についての知識を得ていることがある．現在では，インターネットの普及により，より多くの情報が安易に手に入る時代になった．民間療法や健康食品の情報もちまたにあふれかえっている．そのなかには正確な知識だけでなく，不正確な知識や明らかに間違った知識もある．その人がもっている知識を批判を交えないで，正確に把握することが大切である．

10 本人のもっているセルフケア技術

現在，病気に対処するためにどのようなセルフケアをしているのか，そのための技術をどのくらいもっているのかを確認する．まず，はじめに基本的な生活技術をもっているかどうかを確認する．清潔保持の技術，食事に関する技術などである．ほとんどの慢性病では食事療法が必要である．クライアントのなかには，食料品の買い物すら一度もしたことのない人もいる．調理経験および調理技術はどのくらいか，今まで一度も調理をしたことのない人なのか，食材選びから調理技術など，その病気のセルフマネジメントに必要なセルフケア技術の程度を知る．

11 病気への対処パターン

よくある病気，例えば風邪気味のときの対処方法などを知ることで，クライアントの病気への対処パターンを予測することができる．市販薬をすぐに飲んで様子をみる人なのか，すぐに受診する人なのか，受診はしないが休んで様子をみる人なのか，少し節制をするが基本的にはいつもどおりに生活する人なのか，風邪気味であっても無理をしつづける人なのかなど，人によってさまざまな対処をするものである．病気への対処行動において人の意見を聞く人もいれば，聞かない人もいる．今後の病気への対処パターンを推測するための情報は必要である．

12 本人の自覚する症状

慢性病の場合，自覚症状がないことが自己管理行動をとらない原因の一つと考えられている．自覚症状とどう上手に付き合っていくかということは，セルフマネジメントの重要なポイントといえる．これまで自覚症状とどのように付き合ってきたのかも重要な情報である．

4 推測力を働かせる（追体験）ことと確認することの重要性

クライアントの物語を聴くためには推測力を働かせ，呼び水となるような発問をすることが有効であることが多い．セルフマネジメント支援のベテランになると，推測力は確実に高くなるが，それでも推察が実際と異なる可能性はゼロにはならない．推測力を高めるためには，クライアントの話を見たり聴いたりして体験世界に迫る経験を多く積むこと，患者の体験談などの本を読むこと，医療チーム内でクライアントの情報について意見交換する機会を多くもつこと，ベテランの医療者の話を聴くこと，などが有効である．

クライアントの心理を推測するためには，患者と病気の関係モデル，健康信念モデル，自己効力理論における結果予期と効力予期の概念などが枠組みとして活用できる（➡第1部 2章・3-3章参照）．

引用・参考文献

1) 野口裕二．物語としてのケア：ナラティヴ・アプローチの世界へ．医学書院，2002，（シリーズ ケアをひらく）．

2) ホイットマン，N.I. ほか．ナースのための患者教育と健康教育．安酸史子監訳．医学書院，1996，p.121-132.

重要用語

自己紹介・役割確認
エンパワーする聴き方
推測力（追体験）
病みの軌跡
セルフマネジメント支援に必要な情報

◆ 学習参考文献

❶ **河口てる子編．熟練看護師のプロの技見せます！　慢性看護の患者教育－患者の行動変容につながる「看護の教育的関わりモデル」．メディカ出版，2018.**

熟練看護師の技の見える化に取り組み，モデル化して，理論とともに，具体例を詳細に紹介している.

❷ **安酸史子．糖尿病患者のセルフマネジメント教育－エンパワメントと自己効力．改訂３版．メディカ出版，2021.**

糖尿病患者のセルフマネジメント教育について，エンパワメントと自己効力の理論をもとに，具体的な事例をあげながらわかりやすく解説している.

❸ **東めぐみ編．進化する慢性病看護－不確かさのなかにある病いのプロセスをともに歩む．看護の科学社，2010.**

慢性病患者が病いとともに生きるとはどういうことなのかを，慢性疾患看護専門看護師による豊富な事例を通して学べる.

❹ **健康と病いの語りリディペックス・ジャパン編．患者の語りと医療者教育．日本看護協会出版会，2019.**

一人称での患者の語りを通して，“病い”というものを知る手だてになる.

❺ **ウグ，P．編．慢性疾患の病みの軌跡：コービンとストラウスによる看護モデル．黒江ゆり子ほか訳．医学書院，1995.**

病みの軌跡についての考え方が述べられており，これを看護実践のなかでどのように活用できるかが紹介されている.

❻ **クラインマン，A．病いの語り：慢性の病いをめぐる臨床人類学．江口重幸ほか訳．誠信書房，1996.**

慢性病をもつ患者やその家族が語る物語を，微小民族誌などの臨床人類学的方法を駆使しながら社会的プロセスとして描く．これからの医療やケアはどうあるべきかを解説している.

5 援助方法

学習目標

- セルフマネジメントを推進していく過程を理解する.
- セルフマネジメントは，クライアントと医療者のパートナーシップが基盤となることを理解する.
- アクションプラン，シンプトン・マネジメント，サイン・マネジメント，ストレス・マネジメントについて理解する.

1 クライアントの困っていること，気になっていることを明確にする

成人の場合，現在困っていること，気になっていることから教育を導入すると受け入れられやすいといわれている．クライアントの困っていること，気になっていることを明確にするためには，まずはクライアントの話に耳を傾け，その思いを共感的に聴くことである（**傾聴**，**共感**）．ここでは第1部3-2章（p.53）で述べた**エンパワメントアプローチ**での話の聴き方が参考になる（**図5-1**）．

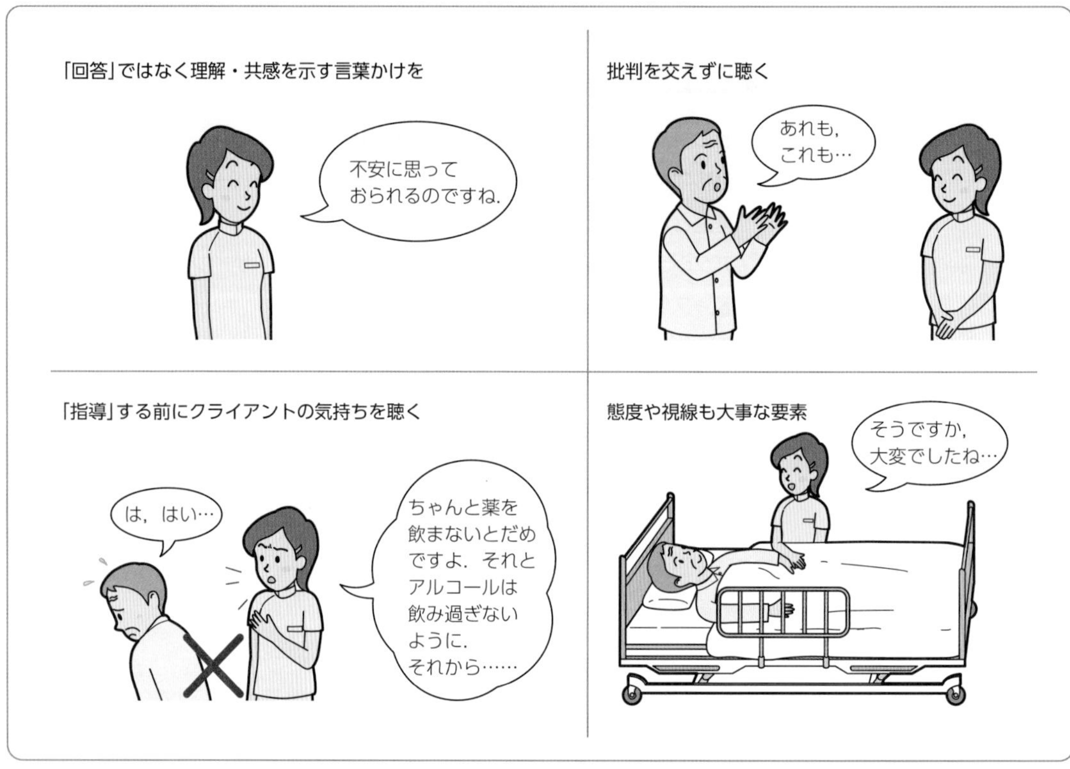

「回答」ではなく理解・共感を示す言葉かけを
不安に思って おられるのですね．
批判を交えずに聴く
あれも， これも…
「指導」する前にクライアントの気持ちを聴く
は，はい…
ちゃんと薬を 飲まないとだめ ですよ．それと アルコールは 飲み過ぎない ように． それから……
態度や視線も大事な要素
そうですか， 大変でしたね…

図5-1　エンパワメントを引き出す聴き方

2 共同目標の設定

目標は，高すぎると失敗体験につながりやすい．一方，低すぎると意欲が湧かない．ここでは，クライアントの目標と医療者の目標をつき合わせて，実現可能な**共同目標**を設定していく．**パートナーシップ**の関係を基盤にした治療共同体として機能させることが大切である．

共同目標の設定では，**行動形成（シェイピング）**の考え方が参考になる．行動形成とは，望ましい反応を緩やかに形成していく方法であり，最初は身近な

ところのできそうな目標（スモールステップの目標）を設定し，徐々に目標を上げていき（**ステップ・バイ・ステップ法**，図5-2），最終的に望ましい反応を形成していくことをねらった方法である．やる気満々のクライアントは，時として高すぎる目標を設定して，失敗することがある．クライアントのやる気を維持しながら，現実的な目標を共同で設定することが成功に導く道である．

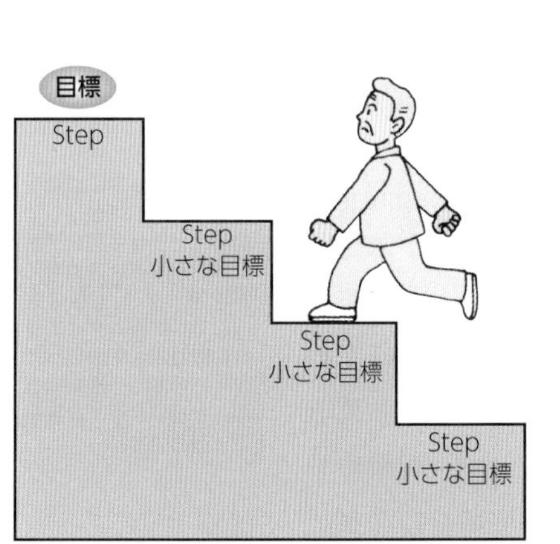

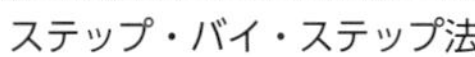

ステップ・バイ・ステップ法

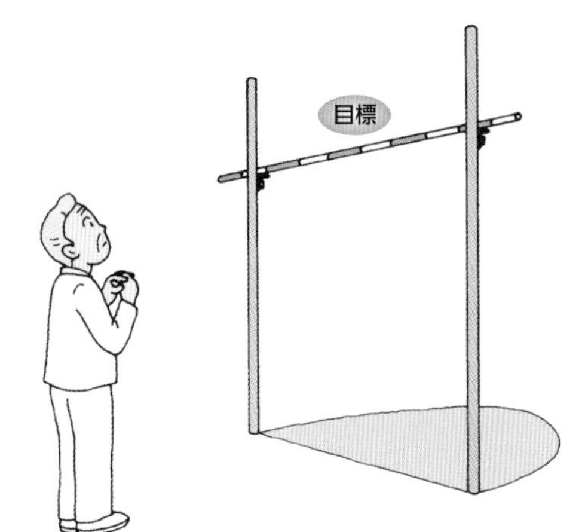

目標
最初から高すぎる目標を設定すると……

図5-2　**ステップ・バイ・ステップ法による目標設定**

3 アクションプラン設定の援助

設定した共同目標を達成するための実現可能性の高い具体的な**アクションプラン**の立案を援助するためには，クライアントとの対話が極めて重要である．対話によりクライアントの計画を聞き，医療者のアイデアやアドバイスを話しながら，共同作業でアクションプランを設定していく．クライアントが具体的なアクションプランを立案できない段階のときには，医療者は実現可能だと思われる具体的な計画を提案しなければならない．そのためには，医療者はできるだけ多くの「手持ちの札」を持っていることが有効である．また，提案したアクションプランを最終的に決めるのはクライアントであることを承知しておく必要がある．「○○はどうでしょうか．できそうですか？」とクライアントに必ず聞いて，10段階で７以上できそうだと思えるアクションプランにするのが，成功するアクションプランのコツである．最終的にはクライアントが納得して決定したと感じてもらうことが重要である．

アクションプランとしては，次に挙げる項目が含まれる．

1 知識／認識

セルフマネジメントをしていくのに必要と思われる知識を得るための計画が，まずは挙げられる．教育入院プログラムに参加する，外来で行っている教室に参加する，パンフレットあるいは本を購入して，1章ずつ読み進めてわからないところは看護師に質問するというような計画でもよいし，ビデオ学習の計画などでもよい．

マイナスの思い込みが強いことが問題だと気づくことができた場合には，マイナスの考えが浮かんだら，同じことをポジティブに表現するとどうなるかを，毎回自分で表現し直してみるという計画を立てることも効果的である．

> plus α
> **ポジティブな表現でのとらえ直し**
> 例えば，「何回トライしてもダイエットに成功せずリバウンドばかりしている．どうせ今回もダメだわ」とマイナスの考えが浮かんだら，「私は失敗しても何回もダイエットに取り組んで頑張ってきた．今度こそ成功するわ」とポジティブな表現でとらえ直す．

2 環　境

自分の環境を見直してみることで，問題行動を誘発するような環境が確認された場合には，環境から受ける刺激を減らすような計画を立てることなどが，このアクションプランに入る．例えば，お菓子の箱がいつも居間に置いてあり，おなかがすくとつい食べてしまっていることがわかったとしたら，お菓子の箱は居間に置かない，あるいはお菓子の買い置きをしないことが，刺激のコントロールになる．お菓子の箱の代わりに面白いゲームを置いておく，などという計画も刺激のコントロールの一つである．アルコールの飲みすぎが問題行動で，いつも外で飲むのだとしたら，飲み会の誘いを二回に一度は断ることなども刺激のコントロールである（図5-3）．

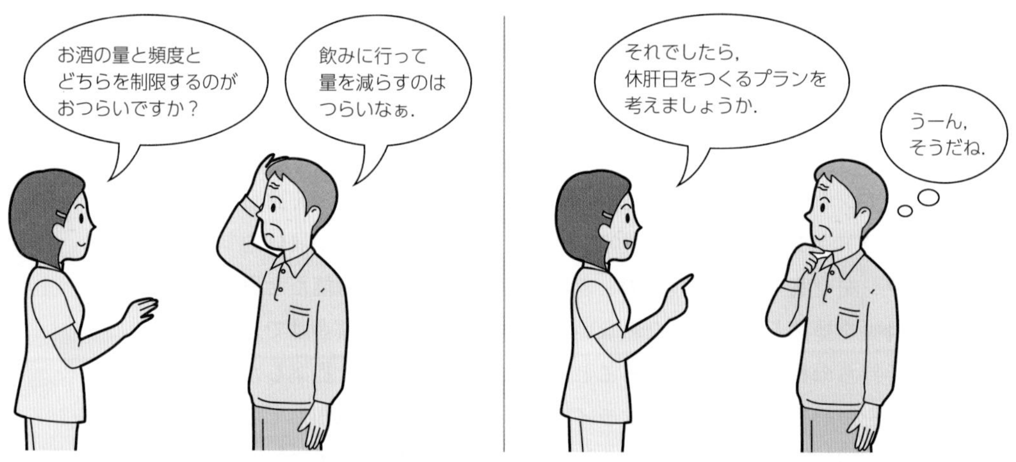
お酒の量と頻度と
どちらを制限するのが
おつらいですか？
飲みに行って
量を減らすのは
つらいなぁ．
それでしたら，
休肝日をつくるプランを
考えましょうか．
うーん，
そうだね．

図5-3　環境を調整することがアクションプラン設定の援助となる

3 社　会

その人の所属する社会，つまり家族，友人，会社の同僚，親戚の人たちなど身近な人の協力を得るための計画である．自分一人では意志が弱くてなかなか実行できないことも，周囲の助けを借りることで，できるようになる場合がある．安静が必要なので家事を誰かに手伝ってもらうようにと指導された主婦（クライアント）が，勇気を出して夫に家事の手伝いを頼む計画や，参考になりそうなロールモデルの話を聴く計画などもここに入る．また接待が多い会社員が，カロリーオーバーを是正するために，同じく糖尿病をもつ同僚と話し合い，会食の際の一人分の食事を二人分に分けて出してもらうようにすることなども，社会の協力を得るためのアクションプランといえる．

医療者は，同じ悩みをもつクライアント同士が運営するセルフヘルプグループ*の紹介を行ったり，必要に応じて専門的な情報を活動グループに提供したりする．

4 行　動

目標を達成するために必要な，具体的な行動についてのアクションプランである．スモールステップでの目標にし，アクションプランは現実的でクライアントができそうだと感じるプランにすることがポイントである．

ここではインセンティブ（褒美）を計画に入れておくことが動機づけにつながるといわれている．インセンティブは外的動機づけにつながるため，ヒューマニズムの立場をとる実践者は好まないが，実践上では，大人であってもインセンティブがあることが行動遂行の動機づけになることはよく経験することである．

インセンティブは目標とクロスしないように注意する必要がある．例えば，「体重が２kg減ったら，ご褒美としてケーキバイキングに行ってもよい」というようなインセンティブは勧められない．例えば，スタンプラリーのように，計画したことを実行した日には作成した表にスタンプを押してもらえるというようなこともインセンティブになるし，言語的説得（言葉によって褒められたり，励まされたりすること）もインセンティブになりうる．

用語解説 *

セルフヘルプグループ

同じ病気や障害を抱える人びとが，互いの知識や経験をもとに問題解決に取り組もうとする集団で，患者会や家族会などがこれに相当する．メンバー自身が役割を分担し相互交流などを通して自主的に活動する．

4 シンプトン・マネジメント

ラーソン（Larson, P.J.）らによって**シンプトン・マネジメント**の概念モデルが1997年に日本で紹介されて以来，クライアント中心の看護を模索していた看護者の間で取り入れられ，検討されてきた．慢性病の場合，発症当初にはっきりした自覚症状がないことが，病気への取り組みを遅くする大きな問題だといわれている．しかし，はっきりした自覚症状がない慢性病だからこそ，症状をどのようにクライアントが体験するかに目を向け，クライアントが症状マネジメントできるように戦略を立てることは意味があることである．

ラーソンらの症状マネジメントの概念モデル（**図5-4**）は三つの大きな概念から成り立っている．一つは「症状の体験」である．クライアントが①どのように症状を認知するのか，②症状をどのように評価しているのか，③症状に対してどのように反応しているのか，の三つから構成されている．二つ目は，「症状マネジメントの方略」である．この概念は，クライアントのもつ方略，家族がもつ方略，ヘルスケアシステム*がもつ方略，医療提供者がもつ方略から構成されている．何を，誰が，どのように，いつ，誰に，どこで，いくらで，なぜという構成要素で具体的な方略が編成されている．三つ目は，「症状の結果」である．症状の変化がどのように起きたかを中心として，QOL，機

用語解説*
ヘルスケアシステム
人々に保健医療サービスを提供するために必要な資源，組織，財政およびマネジメントを組み合わせた複合的な活動のことであり，健康増進，予防から診療，リハビリテーション，介護，高齢者・終末期医療に至る統合的な概念である．日本のヘルスケアシステムの特徴として，①国民皆保険，②フリーアクセス（受診する医療機関を自由に選択できる），③出来高払いの診療報酬，④介護保険が挙げられる．

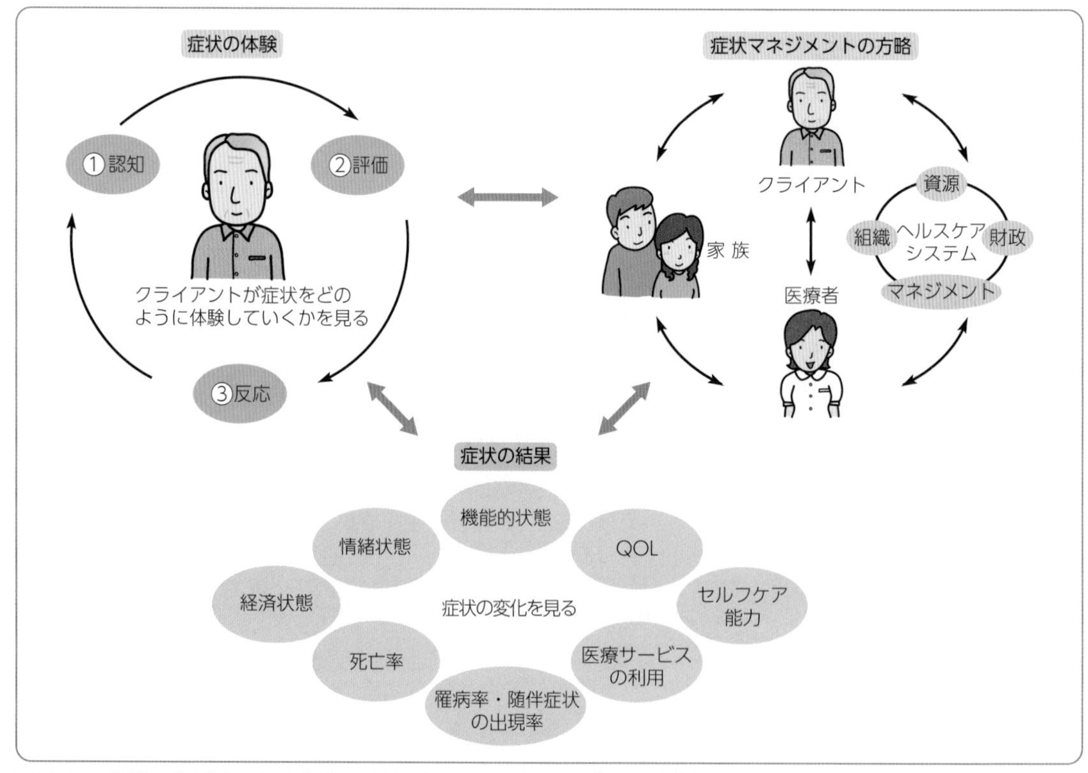

図5-4　症状マネジメントの概念モデル（ラーソンらのモデルを改変）

能的状態，セルフケア能力，情緒状態などの変化を見るようになっている．

慢性病の場合，クライアントは，自分の症状と生活のなかで折り合いをつけて，病気と付き合っていく方法を身に付けていくことが，QOLを維持して生きていくためには必須である．セルフマネジメントの概念では，クライアントは医療者とのパートナーシップの関係のなかで，シンプトン・マネジメントとサイン・マネジメント，そしてストレス・マネジメントの力を付けていくのである．

5 サイン・マネジメント

サイン・マネジメントは客観的に測定したり観察したりできるデータや徴候（サイン）の意味をアセスメントし，対処方法を身に付けることである．

セルフマネジメントという概念でとらえると，シンプトン・マネジメントの中に手段としてサイン・マネジメントがあると考えることもできるが，医療者との**共同ケア**としてとらえた場合には，あえて分けて考えることで，医療者と患者の役割が明確になると考えている．パートナーシップの関係のもとで情報を相互に提供し合い，対話をすることによってクライアントがシンプトン・マネジメントとともに，サイン・マネジメントを適切に行うことができるように支援していくのである．

6 ストレス・マネジメント

ストレス・マネジメントは，ストレスの原因となるストレッサーが何かを自覚し，ストレスとうまく付き合っていく方法を身に付けることである．方法としては，①ストレッサーを減らす方法を考える，②ストレッサーの受け止め方を変える，③ストレスの対処方法を変える，④ソーシャルサポートを活用する，である（➡第1部1章p.24参照）．

引用・参考文献

1）ラーソン，P.J．ほか．Symptom Management：患者主体の症状マネジメントの概念と臨床応用．日本看護協会出版会，1998，（別冊ナーシング・トゥデイ，12）．

重要用語

共同目標
行動形成
スモールステップの目標
ステップ・バイ・ステップ法
アクションプランの立案
インセンティブ
シンプトン・マネジメント
サイン・マネジメント
ストレス・マネジメント
共同ケア
パートナーシップ

◆ 学習参考文献

❶ ラーソン，P.J. ほか．Symptom Management：患者主体の症状マネジメントの概念と臨床応用．日本看護協会出版会，1998，（別冊ナーシング・トゥデイ，12）．

新しい症状マネジメントの考え方と実践について，症状マネジメントモデルをもとに具体的に解説している．

6 評価のしかた

学習目標

- 評価は目標と行動の両面から行うことの重要性を理解する．
- ステップアップや計画修正につながる評価のしかたを理解する．

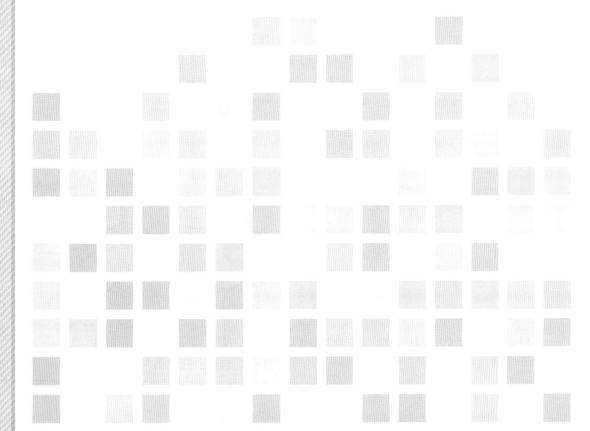

1 評価の時期

共同目標とアクションプランを立案した後には，**評価**が必要である．評価をして次のステップにつなげていかなければならない．

評価の時期については，目標設定とアクションプランの設定時に決めておく．入院中なら通常は４～７日後に評価することが望ましい．外来のプログラムなどでは，１週間後に直接評価する，あるいは電話で評価することなども可能である．通常の外来受診のクライアントの場合には，１カ月後に評価することになる．目標にもよるが，時期と評価の方法は十分に検討しておく必要がある．

データのコントロールがよい場合には，クライアントが自立してセルフマネジメントできているだろうと看護者は安心し，評価をしなくなる傾向がある．望ましい行動が継続しているであろうと思われる場合でも，継続できている努力に対して看護者から言葉による励ましを受けることは，さらに望ましい行動が継続していくために必要である．

2 目標と行動の両方を評価する

評価では目標が達成されたときには成功体験を認め，自信をつけることが重要である．ただし，目標だけの評価では行動の評価とずれることがあるので，評価は必ず目標と行動の両方でする習慣をつけることが重要である．

例えば，2 kgの減量という目標が達成されたとしても，指導された食事療法と運動療法は全くしないで，ほとんど絶食に近い食生活をして運動もしないでいたということであれば，そのクライアントの行動を単純に「よし」と評価することはできない．逆に，2 kgの減量という目標が達成できなかった場合に，計画の実行度を聞いてみると，週に一度はなんとか朝の散歩をしていたことがわかった．このようなときには，成果は出ていないけれども，週に一度散歩をしていることを評価する必要がある．「今は週に一度だから成果が出ていないけど，散歩の頻度を多くすると必ず成果が上がるので，がんばって続けてください」と評価する（**図6-1**）．散歩をすることが習慣化している人は，散歩が苦痛ではなくむしろ楽しみになっていることがあるが，週に一度，嫌々ながらがんばってやっている人は，成果が出ないと励みがなく，継続しないでやめてしまう可能性が高い．

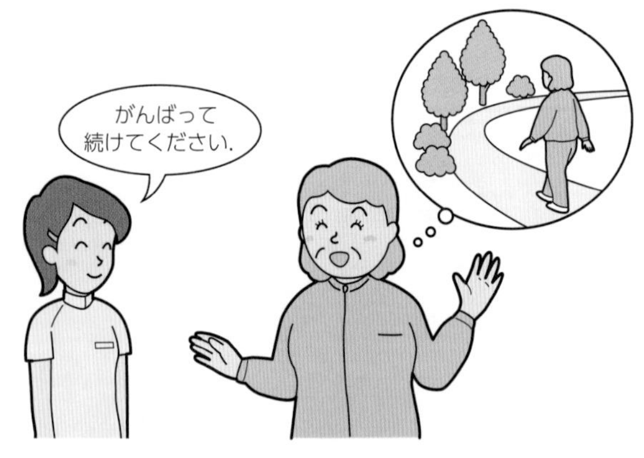

図6-1　目標と行動の両方を評価する

忙しい外来では，つい目標が達成されたことだけで評価してしまいがちだが，行動をきちんと把握して評価できるシステムを考えておく必要があろう．セルフモニタリングの結果とアクションプランの実行度を表にしてクライアントに渡し，そこに自己評価結果を記入してもらい，受診日に持参してもらうなどの方法が考えられる．

3 次の計画につなげる評価

評価は次の計画につながらなければ意味がない．

アクションプランを実行し目標が達成されたときには，「言葉による賞賛」を行う．成功体験を一緒に喜んでくれる看護者の存在は，クライアントにとって大きな励みになる．その上で，現在のアクションプランをそのまま継続するのか，ステップアップしたプランに変更するのかをクライアントと一緒に考えていかなければならない．看護者はつい，すぐに次のステップに上げたくなるものだが，ステップアップの時期とアクションプランの変更は，クライアントの反応を見ながら慎重に行う必要がある．まずは十分に褒めること，努力を認めることである．

目標が達成されなかったときには，クライアントの努力不足を責めてしまいがちであるが，このときにはクライアントを責めるのではなく，行動計画が不適切だったと評価して，**計画修正**につなげていかなければならない．人を変える計画ではなく，計画を人に合わせていくのである．評価は，する人もされる人も，何を評価するのかをきちんと自覚しておく必要がある．「行動」が不適切だったと評価しているつもりでも，相手が「全人格」を否定されたように受け取ってしまう場合がある．評価をするときには，人格を評価しているわけではなく，クライアントの成長のために行動を評価しているのだという意識を強くもつことが必要である．そして失敗したときには，行動については厳しく評価することがあっても，その人が次の計画を立ててがんばろうという気持ちになれるようにフォローをすることも大切である．

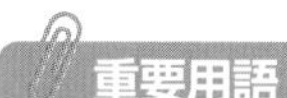

評価
評価の時期
目標の評価
行動の評価
計画修正

次の計画につなげる評価

7 糖尿病とともに生きるセルフマネジメント支援

学習目標

- 糖尿病の知識と援助過程の実際を理解できる.
- 事例を通して，糖尿病をもつ人のセルフマネジメントを支援する看護方法を学ぶ.

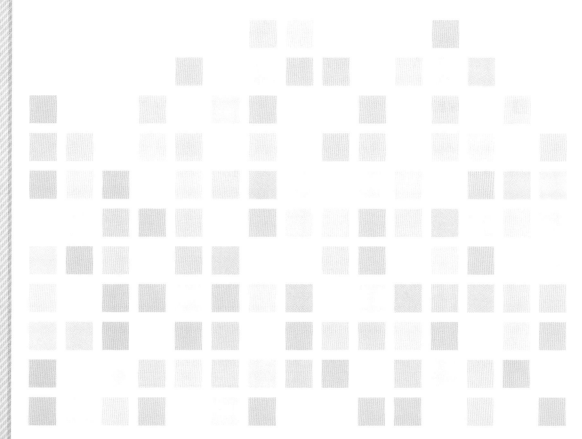

1 糖尿病に関する知識

1 糖尿病とは

糖尿病（diabetes mellitus：**DM**）は，インスリン作用不足に基づく慢性の高血糖状態を主徴とする代謝疾患群である．インスリン作用不足によって，主として糖質代謝異常が起こり，脂質・タンパク質代謝が障害される．糖尿病は成因により，1型糖尿病，2型糖尿病，その他の特定の機序，疾患によるものおよび妊娠糖尿病に分類される（**表7-1**）．

1 1型糖尿病

1型糖尿病（type1 diabetes mellitus）は，インスリンを分泌・合成する膵β細胞の破壊によって発症する糖尿病で，患者の血清中に膵島関連自己抗体（GAD抗体，IA-2抗体，膵島細胞抗体，インスリン自己抗体）が証明される自己免疫性（1A）と，自己免疫機序の証明ができないままインスリン依存状態に陥る特発性（1B）がある（**表7-2**）．発症は急激である場合が多く，適切なインスリン治療により血糖値が正常化し，少量のインスリンでコントロールできる時期（緩解期）が来ることもあるが，経過とともにインスリン依存状態になる．

日本人における1型糖尿病の有病率は1万人当たり1.5～2人，発症率は年間1.5～2人/10万人といわれている．1型糖尿病の成因は，自己免疫性（1A）では，遺伝因子に環境因子が加わり膵β細胞の破壊が起こると考えられているが，特発性（1B）の成因は不明である．1型糖尿病の発症に関与する環境因子は確立されたものはない．

2 2型糖尿病

2型糖尿病（type2 diabetes mellitus）は，日本人の糖尿病の90%以上を占め，インスリン分泌の低下またはインスリン作用の低下（インスリン

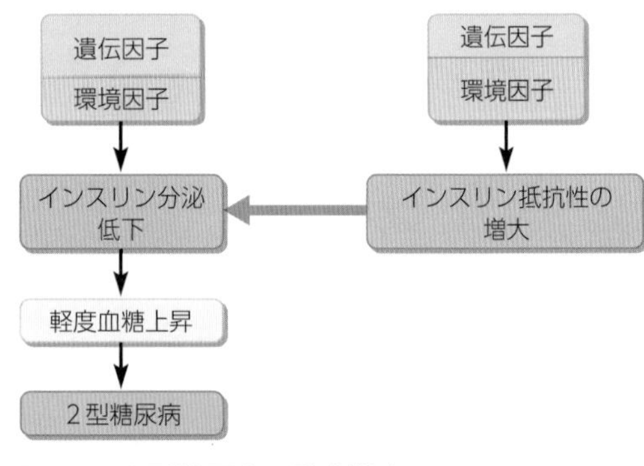

図7-1　2型糖尿病の発症機序

表7-1　糖尿病の種類

1型糖尿病	膵β細胞が破壊され，インスリンの量が絶対的に不足して起こる．患者数は少数だが，10代の若い世代に多くみられる．
2型糖尿病	インスリンの分泌が低下して起こるものと，インスリンの作用が低下するために，肝臓や筋肉などの細胞がブドウ糖をうまく取り入れられなくなって起こるものがある．食事や運動などの生活習慣が関係している場合が多い．中高年に多くみられるが，最近は若年化が進んでいる．
その他の特定の機序，疾患によるもの	遺伝子の異常や，肝臓や膵臓の疾患，感染症，免疫の異常などのほかの疾患が原因となって，糖尿病が引き起こされるもの．薬剤や化学物質が原因となる場合もある．
妊娠糖尿病	妊娠中に初めて発見された糖尿病．新生児に合併症が出ることもある．

表7-2　1型糖尿病の成因による分類

分　類	成　因	環境因子	自己免疫	発症過程
自己免疫性*（1A型）	遺伝により疾患感受性が規定 ＋ 自己免疫機序 ↓ 膵β細胞の破壊 ・膵島周辺・内部のリンパ球浸潤を伴う炎症 ・膵β細胞の消失 <遺伝子> ・HLA（human leukocyte antigen）が大きく関与 疾患感受性：DR4，DR9 疾患抵抗性：DR2	1．ウイルス感染 ・ムンプスウイルス ・コクサッキーウイルス ・風疹ウイルス ・EBウイルス ・サイトメガロウイルス 2．食物	患者血清中に膵島関連自己抗体（GAD抗体，IA-2抗体，ICA，IAAなど）が証明され，発病早期に陽性率が高い．	【急性発症1型糖尿病】 多くの場合，膵島関連自己抗体が陽性である． 【緩徐進行1型糖尿病】 定義上，膵島関連自己抗体陽性が前提である．
特発性2*（1B型）	成因は不明		自己免疫機序の証明がされないままインスリン依存状態に陥る．	【劇症1型糖尿病】 多くの場合，自己免疫の関与が不明である．

＊　自己免疫性：自己免疫機序によって膵β細胞が破壊されて発症する1型糖尿病である．
何らかの膵島関連自己抗体が陽性であることが多い急性発症と，定義上，膵島関連自己抗体が陽性である緩徐進行が含まれる．

2＊　特発性：自己抗体などによる自己免疫機序の証明ができないままインスリン依存状態に陥る1型糖尿病である．自己免疫の関与が不明である劇症の多くが含まれる．がんの免疫療法に用いられる免疫チェックポイント阻害薬使用後に，特に劇症1型糖尿病の発症が報告されている．

抵抗性）により発症する（図7-1）．糖尿病の家族歴を認めることが多く，遺伝因子に加齢・過食・肥満などの環境因子が加わって発症する．膵β細胞の機能は比較的保たれており，インスリン依存状態になることは少ない．日本人の有病率は40歳以上の場合約10％で，2016（平成28）年の「国民健康・栄養調査」では，HbA1cが6.5％以上の糖尿病患者は約1,000万人，糖尿病予備軍も約1,000万人と推計された．

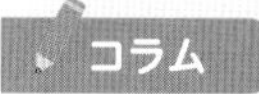

インスリン抵抗性　insulin resistance

インスリン抵抗性とは，血中のインスリン濃度に見合っただけのインスリン作用が得られない状態のことである．2.5以上の場合，インスリン抵抗性があるとされている．

$$\text{HOMA-R（インスリン抵抗性指数）} = \frac{\text{FPG (mg/dL)} \times \text{IRI} (\mu\text{U/mL})}{405}$$

FPG：空腹時血糖値
IRI：血中インスリン値

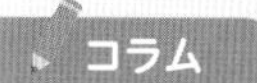

75g経口糖負荷試験

経口糖負荷試験（oral glucose tolerance test：OGTT）は糖尿病の診断方法の一つである．通常，まずブドウ糖負荷前の血糖値を測定し，その後ブドウ糖75gを溶かした水を飲んでもらい（ブドウ糖負荷），30分，1時間，2時間後に採血し血糖値を測定する．その結果をもとに判定基準に従い，糖尿病型，正常型，境界型のいずれかに判定する．

3 その他の特定の機序，疾患によるもの

その他の特定の機序によるものとして，膵β細胞機能に関わる遺伝子異常，肝疾患，ステロイドなど薬剤によるものがある．

4 妊娠糖尿病

妊娠糖尿病とは，妊娠中に発症，または初めて発見された耐糖能低下のことである．75g経口糖負荷試験（OGTT）において，次の基準の一つ以上を満たした場合に妊娠糖尿病と診断する．

- 空腹時血糖値が92mg/dL以上
- 1時間値が180mg/dL以上
- 2時間値が153mg/dL以上

ただし，**表7-3**に示す診断基準において糖尿病と診断されるものは，妊娠糖尿病から除外する．

2 糖尿病の診断基準

2型糖尿病を早期に診断するためには，75gOGTTが有効であるとされ，明らかに糖尿病である場合を除き，次のような場合に行うことが推奨されている．

①糖尿病の疑いが否定できないグループ

- 空腹時血糖値が110～125mg/dL：IFG（空腹時血糖異常）
- 随時血糖値が140～199mg/dL：IGT（耐糖能異常）
- HbA1cが6.0～6.4%

②糖尿病でなくても，将来，糖尿病を発症するリスクが高いグループ

- IGTの中で75gOGTT 2時間値が170～199mg/dLと高い場合
- 75gOGTTのインスリン分泌指数が0.4以下に低下したもの

plus α

2012年以前のHbA1c

2012年4月以前は日本独自の測定法によって得られたHbA1c（JDS値）を用いていた．
現在は大多数の国々で用いられているNGSP値で表示されている．
HbA1c（NGSP値）＝HbA1c（JDS値）＋約0.4%.

表7-3　糖尿病の診断基準

糖尿病型	①空腹時血糖値≧126mg/dL ②75g経口糖負荷試験（OGTT）2時間値≧200mg/dL ③随時血糖値≧200mg/dL ④HbA1c≧6.5% **糖尿病の診断基準** A．初回検査で上記①～④のいずれかを認めた場合を糖尿病型 別の日に再検査→①～③のいずれかであれば糖尿病と診断 ④は①～③のいずれかとあわせて糖尿病と診断 B．初回検査で①～③のいずれかと④を認めた場合を糖尿病と診断 C．初回検査で①～③のいずれかと次のいずれかの条件を満たす場合を糖尿病と診断 ・糖尿病の典型的症状（口渇，多飲，多尿，体重減少） ・確実な糖尿病網膜症の存在
境界型	糖尿病型と正常型のあいだの血糖値 ①空腹時血糖値110～125mg/dL ②75g経口糖負荷試験（OGTT）2時間値140～199mg/dL ※糖尿病予備軍と呼ばれる
正常型	①空腹時血糖値＜110mg/dL かつ ②75g経口糖負荷試験（OGTT）2時間値＜140mg/dL

・濃厚な糖尿病の家族歴や肥満が存在する

空腹時血糖値および75gOGTT 2時間値の診断基準を 表7-3 に示す.

糖尿病は，日本糖尿病学会の診断基準により診断される．2023年現在の診断基準を 表7-3 に示す.

3 糖尿病の検査

糖尿病の診断のために行う検査と，糖尿病発症後にコントロールを判定するための検査がある.

a 空腹時血糖，随時血糖，食後血糖

空腹時血糖とは，10時間以上絶食したあとの血糖であり，110mg/dL未満で正常型，126mg/dL以上で糖尿病型，どちらにも属さないものを境界型と判断する．随時血糖（空腹時血糖以外に測定した血糖値）が200mg/dL以上でも糖尿病型とみなす．食後血糖とは，食事開始後の血糖であり，時間を併記する.

b グリコヘモグロビン（HbA1c）*

糖尿病の経過を評価するための指標であり，過去1～2カ月の血糖コントロール状態を知ることができる．血糖正常化を目指す際の目標は6.0%未満，合併症予防のための目標は7.0%未満である.

用語解説*

HbA1c

ヘモグロビンA1c（エーワンシー）．赤血球に含まれるヘモグロビンにブドウ糖が結合した割合を%で示したもの．血糖値に比例するため，糖尿病患者では値が増加する.

c フルクトサミン

血清タンパクにブドウ糖が非酵素的に結合したものであり，過去2週間の平均血糖値を反映する．基準値は210μmol/Lである.

d グリコアルブミン

血清アルブミンにブドウ糖が非酵素的に結合したもので，フルクトサミンの測定上の難点を除くため開発された．過去2週間の平均血糖値を反映する．基準値は11～16%.

e 1,5-アンヒドログルシトール（1,5-AG）

血中1,5-AGは血糖値が上昇すると低下し，血糖値が正常化すると上昇する．血糖の平均値ではなく，尿糖量を反映している．基準値は14.0μg/mL以上.

4 糖尿病の治療

1 食事療法

食事療法はすべての患者に必要な治療であり，食事療法の目的は，代謝異常を是正し，血糖・血中脂質・血圧などを良好に維持することにより，健常者と同様の生活を送り，長期的には合併症を予防することである．そのためには，適正なエネルギー量を摂取することが重要で，必要な栄養素をバランスよく摂取することが大切である．適正エネルギー量は，標準体重×身体活動量で算出できる（表7-4）．バランスのよい食事とは，糖質，タンパク質，脂質の配分

を適正にした偏りのない食事のことであり，国や食文化によって異なるが，日本では，ごはん，パンなどの糖質は55～60%，脂質20～25%，タンパク質15～20%が適正とされている．

原則としてアルコール摂取は主治医が認める場合，指示エネルギーの枠外で１～２単位（指示エネルギーの約10%以内）とする．間食は果物や牛乳がよいが，血糖上昇の少ないものが望ましい．食事について指導する際には，クライアントの生活パターンや嗜好（しこう）を聞き，外食でのメニューの選び方やコンビニエンスストアの上手な活用方法を含めて，日常の生活で実際に実施できる方法について患者とともに考えることが必要である．

表7-4　適正エネルギー量の求め方

標準体重（kg）	身長（m）^{2} × 22
適正エネルギー量（kcal）	標準体重（kg）×身体活動量（kcal/kg）
身体活動の目安	やや低い（デスクワークが多い職業） 25～30kcal/kg標準体重
	適度（立ち仕事が多い職業） 30～35kcal/kg標準体重
	高い（力仕事の多い職業） 35～kcal/kg標準体重

2 運動療法

運動療法の目的は，運動を長期間継続することにより**インスリン抵抗性**を改善することである．さらに，運動により食後高血糖が改善され血糖コントロールが良好になること，高血圧・脂質異常症（高脂血症）の改善，心肺機能の改善，ストレスの軽減が期待できる．

運動療法を行う前には，問診に加えて，合併症の有無，心電図，負荷心電図，足の状態の観察が必要である．運動の内容は，クライアントの病状により種類や強度，持続時間が異なる．運動の種類は，ウオーキング，ジョギング，水泳，自転車などの全身の大きな筋を使った有酸素運動が勧められる．

plus α

インスリン抵抗性とその要因

インスリンが十分あるのに，ブドウ糖の燃焼に利用されず血糖値が高くなっている状態をいい，肥満，過食，運動不足，ストレス，加齢で増大する．

3 薬物療法（図7-2）

|1| 適応

①食事療法，運動療法をまず実施し，それでも血糖コントロールが不十分な場合に薬物療法を開始する．

②糖尿病の病態（インスリン分泌不全とインスリン抵抗性）に合わせた内服薬が投与されるので，薬の特徴を説明する．

③薬剤の作用機序・適応・用法・副作用について十分に説明した上で使用する．

④薬剤の適応は主に２型糖尿病であるが，妊娠中あるいは妊娠の可能性の高い場合には使用しない．

4 インスリン注射

|1| 適応

①インスリンの分泌が低下している１型糖尿病患者

②手術を受ける患者

③妊娠中の糖尿病患者

④２型糖尿病だが，経口血糖降下薬の内服で十分な効果が得られない患者

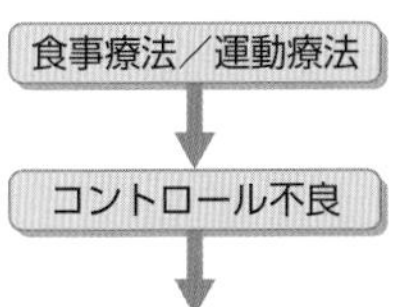

インスリン抵抗性に対して

インスリン抵抗性改善系

ビグアナイド薬
肝臓での糖新生の抑制，消化管からの糖吸収の抑制，末梢組織でのインスリン抵抗性の改善などにより，血糖降下作用を発揮する．

チアゾリジン薬
炎症性サイトカインTNF-αの分泌を抑制し，インスリン感受性を高めるアディポネクチンの分泌を上昇させ，インスリン抵抗性を改善する．アディポカインの作用により，末梢組織の糖の取り込み促進，肝臓での糖新生の抑制によりインスリン抵抗性を改善し，血糖が降下する．

インスリン分泌機能の低下・遅延に対して

インスリン分泌促進系

スルホニル尿素薬（SU系）
膵β細胞膜上のSU受容体に結合してインスリン分泌を促進し，服用後短時間で血糖降下作用を発揮する．

速効型インスリン分泌促進薬
SU薬と同じ作用点に働き，β細胞からのインスリン分泌を促進して薬効を発揮するが，作用はSU薬より早く発現し，持続時間は短い．

DPP-4阻害薬
DPP-4の選択的阻害により活性型GLP-1濃度および活性型GIP濃度を高め，血糖依存的にインスリン分泌を促進し，グルカゴン分泌を抑制する．

GLP-1受容体作動薬
DPP-4による分解を受けず，GLP-1作用増強により血糖依存性のインスリン分泌を促進しグルカゴン分泌を抑制する．

イメグリミン
血糖依存性でインスリン分泌促進作用と肝臓・骨格筋の糖代謝を改善する膵外作用で高血糖を改善する．インスリン製剤や血糖降下作用のある薬剤と併用した場合に，低血糖の発現に注意する．

糖吸収・排泄調節系

α-グルコシダーゼ阻害薬
小腸粘膜上皮の二糖類分解酵素（α-グルコシダーゼ）の活性を競合的に阻害することで，糖質の消化・吸収を遅延させて食後の高血糖を抑制する．

SGLT2阻害薬
近位尿細管でのブドウ糖の再吸収を抑制することで，尿糖排泄を促進し，血糖降下作用を発揮する．

□の薬剤は，単独投与による低血糖の出現頻度は低い．

配合薬
メタクト®配合錠，ソニアス®配合錠，リオベル®配合錠，エクメット®配合錠，イニシンク®配合錠，グルベス®配合錠，カナリア®配合錠，メトアナ®配合錠，スージャヌ®配合錠，トラディアンス®配合錠が国内で使用されている（2020年4月現在）．

日本糖尿病学会編著．糖尿病治療ガイド2020-2021．文光堂，2020，p.58-66．
日本糖尿病療養指導士認定機構編著．糖尿病療養指導ガイドブック2020．メディカルレビュー社，2020，p.72-79を参考に作成．

図7-2　2型糖尿病に対する経口糖尿病薬の適応と薬理

2 指導の方法

インスリン注射を導入することで，クライアントは重症になってしまったという感じを受け，ほかの治療法と比較してQOLが低いことが研究で報告されている．したがって，インスリン注射の必要性を納得のいくまで説明し，クライアント自身が「注射をしてみよう」と思えるように援助することが必要である．また，注射の手技と同時に，低血糖の症状の説明と対処方法，病気のときの対処方法，自身の血糖値の測定方法を説明することが必要である．

5 血糖自己測定

糖尿病患者は，簡易血糖測定器を用いて自身で血糖値を測定する．現在，針を直接刺さないで経皮的に測定できる器械も開発中である．血糖測定器は，インスリン注射をしているクライアントには病院から無料で貸与されており，消耗品である穿刺（せんし）針や測定チップには保険が適用されている．

6 糖尿病の症状

糖尿病の典型的な高血糖の症状・徴候は次のとおりである．

- 口渇，多飲，多尿，多食
- 体重減少
- 体力低下
- 易疲労感
- 易感染

7 糖尿病に特有な合併症の種類と疫学

糖尿病に特有な慢性合併症には**糖尿病神経障害**，**糖尿病網膜症**，**糖尿病性腎症**がある．糖尿病神経障害は診断基準が確立されておらず，有病率の報告には5～60％の開きがある．糖尿病網膜症は，2型糖尿病患者の場合，罹病期間5年未満で14％，15～19年で57％にみられ，そのうち増殖網膜症*は15％である[5)]．

糖尿病性腎症の臨床経過は，1型糖尿病患者の場合で微量アルブミン尿が出現して未治療であれば10～15年後に顕性腎症に移行し，半数以上の割合で10年以内に末期腎不全に陥ると考えられている．2型糖尿病でも臨床経過はほぼ同じであると考えられている．腎症の進行速度は患者の病態や治療方法によって大きく異なる[6)]．

用語解説*

増殖網膜症

糖尿病網膜症は，進行過程から単純網膜症，前増殖網膜症，増殖網膜症の3病期に分類される．増殖網膜症では，網膜上に新生血管ができ，これに伴う出血，増殖がみられ，牽引性網膜剝離を起こすこともある．

2 糖尿病をもつクライアントのセルフマネジメント事例

事例

鈴木さん，53歳，女性，無職

糖尿病外来に通院しているが，二度も治療を中断した経験のある鈴木さんがインスリン注射を開始することになり，インスリン指導を医師から依頼された．鈴木さんは現在，夫と二人暮らし．5年前に会社の健康診断で糖尿病と診断され，2週間の教育入院をして以来，糖尿病外来に通院していたが，無断で半年以上の中断が2回あり，そのつど血糖コントロールが悪化している．教育入院後，HbA1cは6.4%であったが，本日の外来受診時に11.0%と上昇しており，口渇と頻尿，3kgの体重減少がみられた．身長155cm，体重52kg．1カ月前から足の裏の痛みが出現している．

以下は，外来の処置室での会話である．

1 援助者としての役割の明確化

看 こんにちは，鈴木さん．はじめまして，看護師の田中です．インスリン注射の説明にまいりました．

鈴 こんにちは．こんなことになって情けない．悪くなっているような気がしたけど，注射するとは思わなかった．
やっぱり来なかったほうがよかったな．どうしても注射しなくちゃいけないかしら．
怖くてできない．家に帰ったら絶対できない．

しょんぼりとして今にも泣きそうな表情である．表情や言動からインスリン注射を十分に受け入れられていないことが考えられる．このままインスリン注射について説明しても聞き入れられる状態ではないし，家に帰ってから注射できるかどうか不安である．クライアントの気持ちを聞くことにする．

2 生活者としてのクライアントの物語を聴く

看 今日，インスリン注射をと言われてショックを受けられたんですね．
インスリン注射を勧められたのは初めてですか？（気持ちを聞く）

鈴 はい，ずっとよかったから．最初，会社の健康診断で病院へ行きなさいといわれて，それでここへ来たんですよ．
それから2週間の教育入院をして，いろいろと勉強しました．そのときは60kgと太ってたけど，食事を制限したり，運動したりで55kgまでやせたんですよ．そしたらヘモグロビンも6.4とかになって，すっかりよくなりました．

看 食事制限や運動をしたりと，ずいぶん努力されたんですね．（努力を認める）

鈴 はい，頑張りましたよ．親が糖尿病で毎日インスリン注射を打っていたんで，糖尿病っていやだなあと思いました．
自分もいずれなるのかなあくらいは感じていて，遺伝なのか，生活習慣が同じだからかわからないけど，だいたいなりやすいんだろうなと思っていました．
だから糖尿病になったことについてはショックは受けなかったんだけど，インスリン注射となるとねぇ．

3 クライアントの困っていること，気になっていることを明確にする

看　糖尿病であることにはショックを受けられなかったけど,「インスリンとなると……」と思っておられるのですね.
そこのところのお気持ちを聞かせてください．注射の針を刺すのが怖いですか？
（インスリン注射についての考えを聞いてみる）

鈴　親が打っていたからできるとは思うけど，注射になったら最後でしょう.
それに友達とも食事に行けなくなるし，面倒だし，何だか麻薬でもしているようで，とにかく嫌なんです.

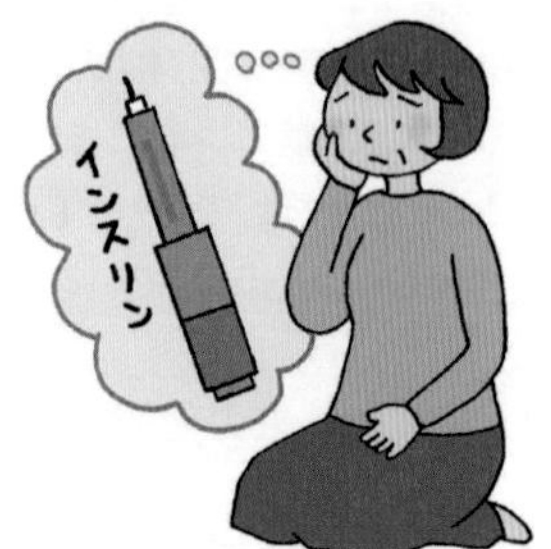

看　注射を打つようになったら最後だと思っておられるんですね．友達と食事に行けなくなるし，面倒だし，麻薬でもしているように思っておられるんですね.（考えを確認する）

鈴　そうですよ．みんな言うでしょう.「とうとう注射しているらしいよ．もう最後だね」って.
だから変な目で見られるのが嫌なんです.

看　よく聞きますね．確かに昔はそうだったかもしれません.
今は医学が進歩して，早めに注射を打つようにしているんですよ．そのほうが膵臓の負担が少なくなって，少し休ませてあげると復活して，インスリンを出せるようになる場合もありますよ.
そのときには注射がやめられる方もおられますよ.（正しい情報の提供）

鈴　そうですか．まだ最後じゃないんですね．少しほっとしました.
だけどなんで今，注射をしなくてはいけないんですか？

看　先ほど伺った話では，食事も守っておられて，運動も続けておられましたね.
生活が変わらないのに，血糖値が高い期間が続くようになっていますね.
これは膵臓からのインスリンの分泌が少なくなっていることが予測されます.
血糖値が高いので体の中の代謝がうまくいかなくて，糖分をエネルギーとして使えずに筋肉をエネルギーとして使っているので，体重が減っているのですよ.
だから体調を整えるためには，できるだけ早く血糖値を下げて，代謝を正常に戻すことが大切なんですよ.
そのためにインスリン注射が必要な状態なんです.（治療の必要性を説明）

鈴　（少し考えて）あと1カ月待ってもらえませんか？　食事も守っているようで徐々にルーズになっていて，最近では，はかりを使ったことがありません．間食もしているし，退院したときとは違います.
ずっとよかったんで，だんだん緩んできていたんです．ここのところ病院にも来ていなかったし.
悪くなっていることがよくわかりました．でも注射はできるだけしたくないんです.
1カ月努力してみますから，チャンスをください.

4 共同目標の設定

看　鈴木さんのお気持ちはよくわかりました．それでは先生とあと1カ月様子をみることについて相談してみましょう（できればクライアントも含めて相談することが望ましい).
健康を回復するために，この1カ月間の私たちの目標を決めませんか？

鈴　はい．今日から早速，はかりを使います．油はできるだけ使わないで，間食は絶対にしません.
外食もしません．ごはんも食べすぎだと思うから減らします.

5 アクションプラン設定の援助

看 鈴木さんがこのようになりたいと思われる理想の状態はどのような状態ですか？

鈴 糖尿病は治らなくても元気でいきいきと生活したいです．できれば注射はしたくない．毎日楽しく過ごしたいです．

看 元気でいきいきと生活できる状態を10点，問題だらけで困っている状態を0点とすると，今は何点くらいですか？

鈴 （少し考えて）今は3点くらいかな．

看 3点だと思われる理由を教えてください．

鈴 インスリン注射を勧められているし，検査データも悪い．
それに最近は疲れやすいし，調子がいいとは言えないと思います．

看 それでは3点を4点にするためにはどのようなことが必要でしょうか？

鈴 （少し考える）そうですね．やはり間食でしょうね．目の前にあるとつい手が出てしまうんです．間食をやめます．
家にいると，おなかがすいているわけでもないのに，いつも何かを食べています．
プールや病院ボランティアに出かけている日は食べないんですよ．
仕事をしていたときもそんなことはなかったんだけど．家にいる日が危ないですね．

看 目の前にお菓子がなければ気持ちが楽になりそうですか？

鈴 目の前になければ気にならないと思います．とにかく目の前に置かないようにしてみます．
主人にも私の前で食べないように協力してもらってみます．（目標を本人に考えてもらえるように援助する）

看 おうちではどのような生活をされているんですか？

鈴 近所にプールができたから，週に2回，火曜日と木曜日に通っています．あと病院でのボランティアに週1日，
カラオケに週２日通っています．あいているときは庭で花や野菜を少しつくっています．

看 よく活動されていますね．火曜日と木曜日にプールに行かれているので，できれば土曜日か日曜日に20分ぐらいの散歩をすることはできますか？
運動の効果は48時間くらいは続くといわれているので，あと1回運動されると効果が出やすいと思いますよ．

鈴 土曜日か日曜日のどちらかで，朝ごはんを食べたあと歩くようにしてみます．

看 今日，ごはんを量ってみて，最初と変わらなければ量はそのままで減らさないでくださいね．
運動をされているので，減らしすぎはよくないですよ．

鈴 はい．だけど血糖値が高いからね．

看 必要なエネルギーはとらないと元気でいられませんから，ごはんはそのままで，間食をやめてみましょう．

鈴 わかりました．今日から1カ月間，お菓子を置かないようにしてみます．

看 では，①土曜日か日曜日に20分散歩する，②お菓子を目の前に置かない，間食をしない，の二つを目標にしましょう．
私のほうは今日お聞きした食事内容を計算しておきますね．

鈴木さん自身はインスリン注射をしたくないばかりに，あれもこれもと計画を挙げるが，ここでは無理なく実現できる目標を，相談の上で決めることが必要である．

6 シンプトン・マネジメント

看 今，口が渇く，尿量が多い，尿の回数が多い，やたらとおなかがすく，体重が減る，元気が出ないなど，何か症状がありますか？

鈴 最近はやたらとのどが渇いて，尿も頻回ですね．おなかもすきます，食べているんだけど．
何となく体はいつもだるいし，体重も急に減りました．あと，足の裏もぴりぴりと痛みがあります．（症状の体験）

看 今言われた症状は，血糖値が高いために出ている症状です．
脱水にならないように水分はしっかりとってくださいね．（症状の定義・機序）
痛みがあるときはどのようにしておられますか？
症状が今より和らげばいいですが，万が一ひどくなった場合には，我慢しないで受診してくださいね．
どうしたらいいかなと思われるときには，こちらにお電話くださいね．（症状マネジメントの方略）

鈴 わかりました．1カ月できるだけ頑張ってみます．

7 サイン・マネジメント

糖尿病患者の場合は，身体症状を伴うことが少ないので，定期的に体重を測定する，あるいは血糖値を測定することで自分自身のコントロール状態を把握することが大切になる．

さらに定期的に医療機関を受診し，HbA1cなど検査値についての説明を受けることで，食事療法・運動療法などを毎日の生活のなかで実行しながら治療を継続することが可能になる．

治療の目的で，行動を変える目標を立てた場合には，アクションプランに挙げた「運動すること」「間食をしないこと」など，自分の決めた目標について振り返る時間をもつことを勧めると効果的である．自分の行動を振り返ることにより，運動した後の体の変化や気持ちの変化，空腹感の強さの変化，我慢できたときの気持ちや，どんな場合には計画が実行でき，どんな場合に実行できなくなるのか，自分自身の傾向を知ることができる．

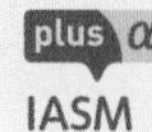

IASM

The Integrated Approach to Symptom Management．症状マネジメントのための統合的アプローチ．症状マネジメントモデル（➡p.104参照）の三つの概念（症状の体験，症状マネジメントの方略，症状の結果）を看護実践に活用できるよう開発されたもので，①症状を定義する，②症状の機序と出現形態を理解する，③症状の体験，④症状マネジメントの方略，⑤症状の結果と評価，の五つが挙げられている．IASM看護活動ガイドブック．Ver.11（http://sm-support.net/program/index.html，参照2020-08-30）

8 ストレス・マネジメント

私たちはストレスの多い時代に生きているが，ストレス自体が悪いわけではない．過剰なストレスが長期間続くことで，自律神経や内分泌系の異常で糖尿病になりやすい状況になる．糖尿病患者では，糖尿病と診断されたこと，食事療法や薬物療法により，通常のストレスに加えて糖尿病であることのストレスが加わり，過剰なストレスを感じるようになる．糖尿病患者でうつ状態を示す人の割合は，30～60％といわれており，血糖コントロールを良好に保ち，健康を維持するためにストレスと上手に付き合うことが大切になっている．身体に生じるストレス反応として，不眠，睡眠過多，食欲不振，過食，胃もたれ，下痢・便秘，頭痛，肩こり，動悸，息苦しさなどがある．また，心に生じるストレス反応として，気分の落ち込み，不安感，緊張感，無気力，悲観的思考，集中力低下，自分や他人を責める，楽しめない，寂しいなどがある．

ストレスに対して適切に対処するためには，まず「ストレスの状況」と「ストレス反応」をクライアント自身が理解する必要がある．クライアントが感じていることを記録して整理することで，自分にはどのようなストレス反応が生じやすいか，という自分のパターンが理解できるようになる．ストレスーコーピングの方法として，①問題解決法，②リラクセーション，③身体を動かす，④コミュニケーション，⑤趣味，⑥休息などが挙げられる．最近では，治療の一つとして認知行動療法*が取り入れられ，その効果が報告されている．

用語解説*

認知行動療法

患者のものの考え方や受け取り方（認知）に働きかけて，気持ちを楽にしたり，行動をコントロールしたりする治療法．

9 評価のしかた

1カ月後の受診日，外来の検査でHbA1cは10.2％に下がっていたが，6カ月以上も10％台が続いているため，再び医師からインスリン注射を勧められた．診察後に面接を行い，家での生活の様子を聞いた．

看　1カ月おうちで頑張ってみられてどうでしたか？

鈴　頑張りましたよ．最初はできるかなぁと思いながら帰ったんだけど，とにかく注射が嫌で，できるだけやってみようと思ったから．
お菓子は全然食べなかったし，主人も私の目の前で食べないように協力してくれました．
それからごはんの量は今までと同じで，できるだけ野菜を食べるようにしました．
野菜でおなかがいっぱいになるように．
主人にもっと食べたほうがいいと言われたけど，お肉や魚は少なめにして，とにかく野菜にしました．

看　おなかはすきませんでしたか？

鈴　すきますけどね，2週間くらいしたら少し慣れてきました．
それから家にいるとおなかがすくのが気になるので，できるだけ用事をつくっては外に出るようにしていました．
そうしたら胃が少し小さくなった感じです．日記を見ると最初のころは食べたい，食べたいって書いてあります．
よほどおなかがすいていたんでしょう．夜中におなかがすいて目が覚めたこともあったから．
だけど今は，なんだかすっきりしている感じです．健康になった感じですよ．
体のだるさが違います．食事はなんとか続けられそうです．
散歩も土曜日と日曜日に20分してみました．「健康にいいから」と主人も誘って二人で歩きました．
歩いていると，あとですっきり気持ちがいいんですよ．体重は変わりませんけどね．
これだけ頑張ったんだから，今日はとてもよくなっていると思って楽しみにして来たのに，
10.2％であまり変わらなかったのはショックです．だけど，あれ以上はできないし，体がSOSを出しているんだなとわかりました．今日は注射を習って帰ります．

糖尿病のコントロール状態は，一般的にはHbA1cの数値をみて評価される．しかし，この事例のように，理想的な生活をしばらく続けても十分に数値の改善がみられない場合があり，検査値だけで評価することは危険である．クライアントがどのような生活をしているのか，今までの生活より改善されているのか，クライアント自身が自分の健康状態をどのようにとらえているのか，またどのように努力しているのかということも合わせて評価することが必要である．

引用・参考文献

1) 日本糖尿病療養指導士認定機構編．日本糖尿病療養指導士受験ガイドブック 2009．メディカルレビュー社，2009.
2) 福田哲也編．糖尿病ナーシング．学習研究社，2002，(Nursing Mook，12)．
3) 河口てる子編．糖尿病患者のQOLと看護．医学書院，2001.
4) 日本糖尿病学会Webサイト．http://www.jds.or.jp/，(参照 2023-10-18)．
5) 平成３年度糖尿病調査研究報告書．
6) American diabetes association．Diabetic Nephropathy．Diabetes Care. 2003, 22, S94-98.
7) 村上正人ほか．最新ストレス対策で病気を防ぐ，治す本．主婦と生活社，2009.
8) 岡田佳詠．進め方と方法がはっきりわかる看護のための認知行動療法．医学書院，2011.
9) The Integrated Approach to Symptom Management 看護活動ガイドブック．Ver.9，日本看護協会出版会，2012.
10) 内布敦子ほか．The Integrated Approach to Symptom Managementを応用した看護活動ガイドブック．日本看護協会出版会，1998，p.173-184.

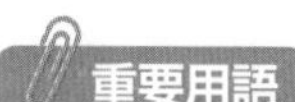

重要用語

高血糖　　糖尿病の診断基準　　低血糖
インスリン抵抗性　　適正エネルギー量

◆ 学習参考文献

❶ **安酸史子編著．実践成人看護学：慢性期．中西睦子監修．改訂版，建帛社，2010，(TACSシリーズ，3)．**
糖尿病患者のケアを学ぶ上で，事例の看護過程が参考になる．

❷ **日本糖尿病療養指導士認定機構編．日本糖尿病療養指導ガイドブック：糖尿病療養指導士の学習目標と課題．メディカルレビュー社．**
年刊なので，最新の糖尿病についての診断・治療・心理面でのアプローチが学べる．

❸ **正木治恵監修．糖尿病看護の実践知：事例からの学びを共有するために．医学書院，2007.**
糖尿病患者のセルフケアについて，支援方法を含めて学ぶことができる．

❹ **青木安輝．解決志向の実践マネジメント．河出書房新社，2006.**
面接者の志向が患者の行動に影響することを，事例を通して学ぶことができる．

❺ **日本糖尿病学会編著．糖尿病治療ガイド 2022－2023．文光堂，2022.**
糖尿病治療の最新情報を学ぶことができる．

糖尿病をもつ人のスティグマ

スティグマは，特定の属性に対して刻まれる「負の烙印」という意味をもち，誤った知識や情報の拡散によってその対象者が精神的・物理的に困難な状況に陥ることを指す．糖尿病治療は近年飛躍的に向上し，血糖コントロールが十分であれば健常者と変わらない生活を送ることができる．しかし，古い情報に基づく判断によって，必要なサービスが受けられない，就職や昇進に影響する，などの不利益を被る場合がある．

このようなスティグマを放置すると，糖尿病をもつ人が糖尿病であることを周囲に隠す→適切な治療の機会が損失される→重症化する→医療費が増える→社会保障を脅かす，という悪循環に陥り，個から社会全体のレベルにまで，さまざまな影響を及ぼすことになる．

引用・参考文献

日本糖尿病学会．日本糖尿病学会・日本糖尿病協会アドボカシー委員会設立：糖尿病であることを隠さずにいられる社会づくりを目指して．2019-11-08．https://www.nittokyo.or.jp/uploads/files/PR54_advocacy.pdf，(参照 2023-12-07)．

8 腎不全とともに生きるセルフマネジメント支援

学習目標

- 腎不全の人が病気に対するセルフマネジメントを行いながら，その人らしい生活を送るために必要な事項を理解し，援助できるようにする．
- 事例を通して，腎不全の人のセルフマネジメントを支援する看護方法を学ぶ．

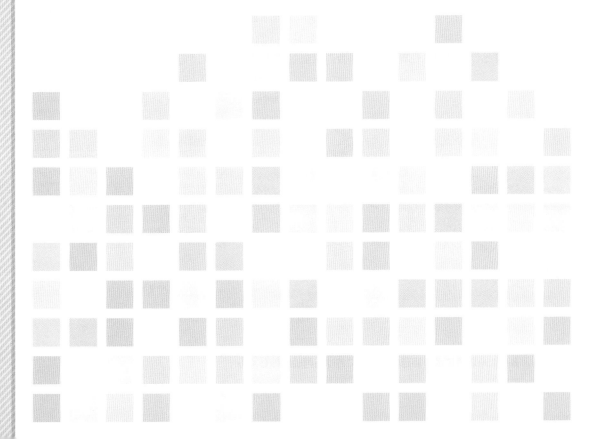

1 腎臓と腎不全に関する知識を深める

まず，腎臓に関する基本的な知識を学び，そして自分の腎臓がどのような状態になっているのかを知り，継続受診の必要性を理解できるよう援助を行う．

1 腎臓と腎不全

腎臓は後腹膜に存在し，第11胸椎から第２腰椎の高さに位置する．右腎は肝臓が上方にあるため，左腎より約1.5cm下にある（**図8-1**）．

●内分泌系〈3D人体映像〉

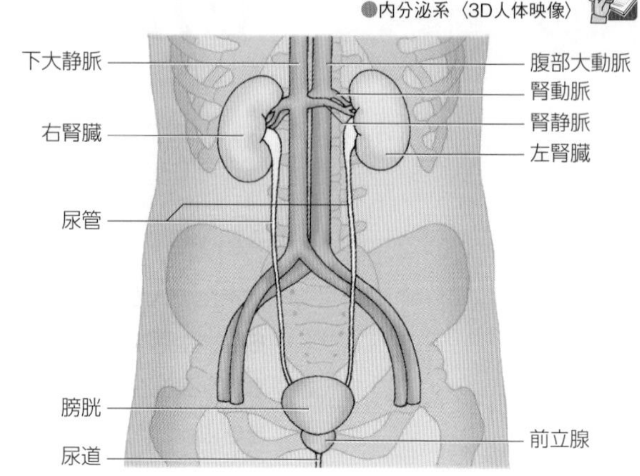

図8-1　腎臓の位置

腎臓で主要な働きをするのは，**糸球体**と**尿細管**である．腎臓に入った血液は糸球体で濾過され，その糸球体濾過液はボーマン嚢から尿細管に流れる．尿細管は，近位尿細管，ヘンレ係蹄，遠位尿細管，集合管からなる．尿細管では糸球体濾過液の再吸収と排泄を行う（**図8-2**）．

腎臓は，体液から不要な代謝老廃物を排泄する機能，体液中の水分，電解質組成，pHを正常に保つ機能，また，ホルモン様物質を生合成するなど多くの機能をもっている．何らかの原因でこのような腎臓の機能に障害が起こった状態を**腎不全**という．日本腎臓学会の**GFR***を用いた**慢性腎臓病**（chronic kidney disease：CKD）の重症度分類を示す（**表8-1**）．

> 用語解説*
>
> **GFR（糸球体濾過量）**
>
> glomerular filtration rate．腎機能検査値の一種で，糸球体から単位時間（1分）当たりに，どれだけの血液が濾過されるかを表すものである．臨床的には推算糸球体濾過量（estimated GFR：eGFR）が使われる．しかし，より正確を期すためには，イヌリンクリアランスやクレアチニンクリアランス（creatinine clearance：Ccr）で腎機能を評価することが望ましい．

原因としては，急性腎不全の場合，出血，脱水，ショック，急性糸球体腎

●濾過と再吸収のしくみ〈アニメーション〉

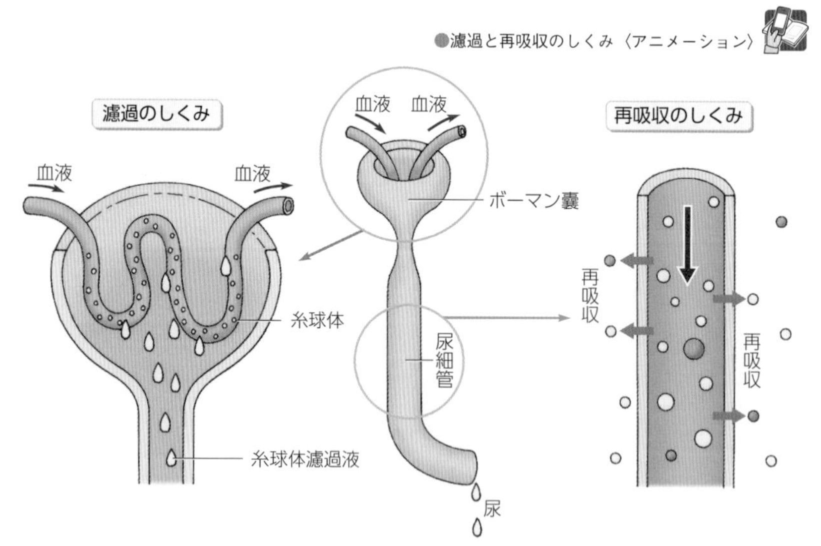

図8-2　糸球体による濾過と尿細管における再吸収のしくみ

表8-1　慢性腎臓病（CKD）の重症度分類

<table>
<tr><th colspan="2">原疾患</th><th colspan="2">蛋白尿区分</th><th>A1</th><th>A2</th><th>A3</th></tr>
<tr><td colspan="2" rowspan="2">糖尿病</td><td colspan="2">尿アルブミン定量（mg/日）</td><td>正常</td><td>微量アルブミン尿</td><td>顕性アルブミン尿</td></tr>
<tr><td colspan="2">尿アルブミン／Cr比（mg/gCr）</td><td>30未満</td><td>30～299</td><td>300以上</td></tr>
<tr><td colspan="2" rowspan="2">高血圧，腎炎，多発性囊胞腎，移植腎，不明ほか</td><td colspan="2">尿蛋白定量（g/日）</td><td>正常</td><td>軽度蛋白尿</td><td>高度蛋白尿</td></tr>
<tr><td colspan="2">尿蛋白／Cr比（g/gCr）</td><td>0.15未満</td><td>0.15～0.49</td><td>0.50以上</td></tr>
<tr><td rowspan="6">GFR区分（mL/分/1.73m²）</td><td>G1</td><td>正常または高値</td><td>≧90</td><td></td><td></td><td></td></tr>
<tr><td>G2</td><td>正常または軽度低下</td><td>60～89</td><td></td><td></td><td></td></tr>
<tr><td>G3a</td><td>軽度～中等度低下</td><td>45～59</td><td></td><td></td><td></td></tr>
<tr><td>G3b</td><td>中等度～高度低下</td><td>30～44</td><td></td><td></td><td></td></tr>
<tr><td>G4</td><td>高度低下</td><td>15～29</td><td></td><td></td><td></td></tr>
<tr><td>G5</td><td>高度低下～末期腎不全</td><td>＜15</td><td></td><td></td><td></td></tr>
</table>

重症度は原疾患・GFR区分・蛋白尿区分を合わせたステージにより評価する．
緑■のステージを基準に，黄■，オレンジ■，赤■の順に重症度のステージが上がり，死亡・末期腎不全・心血管死亡発症のリスクが上昇する．
日本腎臓学会編．エビデンスに基づくCKD診療ガイドライン2023．東京医学社，2023，p.4より一部改変．

炎，腎血管障害，尿路閉塞，アルコールの多飲などが挙げられる．慢性腎不全の原因は不可逆的に進展する腎疾患であり，慢性糸球体腎炎，糖尿病性腎症などが主な原因である．

2 自分の身体変化の徴候や症状について知り，対処できるようにする

腎不全の症状として，循環器・消化器症状，浮腫などが起こりやすい（図8-3）．しかし，腎不全は自覚症状がないまま進行することも多いため，クライアントは自分の身体の変化に関する徴候や症状について関心をもち，異常の早期発見や，セルフケアの指標に活用することが求められる．

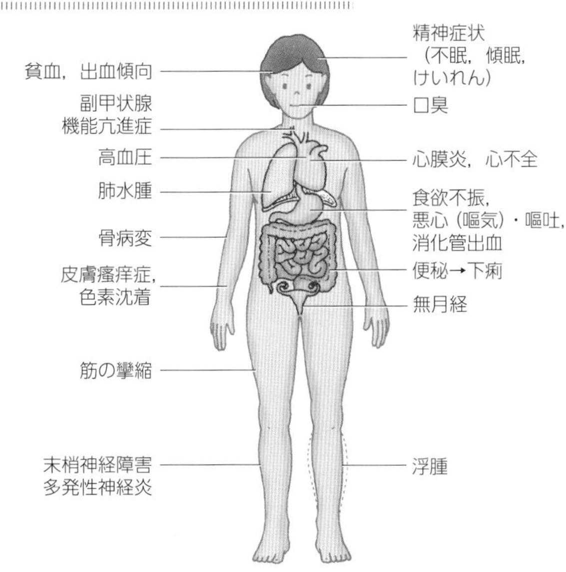

図8-3　腎不全症状

中には，腎不全による肺水腫で入院が必要だったにもかかわらず，咳が出ていたので自己判断で風邪だと思い，市販の風邪薬で対処し続け，全く改善しないため来院したところ緊急入院となった事例もある．このようなことを起こさないようにするためにも，表8-2に示すような，サイン・マネジメントとシンプトン・マネジメントを，セルフマネジメントの一環としてクライアントに学んでもらうことが重要である．

表8-2　腎不全患者のサイン・アンド・シンプトンマネジメント項目

下記のような変化があったら，早めに連絡するよう患者に伝える．
・**口臭**：不快な口臭や異常な口臭はありませんか．
・**貧血**：すぐに疲れたり，階段の上り下りなどで息切れしませんか．
・**肺水腫・心不全**：横になると息苦しく，起きていたほうが楽ではありませんか． 風邪でもないのに咳が出ませんか．
・**消化器症状**：食欲はありますか． 吐き気やムカムカ感はありませんか．
・**浮腫**：足の甲やむこうずね，手の甲がむくんでいませんか．
・**精神症状**：よく眠れますか．
・**血圧**：高くなることはありませんか（毎日測定しましょう）．
・**尿の変化**：尿量，尿の色などの変化はありませんか．
・**体重**：増加はありませんか．

3 検査についての知識を深め，協力できるようにする

尿タンパクや血尿が出て，腎機能低下が疑われるときは，血液中の尿素窒素，クレアチニンをはじめとした腎不全の検査が必要となる．検査によっては，決められた時間に頻回の排尿，採血，静脈注射などを行うものもあり，クライアントが自分の検査についての知識と必要性に対する理解を深め，協力できるようにする．

腎臓の検査には，ほかに画像検査として，腹部単純X線写真，静脈性腎盂（じんう）造影（intravenous pyelography：IVP），腎シンチグラム，超音波画像診断，コンピュータ断層撮影（CT），核磁気共鳴画像検査（MRI）などがある．

4 透析療法，腎移植の知識を深め，治療選択ができるようにする

腎不全が進行し放置すると死に至るため，尿毒症治療として，**血液透析**，**腹膜透析**（continuous ambulatory peritoneal dialysis：CAPD），**腎移植**のいずれかを選択する．

この三つの方法の原理や特徴について理解し，自分のライフスタイルや生き方にはどれが適しているか，生涯続くこれらの治療について，最終的にはクライアント自身で選択し，セルフマネジメントができるよう支援することが重要である．

1 血液透析と腹膜透析のセルフマネジメント

血液透析と腹膜透析について，セルフマネジメントからみた特徴を表8-3に示す．水分・食塩・リンの食事管理は両療法とも必要である．しかし，食事のカリウム管理はCAPDでは血液透析ほど厳しい制限は必要ない．ブドウ糖を灌流液に使う分，CAPDではエネルギーの制限が必要である．また，血液透析は治療を医療施設で行うため透析手技は医療者主体であるが，CAPDは在宅で実施するため，クライアント自身もしくは家族が行う必要がある．CAPDは社会復帰や旅行などの自由な活動が可能であり，セルフマネ

表8-3　セルフマネジメントからみた血液透析と腹膜透析（CAPD）の特徴

	血液透析	腹膜透析（CAPD）
施行場所	医療施設	自宅や職場
通　院	週2～3回	月1～2回
透析手技実施者	透析施設医療者	本人もしくは家族 （カテーテルの出口部消毒・管理，灌流液の交換・測定など）
水分制限	必要	必要
食塩制限	必要	必要
カリウム制限	必要	不要
リン制限	必要	必要
エネルギー制限	不要	必要
入　浴	自由 （穿刺部を清潔に保ちながら）	不自由 （カテーテル出口部が不良だと防水パックを貼る必要あり）
旅　行	不自由 （旅行先施設で透析の予約を取る必要あり）	自由 （灌流液と交換セットがあれば実施可能）

ジメントを望むクライアントには適している．しかし，合併症や透析不足などの問題があるため，長期間CAPDを行うのではなく，血液透析との併用なども注目されている．

2 腎移植とセルフマネジメント

腎移植は，親族の腎臓のうち一つを提供してもらう**生体腎移植**と，第三者の意思で死後に提供してもらう**献腎移植（死体腎移植）**がある（図8-4）．

腎移植前のセルフマネジメントとしては，クライアントの腎移植に対する気

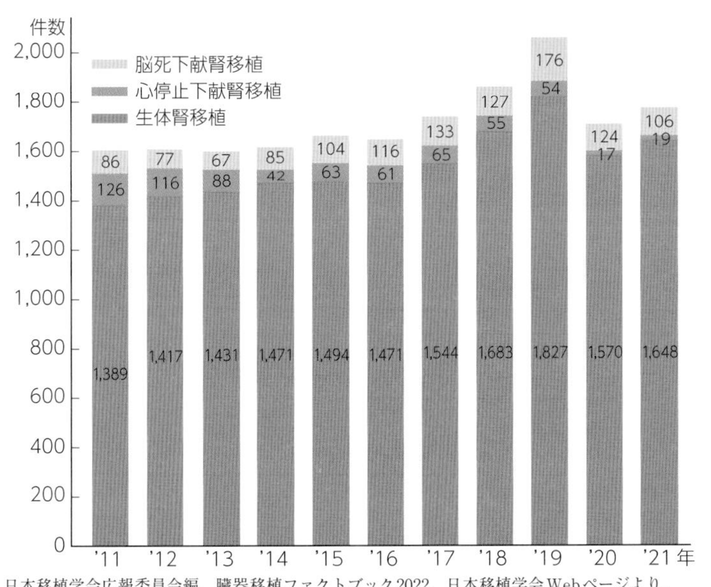

日本移植学会広報委員会編．臓器移植ファクトブック2022．日本移植学会Webページより．

図8-4　日本での腎移植数

plus α

脳死と植物状態

脳死とは，事故や脳卒中などの原因により，呼吸・循環機能の調節や意識の伝達など，生命維持をつかさどる脳幹を含む，脳全体の機能が失われた状態を指す．生命維持には，薬剤や人工呼吸器などが必要となる．植物状態は，脳幹の機能が残っており，自発呼吸可能な場合が多く，回復する可能性もある．

持ちや考えを確認すること，合併症予防，感染予防などが挙げられる．腎移植後のセルフマネジメントとしては服薬管理が最も重要であり，その他の項目とともに表8-4に示した．腎移植を希望するかどうかは，生着率，移植後の生活などについてクライアントがよく理解，納得した上で決めるべきである．

5 食事や活動に関する知識を深め，セルフケアできるようにする

正しいセルフケアの実施，継続により腎不全の進行を抑えることができるため，透析導入をなるべく遅らせるためにも，クライアントは自分に必要なセルフケアに関する知識を深め，実施できるようになることが望ましい．しかし，医療者が推奨するセルフケアをすべてのクライアントが実施できるわけではなく，それはセルフケア能力，セルフケアへの自己効力感，病気についての考え方などによって異なってくる．そのため，医療者が望ましいと考えるセルフケアを説明する前に，クライアントの気持ちを理解するために，クライアントから自分のセルフケアへの考え方について話してもらいながら，支援するようにしたい．

1 食事

腎不全のセルフケアのなかでも，食事管理は最も重要である．特に食塩のとりすぎは血圧が上がり，糸球体に負担をかける．そのため，食塩は1日当たり

plus α

治療用特殊食品

治療や食事療法に利用される食品のこと．アレルギー疾患用食品，代謝異常用食品，咀嚼・嚥下困難者用食品，経腸・経口栄養剤食品などがある．腎不全患者には，高エネルギー食品（粉あめ，ゼリーなど），低タンパク食品（米飯，うどん，みそ汁など），低ナトリウム食品（低ナトリウム塩，減塩しょうゆなど）などがある．低タンパク食品のなかには，市販の米に比べて，タンパク質約1/15，リン約1/3，カリウム約1/30になっている低タンパク米や，そば，うどんなどがある．低ナトリウム塩は塩化ナトリウムを減らし塩化カリウムを使っているため，腎不全患者は高カリウム血症に留意する必要がある．

表8-4　腎移植後のセルフマネジメント

服　薬	免疫抑制薬は，移植腎が生着している限り服薬が必要である．もし服用を中止すれば，たとえ10年間良好に機能した移植腎でも拒絶反応が出現する．そのため，下記の点に留意して服薬継続することが必要である． ・疑問がある場合は医師に相談し，自己判断で服薬をやめない． ・服用を忘れたときは，各薬剤に応じた対処をする． ・他の医師からの処方薬，市販薬を服用するときは必ず移植担当医師に相談する． ・薬剤は遮光とし，湿気のないところ，涼しいところに保管する．
食事・水分	腎移植後は，透析療法に比べて厳しい食事制限はないが，健常人と同一の機能ではないことも多いため，暴飲暴食は禁物である．特に，生もの（鮮度の落ちた刺身など），塩分は控える． 透析療法中は水分制限が必要であったが，移植腎にとっては，脱水予防のほうが重要である．発汗による脱水，下痢，嘔吐時は，積極的に水分摂取を行う．
活　動	安静にする必要はないが，移植のための入院生活やステロイド薬の内服により，筋力低下や骨粗鬆症がみられることもあるため，激しい肉体労働や運動は避ける．自動車の運転は支障ないが，自転車は移植後1年間は避けたほうがよい．また，移植腎部分の圧迫や打撲の危険があるようなスポーツ（柔道，ラグビー，サーフィン，スキー）は，少なくとも移植後1年間は避ける．
清　潔	免疫抑制薬を使用しているため，特に下記に留意しながら感染予防に努める． ・シクロスポリンによる歯肉肥厚の予防のため，毎食後の歯磨き励行 ・にきび，水虫などの皮膚真菌症の予防のため，皮膚の清潔保持 ・風邪予防のため，外出後の含嗽 ・動物からの感染予防のため，ペットとの過度の接触を避ける
サイン・アンド・シンプトンマネジメント	下記のような徴候や自覚症状に注意する． ・体温・血圧の異常，体重増加 ・尿量，排尿回数，排尿時痛，尿の性状（色・にごり） ・排便回数，便の硬さ，便の色 ・皮膚の湿疹・発疹 ・移植腎部分の腫脹，疼痛（特に圧痛）

5～7gに制限する必要がある．なお，各期の食事管理は以下の通りである．

1 透析導入前の慢性腎臓病患者の食事管理

透析導入前の慢性腎臓病患者の場合は，タンパク質と食塩の制限，高エネルギー食を基本とし，病態によってカリウム，リン，水分の制限が必要となる（表8-5）．

タンパク質に関しては，主に尿タンパク量0.5g/日以上を示す慢性腎不全が低タンパク食の適応となる．しかし，エネルギー源であるタンパク質の摂取量を制限すれば，それと同時に摂取エネルギーも減りやすく，栄養不足となる．1日当たり0.6g/kg以下のような厳しいタンパク制限では，エネルギー摂取を35kcal/kgとしなければ，タンパク異化作用*が起き，より病態が悪化することもある．タンパク異化作用が起こると，身体の組織を燃焼させて必要なエネルギーをつくることになり，その燃えかすとして血液中の窒素化合物が増え，腎臓の負担が大きくなる．また，細胞内にあったカリウムが血液中に流出するため，**高カリウム血症**の恐れもある．またタンパク異化作用では，エネルギーが100kcal不足すると筋肉の崩壊が起き，タンパク質 1～2gの過剰摂取と同様となるといわれている．そのため，糖質と脂質を十分摂取し，消費エネルギー以上の十分なエネルギーを摂取し，低栄養を予防することが重要である．

栄養状態の指標として，血清アルブミンや総タンパクなどもあるが，血清尿素窒素/血清クレアチニン（BUN/Scr）も参考となる．BUN/Scr＝10は正常であるが，BUN/Scr＞10の場合，栄養不足，異化亢進，脱水，消化管出血が考

表8-5　慢性腎臓病（CKD）患者の食事管理

CKD病期*	生活習慣改善	食事指導
ハイリスク群	禁煙 BMI＜25	
ステージ　G1　A2 G1　A3		高血圧があれば減塩6g/日未満
ステージ　G2　A2 G2　A3		
ステージ　G3a　A1 G3a　A2 G3a　A3		減塩6g/日未満 たんぱく質制限食2* （0.8～1.0g/kg体重/日）
ステージ　G3b　A1 G3b　A2 G3b　A3		
ステージ　G4　A1 G4　A2 G4　A3		減塩6g/日未満 たんぱく質制限食2* （0.6～0.8g/kg体重/日） 高K血症があれば摂取制限
ステージ　G5　A1 G5　A2 G5　A3		

＊　表8-1参照
2＊　エネルギー必要量は健常人と同程度（25～35kcal/kg体重/日）．
日本腎臓学会編．CKD診療ガイド2012．東京医学社，2012．表紙見返しより一部抜粋．

plus α
日本人の食事摂取基準
おおむね５年ごとに改定されるため，CKDに対する食事指針も見直す必要がある．最新の情報は日本腎臓学会のWebサイトを参照するとよい．https://jsn.or.jp/,（参照 2023-10-18）

用語解説 *
異化作用，同化作用
異化（catabolism）は，タンパク質，多糖，脂質高分子など有機物質を分解し，低分子化することによってエネルギーを得る過程である．同化（anabolism）はこの逆で，エネルギーを使って有機物質（タンパク質，核酸，多糖，脂質）を合成する過程である．異化と同化を併せて代謝（metabolism）という．タンパク質は窒素原子を含むため，異化（分解）されると窒素を含む物質が生じる．腎不全などで代謝のバランスが障害された場合，尿毒症症状が悪化する．

plus α
高カリウム血症
日本腎臓学会によると，血清カリウムは4.0～5.4mEq/Lの範囲内で管理することが推奨されている．6.0mEq/L以上になった場合は食事に対する注意が必要である．6.5mEq/L以上になると余分なカリウムを排泄するための薬物療法が必要となる．

えられる．水分は尿量が800～1,000mL/日以下に減少するまでは，制限する必要はない．

カリウム制限が必要になった場合，カリウムは水溶性であるため，食品をなるべく細かく刻み，水にさらしたり，ゆでこぼしたりすることで調理前の1/5～1/2に減らすことができる．果物は全般的にカリウムを多く含むので，血清カリウム値をみながら，1日にとる果物は，みかん1個またはりんご半分程度にする．コーヒーは薄めに入れ，玉露や抹茶はカリウムが多いので避けたほうがよい．

血清リン値が4.0mg/dL以上では，リンの制限も必要となる．カルシウムの多い食品（乳製品や小魚類），タンパク質の多い食品（肉，魚類），レバーや卵類（鶏卵，いくらなど）は，リンが多く含まれるので注意が必要である．

2 糖尿病性腎症患者の食事管理

糖尿病性腎症は，糖尿病の代謝的および血行動態的変化に起因する糸球体の硬化および線維化である．緩徐に進行するアルブミン尿を呈し，高血圧の悪化と腎機能障害を伴う．1998（平成10）年以降，透析導入患者の原疾患として糖尿病性腎症が第1位となっている．

糖尿病性腎症の発症・進展抑制には，厳格な血糖値と血圧のコントロールが重要である．血糖の目標はHbA1cで7.0％未満であり，血圧は130/80mmHg以下を目標とする．しかし，糖尿病性腎症のCKDステージG3以降では，薬物投与による重症低血糖リスクが高いため，個々の症例に応じた血糖コントロール目標を設定する．

a 糖尿病性腎症の病期と検査値

日本糖尿病学会・日本腎臓学会による糖尿病性腎症合同委員会は「糖尿病性腎症病期分類」を2013年12月に改訂した．主な変更点は，病期分類に用いる糸球体濾過量（GFR）を**推算糸球体濾過量（eGFR）**に変更したことや，第3期を前期と後期で区分しないなどの点である．

糖尿病性腎症病期分類

第1期（腎症前期）　：正常アルブミン尿30mg/gCr未満，eGFR30mL/分/1.73m^{2}以上

第2期（早期腎症期）：微量アルブミン尿30～299mg/gCr，eGFR30mL/分/1.73m^{2}以上

第3期（顕性腎症期）：顕性アルブミン尿300mg/gCr以上あるいは持続性タンパク尿0.5g/gCr以上，eGFR30mL/分/1.73m^{2}以上

第4期（腎不全期）　：尿アルブミン値は問わない，eGFR30mL/分/1.73m^{2}未満

第5期（透析療法期）

b 糖尿病性腎症の病期と食事管理

第１期から第４期は，腎機能，血圧，浮腫の有無などの程度に合わせて，総エネルギー，タンパク質，食塩，カリウムの制限，あるいは過剰摂取を避けることが必要である．第５期では，血液透析と連続携行式腹膜透析の場合で基準が異なる．血液透析の場合は食塩６g/日未満，カリウム2.0g/日未満，連続携行式腹膜透析の場合は食塩PD除水量（L）× 7.5g＋尿量（L）×5g/日，カリウムは原則制限せず，血糖コントロールと降圧治療に加え，水分制限が必要となる．

3 ネフローゼ症候群患者の食事管理

ネフローゼ症候群＊では，以前は，尿への漏出分のタンパクを補う意味で高タンパク食が勧められていたが，これはタンパク質の尿への漏出量が増加し腎臓への負担を増やすことから，最近では推奨されていない．むしろ，肝臓でのタンパク質の生産を増やすために，エネルギーを十分とることが必要である．

> 用語解説＊
> **ネフローゼ症候群**
> 大量のタンパク尿に基づく低タンパク血症や浮腫を来す一群の腎疾患．腎臓由来の疾患による一次性と，全身性疾患の症状の一つとして発症する二次性に分けられる．その原因は一次性，二次性を含め多岐にわたるため，腎生検などによる原疾患の鑑別が必要となる．

4 維持血液透析患者の食事管理

血液透析患者の場合，**食塩，水分，カリウム，リンの制限**と，タンパク質の適正量摂取が必要となる（**表8-6**）．

１日に摂取できる飲水量の目安として，多くの施設では，尿量が500～1,000mL/日であれば尿量と同量で，500mL以下になれば一律500mLまでとしているところが多い．食塩摂取量が多いと，より口渇を感じるため，水分を制限するためには食塩摂取量から考える必要がある．透析導入後，尿がほとんど出なくなるため，過剰な水分摂取は心不全の原因となる．また水分摂取量が多いと透析治療で除水する量が多くなり，透析前後で体液量の大きな変化が生じ，急激な血圧低下や筋けいれんを起こすこともある．それらの予防のためにも，食塩と水分摂取を控えることが大切である．

また血液中のリンの濃度が高くなると**二次性副甲状腺機能亢進症**＊や**CKD-MBD**＊となるため，リンの多い食品の制限が必要となる．しかし，タンパク制限をしないとリンの制限にも限界があるため，薬剤も併用して，血清リン値の適正化を図ることが多い．

> 用語解説＊
> **二次性副甲状腺機能亢進症**
> 副甲状腺ホルモン分泌促進刺激である低カルシウム血症が長期間持続することにより副甲状腺過形成を来し，副甲状腺ホルモン過剰分泌による異常を生ずる病態である．慢性腎不全では高リン血症，ビタミンD活性化障害が低カルシウム血症の主要な原因となり，血液透析などの血液浄化治療によっても改善しにくく，骨病変を生じやすい．

タンパク質は，腎不全保存期ほど制限する必要はない．透析をしている人では，強力なタンパク同化作用（➡p.131用語解説参照）をもつインスリン，成

表8-6　維持血液透析患者（週３回）の食事指針（１日当たり）

エネルギー (kcal/kg/日)	タンパク質 (g/kg/日)	食　塩 (g/日)	水　分 (mL/日)	カリウム (mg/日)	リ　ン (mg/日)
27～39＊	1.0～1.2	６未満	できるだけ少なく (15mL/kgDW/日以下)	2,000以下	タンパク質（g）×15以下

kg：身長(m)^2 × 22として算出した標準体重　　kgDW：ドライウエイト（透析時基本体重）
＊　厚生労働省策定の「日本人の食事摂取基準（2005年版）」と同一とする．性別，年齢，身体活動レベルにより推定エネルギー必要量は異なる．

日本腎臓学会．慢性腎臓病に対する食事療法基準2007年版．2007，p.872.

長ホルモン等の作用減弱がみられる．この原因は，尿毒素物質による影響と考えられているが，透析不足だと一層強くなる．また，生体適合性の劣る透析膜の使用や透析液中の細菌やエンドトキシンもタンパク異化作用を亢進する．そのため，十分な透析と個人に合った透析膜の利用などが必要である．

CKDの悪化予防のために食事のタンパク質制限を行うことについては，以前から議論がなされてきた．日本腎臓学会のガイドラインでは，「画一的な指導は不適切であり，個々の患者の病態やリスク，アドヒアランスなどを総合的に判断して，タンパク質制限を指導することを推奨する」とされている．つまり，対象者の食生活などを考慮しながら，個別指導を行うことが望ましいといえよう．

5 CAPDの患者の食事管理

CAPD患者の場合，腹膜灌流液に添加されているブドウ糖の一部が腹膜から吸収されてエネルギー源となるため，エネルギー制限が必要となる．また，タンパク質を適正量摂取すること，水分・食塩・リンを控えることは，血液透析と同様である．しかしCAPDは効率よくカリウムを除去するので，原則としてカリウムの制限は不要である（表8-7）．

2 活動

慢性腎不全患者の場合，腎血流量確保のための運動制限は，あまり効果がないことがわかってきた．そのため，現在ではCKDの全ステージを通して，安静を強いる必要はないとされている．ただし，過労を避け，十分な睡眠をとることは各ステージ共通して重要であり，さらに運動量は患者個々の体調によって調整する．

なお，透析導入後は特に活動制限はなく，むしろ筋力保持や合併症予防などの点からも，運動は推奨される．

3 清潔

感染により腎不全が悪化することがあるため，清潔を保つようにする．特に，ネフローゼ症候群患者は低タンパクの上，ステロイド，免疫抑制薬などの使用により免疫力が抑制されるため，感染に対する抵抗性が弱くなり，呼吸器

用語解説＊

CKD-MBD

CKD-mineral and bone disorder．CKDに伴う骨・ミネラル代謝異常のことである．かつて慢性腎不全に合併する線維性骨炎，増加する無形成骨は，腎性骨異栄養症（ROD）と総称されていた．しかし近年，腎臓はミネラル代謝調節にも大きな役割を果たしていることが注目され，骨だけの問題ではなく血管石灰化などの全身性疾患であるとして，CKD-MBDという概念が用いられるようになっている．

表8-7　連続携行式腹膜透析（CAPD）患者の食事指針（1日当たり）

エネルギー (kcal/kg/日)	タンパク質 (g/kg/日)	食　塩 (g/日)	水　分 (mL/日)	カリウム (mg/日)	リ　ン (mg/日)
27～39＊	1.1～1.3	尿量（L）×5 ＋ PD除水（L）×7.5	尿量＋除水量	制限なし2＊	タンパク質（g）×15以下

kg：身長(m)^2×22として算出した標準体重

＊　厚生労働省策定の「日本人の食事摂取基準（2005年版）」と同一とする．性別，年齢，身体活動レベルにより推定エネルギー必要量は異なる．
　透析液からの吸収エネルギー分を差し引く．

2＊　高カリウム血症では血液透析と同様に制限．

日本腎臓学会．慢性腎臓病に対する食事療法基準2007年版．2007，p.873.

や皮膚などの感染症にかかりやすくなることが多い．また，感染症に罹患（りかん）すると通常の場合より重症化しやすい上，ステロイドも減量することになり，腎不全の進行を早めてしまうこともある．

感染予防のためには，次のことを励行する．

- 手洗い，うがい（外出からの帰宅時，トイレの後，食前）
- 歯磨き，入れ歯の手入れ
- 入浴，清拭（温水洗浄便座を使用し，特に陰部は清潔にする）
- 擦過傷（さっか）をつくらない
- 保温（腎血流量の確保，末梢循環のためにも必要）

血液透析患者の場合，シャント部や穿刺部の清潔に留意する．CAPD患者の場合，カテーテルの出口部感染，トンネル感染*，腹膜炎などの予防のため，灌流液のバッグ交換は外部の人の出入りが少ない部屋で行い，カテーテル出口部の十分な消毒をするなど，感染予防には特に注意が必要である．

用語解説*

トンネル感染

腹膜透析では，腹腔内に透析液の出入りのためにカテーテルを挿入するが，カテーテル出口部に感染が生じ，カテーテルに沿って感染が進行するとトンネル感染となる．さらに悪化すると腹膜炎になることもある．感染症状として，炎症の3徴候である痛み，腫れ，発赤が皮下トンネル部に沿って認められる．感染後の対応として，抗菌薬の投与を行うが，改善しない場合はカテーテル変更術など外科的治療が行われる．

6 自分のセルフケアについてのアクションプランを立てる

クライアントがセルフケアを実施するためには，そのセルフケアの必要性や意義を本人が十分理解した上で進めることが重要である．そのために必要な手順や共通認識，確認事項についてのアクションプランを設定する（図8-5）．実際には，必ずしもこの段階順に進めなければいけないということではなく，対象者に応じて，第１段階は省略したり，第２段階の前に第３段階を実施したりするということもある．

a 第１段階

アクションプランでは，第１段階として，まずセルフケアの必要性についての理解につなげるために，クライアントの知識を確認する．

「腎不全に対する理解」「現在の自分の病態」「病気が進行するとどうなるのか」について，クライアントがどのように理解しているか知識を確認する．特に，腎不全保存期の場合，長期間無症状であることもあるため，「今後セルフケアを行わなければ，病気が進行し透析導入が必要になる」という将来の予測があるかどうかを確認することが重要である．そして，自分の病気に対する正しい知識をもてるよう，パンフレットを用いて説明するなど，繰り返し支援していく．

b 第２段階

第２段階として，困難事の明確化とそれを解決するための意義を確認する．禁煙ができないクライアントに対し，医療者が「このクライアントは禁煙ができないことが問題だ」と考えていても，クライアントは「問題だ」とは思わない．クライアントの立場からすれば「禁煙ができなくて困っている」という困難事なのである．そこでここでは，クライアントの気持ちに近づくために「問

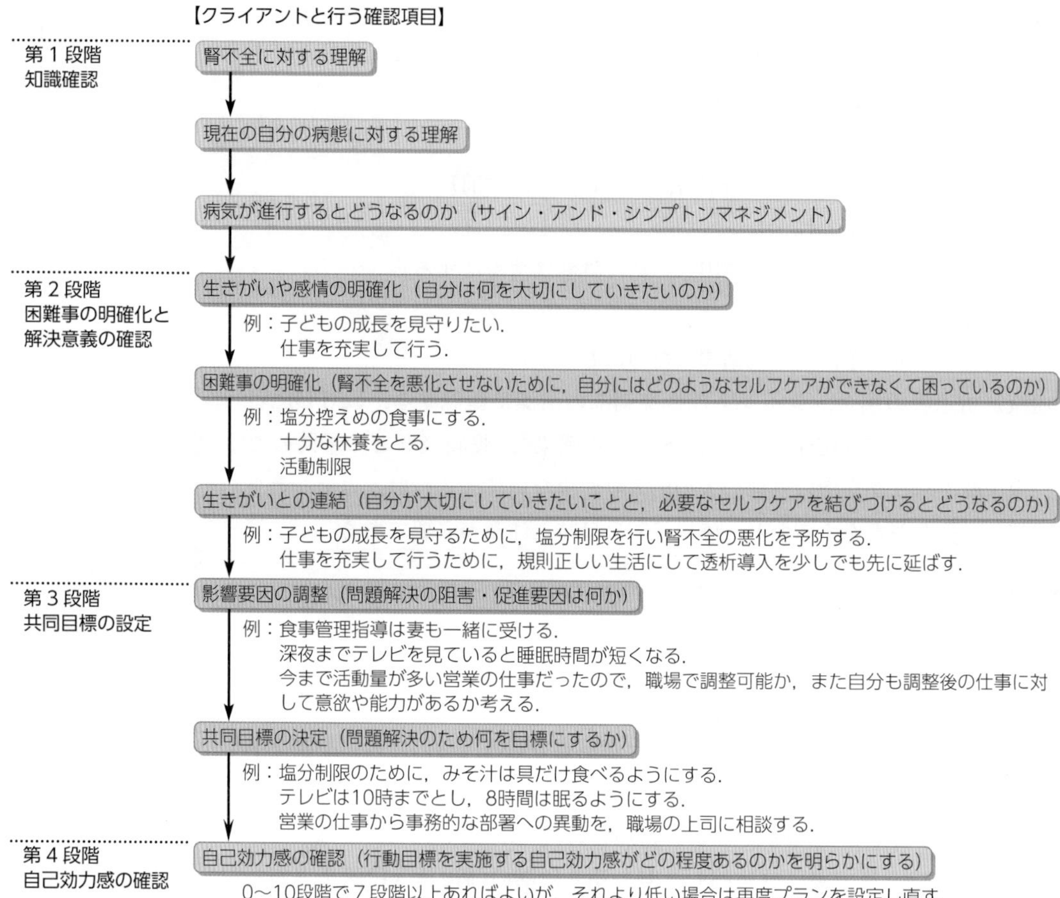
【クライアントと行う確認項目】
第１段階
知識確認
腎不全に対する理解
現在の自分の病態に対する理解
病気が進行するとどうなるのか（サイン・アンド・シンプトンマネジメント）
第２段階
困難事の明確化と
解決意義の確認
生きがいや感情の明確化（自分は何を大切にしていきたいのか）
例：子どもの成長を見守りたい.
仕事を充実して行う.
困難事の明確化（腎不全を悪化させないために，自分にはどのようなセルフケアができなくて困っているのか）
例：塩分控えめの食事にする.
十分な休養をとる.
活動制限
生きがいとの連結（自分が大切にしていきたいことと，必要なセルフケアを結びつけるとどうなるのか）
例：子どもの成長を見守るために，塩分制限を行い腎不全の悪化を予防する.
仕事を充実して行うために，規則正しい生活にして透析導入を少しでも先に延ばす.
第３段階
共同目標の設定
影響要因の調整（問題解決の阻害・促進要因は何か）
例：食事管理指導は妻も一緒に受ける.
深夜までテレビを見ていると睡眠時間が短くなる.
今まで活動量が多い営業の仕事だったので，職場で調整可能か，また自分も調整後の仕事に対して意欲や能力があるか考える.
共同目標の決定（問題解決のため何を目標にするか）
例：塩分制限のために，みそ汁は具だけ食べるようにする.
テレビは10時までとし，8時間は眠るようにする.
営業の仕事から事務的な部署への異動を，職場の上司に相談する.
第４段階
自己効力感の確認
自己効力感の確認（行動目標を実施する自己効力感がどの程度あるのかを明らかにする）
0〜10段階で７段階以上あればよいが，それより低い場合は再度プランを設定し直す.

図8-5　腎不全クライアントのセルフケアに関するアクションプラン

題の明確化」ではなく，「困難事の明確化」と呼ぶ．また，腎不全保存期では，自覚症状がないにもかかわらず，クライアントが自主的に行わなければいけないセルフケアが多い．そのため，病気についての知識はあっても，実行するのは面倒くさいと考える人も少なくない．そこで，クライアントが大切にしていきたいことと必要なセルフケアを結びつけて考え，セルフケアを行う意義を見いだすことが重要である．

ただし，「自分は何を大切にしていきたいのか」「自分が大切にしていきたいことと，必要なセルフケアを結びつけるとどうなるのか」などについて，容易には表現できなかったり，「思い浮かばない」という人もいる．そのときは，看護者はクライアントと良好な信頼関係を保ち，徐々にクライアントが意思表示できるようコミュニケーションをとる必要がある．

C 第３段階

第３段階は，影響要因の調整と共同目標の決定である．まずは，セルフケア実施の阻害要因があれば取り除き，促進要因があれば活用するために，そのセルフケア実施にあたり，調整すべきことはどのようなことなのか確認する．次に，実施できそうなセルフケア行動の目標を立てる．「みそ汁は具だけ食べる」とか「睡眠は８時間確保する」などのように，具体的な目標を立てることがポイントである．また，この目標は医療者が決めるのではなく，クライアントと話し合いクライアント自身に決めてもらうことが重要である．

d 第４段階

最後の段階では，ここで決めた具体的な行動目標がどの程度実施できるかの自己効力感を確認し，実行の可能性の高い目標になるよう，クライアントと調整を行う．

行動目標がどの程度達成できそうかというクライアントの自己効力感について，「全くできない」を「0」，「必ずできる」を「10」として，0～10段階で答えてもらう．７以上の自己効力感があればよいが，それより低い場合は再度目標を設定しなおす．

2 腎不全のクライアントのセルフマネジメント事例

透析と仕事の両立を懸念し，導入が受け入れられなかった中島さん．中島さんが仕事上大切にしていることを継続していくために，まず中島さんの気持ちを聞き，それから生活の調整について共に考えていったことで透析に対する意識が変わった事例を紹介する．

事　例

中島さん，61 歳，男性

診断名：慢性糸球体腎炎

既往歴：14 歳のとき虫垂炎の手術，52 歳から高血圧と高尿酸血症

職業：鍼灸師．治療院を２カ所経営している．

家族構成：妻と妻の両親の四人暮らし．鍼灸師と歯学部学生の二人の息子がいるが，同居はしていない．中島さんの父親は心筋梗塞で，母親は子宮癌で死亡．

現病歴：58 歳の健康診断時に血清尿素窒素 32 mg/dL，血清クレアチニン 2.0 mg/dL であり，腎機能低下を指摘された．その後，定期的に内科受診してきたが，昨年10月，腎機能悪化のため左前腕内シャント造設術施行．今年の１月５日に感冒症状があり受診したところ，Hb10.4g/dL，血清尿素窒素 98 mg/dL，血清カリウム 5.2mEq/L，血清クレアチニン 8.6 mg/dL，CKD重症度分類G5 と腎機能の増悪がみられたため，血液透析導入目的で１月７日に入院となる．

入院後の経過：１月 10 日に透析導入を予定していたが，中島さんが強く拒否したため延期となる．自覚症状は，軽度の下肢浮腫と食思不振があるのみで，ほかにはみられない．

1 援助者としての役割の明確化

透析導入のため入院したが，中島さんが導入を拒否しているため，看護師は中島さんの話を聞くためにベッドサイドに行く．

看 中島さん…….

中 何だよ，何の用だよ．昨日からひっきりなしに，いろいろな医者や看護師が来て，透析やれやれと説得攻勢だ．あんたも，おんなじかね？　もう，説得されんのはごめんだよ．

看 あらまあ．私が来たのは，中島さんの気持ちをもっと知りたいなと思って．
もっと中島さんのことを知って，中島さんがこれからどうしていけばよいかを一緒に考えたいんです．

中 おれだって，これからどうしたらいいかわかんないんだよ．わかんないから困ってんだよ．

看 そうよね，わからないから，困ってらっしゃるのよね．

中 ああ．

中島さんの心は固く閉ざされており，看護師の言葉を受け入れられる状況ではない．そこでまず，看護師がどのようなつもりで中島さんのベッドサイドに来たのかを伝えている．その内容は，中島さんに透析をするよう説得するのではなく，中島さんと共に考えていきたいということを，中島さんの気持ちを聞きながら伝えている．

2 生活者としてのクライアントの物語を聴く

中島さんは，透析に対しての考えを少しずつ話し始めた．

中 透析するのは，とにかく嫌だよ．透析ってのは一日おきにやんなきゃいけないんだろ．
旅行も出張もできなくなるじゃないか．

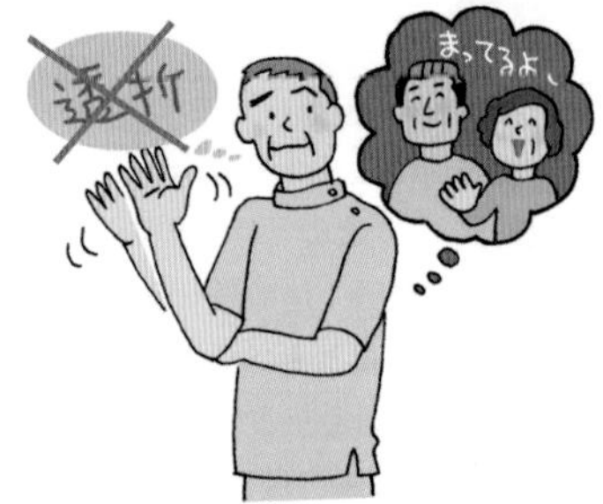

看 旅行や出張に行けなくなるのが嫌なんですね．

中 そうだよ．おれはこれでも遠くのお客さんからも引き合いがあって，泊まりでマッサージをしに行くこともあるんだよ．
遠くのお客さんから連絡が来るってのは嬉しいね．
２万円近く出張費を多く払わなきゃいけないのに呼んでくれる人もいるんだよ．そういう人がいると，この仕事やっててよかったなーって思うんだよね．だから，仕事ができなくなるんなら透析は絶対やりたくない．

看 そう．出張の仕事ができなくなるから透析やりたくないんですね．

中 そうだよ．仕事ができないくらいなら死んだほうがましだよ．

看 透析は週３回なので，透析が終わってすぐ出かければ１泊か２泊の出張は可能ですけど…….

中 そんなのできるかどうかわからないだろ．とにかく，透析は嫌なんだから導入後のことだって考えたくないよ……．でも……，透析やらないと腎不全で死ぬんだろ．どうしたらいいかわかんないんだよ．

中島さんは自分の仕事にやりがいを感じており，透析と仕事の両立を最も気にしていることがうかがえた．しかし中島さんは，透析導入を完全に拒絶していたので，透析スケジュールや透析を始めてからの具体的な生活や，透析と仕事の両立は可能であることなどについて，全く考えられる状態ではないことがわかった．そこで，看護師はその後，中島さんから質問される場合を除いて，看護師から透析についての説明をすることは避け，まずは中島さんの話を聴くようにした．

1 クライアントの経験を重視する

中島さんの話を聴く姿勢で接するうちに，中島さんは今までの人生経験から感じていることを話し始めた．

中 とにかく，今まで頑張って仕事をしてきたんだよ．家がそんなに裕福じゃなかったから，苦労して鍼灸師の資格を取って，それから開業し治療院を二つ経営するまでにもなった．子どもには楽をさせてやりたいと思ってね．自分が引退したら，この二つの治療院を継がせることができるから，親として少しは責任が果たせるかと思っているよ．
とにかく，自分で何でもやってきたんだよ．まだ60代だし，あと10年はできると思っている．
なのに，透析なんか始めて人の世話になり，仕事ができないくらいなら，死んだほうがましだね．
今まで自分を支えてきた誇りが崩れちゃうよ．

看 そう（大きくうなずきながら）．

中 あとはね，この病院の医者や看護師のなかに，話し方が気になる人がいるね．おれの親は大正生まれで，厳しかったけど，きちっとしてたね．朝晩の挨拶はもちろん，目上の人への言葉遣いは丁寧にするようしつけられた．
今の人は何だかだらけていて，医者だって，患者に説明しているのに友達に話しているみたいだよ．
おれは，ああいうふうに話しかけられるのが嫌だね．いくら医者だって，おれより若い人は敬語を使ってほしいよ．
医師も看護師も，もっと丁寧に説明してほしいよ．

中島さんは，今まで仕事や親としての責任を立派に果たしてきてそれを誇りに思っていることと，医療者の接し方についての思いを述べた．

2 エンパワーするための聴き方

その後も，中島さんは興奮して多弁になり，「透析についての勉強なんかしたくない」と言い放ち病室から出ていってしまったり，逆に，看護師が話しかけても「一人にしておいてほしい」と言い，ベッドに横になり，ただ天井を見つめ硬い表情をしていたりすることが続いた．

医療者は，中島さんの話に耳を傾け，うなずき，繰り返しなど共感的なコミュニケーションを行った．時に，「透析を始めたらずっと続けていかなくてはいけないから嫌だ」「生きるってのはつらいよね」などの発言もあったが，そのときは，そう思う理由を問いただすのではなく，「透析を始めたらずっと続けていかなくてはいけないから，嫌だと思っていらっしゃるのですね」「生きるのはつらいと思っていらっしゃるんですね」と，中島さんの言葉を繰り返し，気持ちを共有するにとどめた．

また，中島さんから指摘のあった言葉遣いについては医療者全員が留意し，敬語を正しく使い，誠意ある対応を行うよう努めた．今回の中島さんとのコミュニケーションは，中島さんをエンパワメントするよりも，まずは，中島さんが混乱した気持ちをそのまま表現できるよう接するようにした．

3 クライアントの困っていること，気になっていることを明確にする

1月14日（入院7日目）ごろには，中島さんは混乱した自分の気持ちを表現し，気持ちが整理でき始めたせいか，少しずつ落ち着きを取り戻してきた．血液データはHb 10.2g/dL，血清尿素窒素108mg/dL，血清カリウム5.8mEq/L，血清クレアチニン8.8mg/dL，CKD重症度分類G5と腎機能の改善はみられなかった．

中　今日，またデータは相変わらずよくないって先生から言われたよ．このままだと腎不全で死ぬんだろ．まだ死ぬわけにはいかないんだよ．どうしたらいいんだよ．まず，何から考えたらいいんだろうか．

看　中島さんはご自分のお考えを整理したいと思っていらっしゃるのですね．
では，まず，中島さんは何を大切にしていきたいのかを，考えてみましょうか．

中　ああ．

「死ぬわけにはいかないから，どうしたらいいんだろうか」と言う中島さんに対して，「透析すればいいんですよ」と言うのではなく，中島さんが何を望んでいるのか，何を大切にしているのかを明らかにするようにした．その理由は，疾病中心の考え方ではなく，これからどのように生活していきたいのか，どのように生きていきたいのかという中島さんの生活設計を第一に考えるためである．もしも，中島さんの望む自己像を無視し，それに沿った生活援助を優先せず，疾病コントロールを中心に考えてしまうならば，ある意味，医療者としての倫理感に欠けたモラルハザードといえよう．

4 アクションプランの実施

1 第１段階（知識確認）と第２段階（困難事の明確化と解決意義の確認）

中島さんの場合，図8-5のアクションプランから考えると，第１段階の知識は十分でないと考えられる．しかし，第２段階の確認項目である生きがいや感情の明確化では，「仕事を大切にしていきたい」ということは明確になってきた．今までも，仕事が大切とは言っていたが，透析について考えることも知ることも拒絶していたため，それを軸に生活設計を考えることができていなかった．しかし，自分の気持ちを表現することで，少しずつこれからのことを考えようという気持ちが生まれてきた．さらに，次の会話のように，中島さんにとって大切なことである仕事と透析の両立を考えるために，生きがいとセルフケアの連結ができた．

中　でも，透析をやりながらの仕事はどうしたらいいんだろう.

看　では，透析を始めたら，どのように中島さんの生活が変わるのか，具体的に考えてみましょうか.
例えば，朝何時に起きて，何時に透析から帰ってきて，仕事は何時ごろから始められるのかなどです.

中　ああ，どうせ透析やんなきゃいけないんだったら，透析についてちょっと勉強して，透析を始めたら，生活がどのように変わるか考えてみようかな．当面の目標は，これにしようかな.
透析するかどうかは，その次に考えよう.

看　そうですね．透析をしながらでも満足した仕事をするためには，生活がどのように変わるか知ることが必要ですね.

中　ああ.

ここでは看護師が，「透析導入後の仕事のしかたについて想像ができずに困っている」という観点で中島さんをとらえている．これは，困難事の明確化への援助であり，中島さんが自分でどのように解決したらよいかを気づくように働きかけている．これも困難事の明確化への援助である．そして，「透析をしながらでも満足した仕事をしていくためには，透析を始めたら生活がどのように変わるか知る」という，中島さんが大切にしていきたいことと，必要なセルフケアを結びつけることができた.

2 第３段階（共同目標の設定）と第４段階（自己効力感の確認）

次にアクションプランとして，具体的な共同目標の設定を行った.

看　透析を始めたら，生活がどのように変わるかお知りになりたいということでしたが，具体的にどういうことから始めましょうか？

中　そうだな，あれこれ講義されても嫌だから，まずは毎日がどうなるかを知ることかな.

看　そうですね．よいお考えですね.

そこで，現在の中島さんにできることとして，透析導入後の一日の生活を経時的な表にして，「透析」「仕事」「食事」「睡眠」が，どの時間帯に入り，どのような内容になるのかについて，シミュレーションすることを具体的な目標として提案し，了承が得られた.

次に，シミュレーションするにあたり，その目標達成の阻害・促進要因について考えた．促進要因としては，妻も一緒に食事について考えてもらうことにした．また，すでに透析を行っている人の話を聞き，仕事との両立をどのようにしているか聞いてみることを看護師から提案した.

時間

6 － 起床
シャント音確認，体重測定
朝食　献立例：米飯，みそ田楽（なす・木綿豆腐・オクラ），肉じゃが（じゃがいも・たまねぎ・糸こんにゃく・豚肉の小間切れ・絹さや），フルーツゼリー
エネルギー657kcal，水分400.8g，タンパク質18.6g，リン209mg，カリウム698mg，食塩1.2mg

8 － 自宅を出て病院へ
透析開始

12 －
昼食
透析終了
帰宅
休憩

15 － 出勤
経営している2カ所の治療院へ行く

患者対応

18 －
帰宅
入浴

20 － 夕食　献立例：米飯，蒸し鶏キュウリ添え，タルタルソース，酢豚（豚肉・たまねぎ・ピーマン・パイナップル〈缶詰〉），カルシウムせんべい
エネルギー635kcal，水分372.1g，タンパク質27.0g，リン317mg，カリウム556mg，食塩2.8mg

テレビ

23 － **シャント音確認，体重測定**
就寝

図8-6　中島さんが作成した透析導入後の生活

看　では，奥さんも一緒に透析導入後の生活シミュレーションを作成し，すでに透析を行っている方のお話も聞いてみましょうか？

中　ああ，いいよ．そのくらいなら十分できそうだ．

ここでは，看護師は自己効力感を10段階評価で確認することは行っていないが，中島さんの「ああ，いいよ」という返事がすぐ返ってきたため，中島さんの共同目標に対する実施可能感は高いものと判断し，第４段階を実施したといえよう．

5 援助とその評価

中島さんは，「透析導入後の一日の生活を表にする」という具体的な目標に対し，**図8-6**のような表を作成した．作成にあたり，透析治療に必要な時間，内容などを看護師に聞いたり，今まで触ったことすらなかった透析のパンフレットを開いたりした．また，透析室に行き，すでに導入している透析患者に話を聞き，透析導入後の生活や留意点について熱心に聞いていた．食事については妻が栄養士から説明を受け，何種類か献立を考えることができた．

中　どうやら透析が終わってから，14時半には家に帰って来れそうだな．
帰ってきてから，疲れているだろうから30分くらいは休憩が必要みたいだけど，15時ごろには仕事に行けそうだ．
次の日は一日仕事ができるし．まあ，これをきっかけに，もっと息子に任せてもいいのかもしれないな．

このような発言があり，中島さんは大切にしている仕事と透析の両立ができるということが確認できたと判断できる．また，今までのように興奮したり，話の途中で部屋を出ていくこともなくなり，落ち着いて今後の生活について中島さんと話ができるようになった．

この後，透析導入に対して納得が得られ，3 日後に透析開始となった．

今回は，中島さんが大切にしていきたい「仕事」と，中島さんにとって必要なセルフケアである「透析後の生活について知る」ということを結びつけて，中島さんと看護師の共同目標を「透析をしながらでも満足した仕事をしていくためには，透析を始めたら生活がどのように変わるかを知る」ということにした．この目標に関しては，「透析導入後の一日の生活を表にする」ことを通して具体化された．また，この後，透析導入に対して納得が得られ透析開始となったことからも，目標は達成でき，必要なセルフケアも実施できたといえよう．

引用・参考文献

1) 日本糖尿病学会編．科学的根拠に基づく糖尿病診療ガイドライン 2019．南江堂，2019．http://www.jds.or.jp/modules/publication/index.php?content_id=4，（参照 2023-10-18）．
2) 高久史麿監修．臨床検査データブック 2013-2014．医学書院，2013．
3) 南山堂医学大辞典．第 19 版，南山堂，2006．
4) 日本腎臓学会．糖尿病性腎症病期分類の改訂について．糖尿病性腎症合同委員会．https://www.jsn.or.jp/academicinfo/ckd/dm_nephro.pdf，（参照 2023-10-18）．
5) 日本腎臓学会 Web サイト．https://www.jsn.or.jp/，（参照 2023-10-18）．
6) 日本移植学会 Web サイト．http://www.asas.or.jp/jst/，（参照 2023-10-18）．
7) 日本腎臓学会．慢性腎臓病に対する食事療法基準 2007 年版．日腎会誌．2007，49（8），p.871-878．
8) 日本腎臓学会編．エビデンスに基づく CKD 診療ガイドライン 2023．東京医学社，2023．

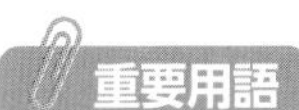

重要用語

腎不全	浮腫	腎移植
糸球体	血液透析	食事療法
eGFR（推算糸球体濾過量）	CAPD	ネフローゼ症候群

◆ 学習参考文献

❶ **海津嘉蔵編．あなたも名医！透析まで行かせない！ CKD診療：腎機能を維持するためにできること．日本醫事新報社，2013，(jmed，29)．**

日本のCKDの現状，CKDに対する政策的取り組みをはじめ，CKD悪化予防のための精神的支援，日常生活の支援などについて，医師やメディカルスタッフの立場から記載されている．

❷ **安酸史子編著．実践成人看護学：慢性期．中西睦子監修．改訂版，建帛社，2010，(TACSシリーズ，3)．**

慢性の病気をもつ成人を理解するための概念や具体的な援助方法について述べられている．各論では腎不全患者の援助についても叙説されている．

❸ **中井洋編．腎臓・透析療法・透析患者の体のすべて．透析ケア夏季増刊．メディカ出版，2012．**

腎臓のはたらき，透析療法について，さらには「からだがかゆくなる」「ぼーっとする」など透析患者に起こりやすい症状についてわかりやすく書かれている．

❹ **中尾俊之ほか編．腎臓病食品交換表：治療食の基準．黒川清監修．第８版，医歯薬出版，2008．**

腎臓病患者にとって必要なタンパク制限について，タンパク質3gを含む食品を１単位とする食品交換表である．糖尿病性腎症，長期透析療法，小児腎臓病の食事についても献立を紹介しながら解説されている．

臓器移植法

正式名称は「臓器の移植に関する法律」であり，1997年10月16日に，移植医療の適正な実施を目的に施行された．基本理念は，臓器提供に関する本人の意思の尊重，臓器提供の任意性の担保，移植術を受ける機会の公平性の担保である．

日本の献腎移植は，1979年から心臓停止後の腎臓移植のみが行われていたが，臓器移植法が施行されたことにより，心臓停止後の腎臓と角膜の移植に加え，脳死からの心臓，肝臓，肺，腎臓，膵臓，小腸などの移植が法律上可能になった．

その後，臓器移植法の改正案，特に年齢に関する検討が国会で行われてきたが，2009年7月13日，脳死を「人の死」とすることを前提に，年齢制限を撤廃する**改正臓器移植法**が成立し，2010年7月17日に施行された．

改正臓器移植法では，15歳未満の臓器提供が可能となるほか，本人が生前に拒否していなければ家族の同意で臓器提供が可能となった．臓器移植法が施行された後の脳死臓器提供数は，2023年10月時点で906例である．

普及・啓発の施策として，臓器提供意思表示カードに加え，運転免許証や健康保険証に「臓器提供意思表示」の記入欄が設けられている．日本臓器移植ネットワークのウェブサイトからも意思表示登録ができる．

また，政府は，虐待を受けた18歳未満の児童が死亡した場合に，当該児童から臓器が提供されることのないよう，改正臓器移植法附則第５項において，移植医療従事者が虐待の疑いを確認し，疑いがある場合は適切に対応する必要がある旨，規定している．

9 慢性呼吸不全とともに生きるセルフマネジメント支援

学習目標

- 慢性呼吸不全について理解する.
- 慢性呼吸不全に一般的に必要とされるマネジメントを理解する.
- 事例を通して，慢性閉塞性肺疾患（COPD）のクライアントのセルフマネジメントを支援する看護方法を学ぶ.

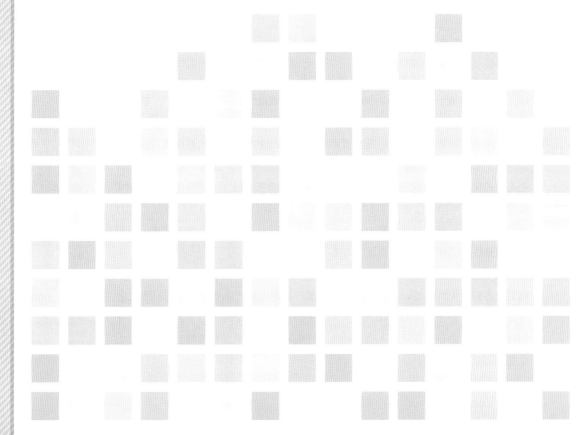

1 呼吸不全とはどのような状態か

1 呼吸不全の定義と診断基準

呼吸不全は，一般的に「動脈血ガス，特に酸素（O_2）と炭酸ガス（二酸化炭素，CO_2）が異常な値を示し，そのために生体が正常な機能を営めない状態」と定義されている[1)]．呼吸不全の診断基準（**表9-1**）は，血液ガス値により「室内空気呼吸時の**動脈血酸素分圧（PaO_2）**が60Torr（mmHgとほぼ同じ）以下，またはそれに相当する異常状態」とされている．そしてこれをさらに「**動脈血炭酸ガス分圧（$PaCO_2$）**が45Torrを超えないⅠ型呼吸不全と，超えるⅡ型呼吸不全」と分類している．また時間的経過によって急性呼吸不全と慢性呼吸不全に区分され，慢性呼吸不全は呼吸不全が１カ月以上続くものとされている．

plus α

PaO_2，$PaCO_2$

血液ガスのうち，動脈血の中に占める酸素および炭酸ガスの圧を示したもの．動脈血の酸素分圧の基準値は92.7 − 0.13×年齢，炭酸ガス分圧の基準値は40 ± 5Torr.

表9-1　呼吸不全の診断基準

1. 室内空気呼吸時のPaO_2が60Torr以下となる呼吸器系の機能障害，またはそれに相当する異常状態を呼吸不全とする．
2. 呼吸不全の型を２型に分け，$PaCO_2$が45Torr以下をⅠ型呼吸不全，45Torrを超えるものをⅡ型呼吸不全に分類する．
3. 慢性呼吸不全とは，呼吸不全の状態が少なくとも１カ月以上続くものをいう．
なお呼吸不全の状態には至らないが，室内空気呼吸時のPaO_2が60Torr以上で70Torr以下のものを準呼吸不全とする．

厚生省特定疾患「呼吸不全」調査研究班編．呼吸不全：診断と治療のためのガイドライン．メディカルレビュー社，1996，p.10より一部改変．
日本呼吸器学会肺生理専門委員会，日本呼吸管理学会酸素療法ガイドライン作成委員会編．酸素療法ガイドライン．メディカルレビュー社，2006，p.6.

2 呼吸不全の発生機序と原因

呼吸不全の基本的病態は動脈血酸素分圧（PaO_2）の低下で，その発生機序は，吸入気酸素分圧の低下，**肺胞低換気**＊，**換気血流比不均等分布**＊，**拡散障害**＊，**シャント**である[2)]．したがって，呼吸不全の原因となる基礎疾患は呼吸器系の疾患だけではなく，心臓血管系の疾患，血液の疾患，代謝疾患，神経系の疾患，筋骨格系の疾患など，さまざまである[2)]．また，急性呼吸不全は，ほとんどの場合がⅠ型呼吸不全であるが，慢性呼吸不全は，Ⅰ型呼吸不全を呈する場合もⅡ型呼吸不全を呈する場合もある．Ⅱ型呼吸不全は肺胞低換気により生じ，呼吸中枢障害，呼吸筋力低下，胸郭の変形および拘束性換気障害，進行した閉塞性換気障害などが原因となる[3)]．

慢性呼吸不全患者のセルフマネジメント支援にあたっては，クライアントが病気とともに生活していく上で必要な知識と技術は何であるかを絞り込むことが必要である．そのためにはクライアントの基礎疾患を理解しておくこと，Ⅰ型呼吸不全なのかⅡ型呼吸不全なのか，呼吸不全のタイプを理解しておくことも必要となる．

用語解説＊

肺胞低換気

肺胞の換気は呼吸数，１回換気量，死腔（ガス交換に直接あずからないガスの占める空間）換気量によって左右されているが，このいずれかが原因で換気量が低下している状態をいう．肺胞換気量が低下すると炭酸ガスの排出が少なくなり，動脈血炭酸ガス分圧の上昇につながる．

換気血流比不均等分布

正常でも肺内には肺胞への血流量と肺胞での換気の間に不均等（肺胞の血流量に比して換気が不十分な部分あるいは肺胞での換気に比して血流量が不十分な部分）が生じているが，その不均等な分布が増大し，肺胞気と動脈血酸素分圧の差（肺胞気動脈血酸素分圧較差：A-aDo_2）が増大している状態をいう．

拡散障害

肺胞に達した酸素は拡散により肺胞上皮→基底膜→血管内皮細胞→赤血球（毛細血管）へと取り込まれるが，この間の障害をいう．

3 長期（在宅）酸素療法

慢性呼吸不全の患者に対しては，**長期（在宅）酸素療法**（long-term domiciliary oxygen therapy：LTOTまたはhome oxygen therapy：HOT）が適応基準（**表9-2**）に基づいて実施されている．生理学的な酸素投与の目的は，低酸素血症および組織低酸素の改善，肺循環における低酸素性血管攣縮を防止して肺高血圧症を予防することにあり，慢性呼吸不全に対する酸素療法の目的は，症状（呼吸困難）の軽減，QOLの向上，生命予後の改善に集約される[4]．

長期（在宅）酸素療法施行患者の基礎疾患は，2009年の全国調査によると**慢性閉塞性肺疾患**（chronic obstructive pulmonary disease：**COPD**）が45%，肺線維症・間質性肺炎等が18%，肺結核後遺症が12%，肺癌が6%である[5]．COPDの慢性呼吸不全に対して長期（在宅）酸素療法を行う最も重要な目的は，生命予後の改善である[6]．本章では，長期（在宅）酸素療法施行患者の基礎疾患として最も多いCOPD患者を中心として，慢性呼吸不全患者への対応，セルフマネジメント支援について述べる．

表9-2　在宅酸素療法の適応基準

1. 対象疾患
   1）高度慢性呼吸不全例
   2）肺高血圧症
   3）慢性心不全
   4）チアノーゼ型先天性心疾患
2. 高度慢性呼吸不全例の対象患者
   1カ月以上安定した状態において安静時PaO_2が55Torr以下の者，および$PaO_2$60Torr以下で睡眠時または運動負荷時に著しい低酸素血症をきたす者であって，医師が在宅酸素療法を必要であると認めた者．
   適応患者の判定にパルスオキシメータ*による酸素飽和度（SpO_2）から推測したPaO_2を用いることは差し支えない．

日本呼吸器学会COPDガイドライン第5版作成委員会編．COPD（慢性閉塞性肺疾患）診断と治療のためのガイドライン．第5版，メディカルレビュー社，2018，p.102より一部改変．

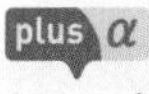

シャント

肺動脈と肺静脈の間に短絡（シャント）血流が存在し，肺胞で酸素化されていない血液を肺静脈は受け取り，酸素分圧の低い肺動脈血そのものを左心房に送り込んでいる状態をいう．

用語解説*

パルスオキシメータ

経皮的動脈血酸素飽和度（SpO_2）による非観血的・非侵襲的な連続モニター．低酸素血症の早期発見，予防に用いられる．小型化されたものもあり，クライアントが自己モニタリングのために購入し，携帯している場合もある．

plus α

酸素飽和度（SaO_2）

ヘモグロビン1分子は4分子の酸素を運搬する能力があるが，その何パーセントが結合可能であるかを示す値．PaO_2とSaO_2の関係は，酸素・ヘモグロビン解離曲線によって表される．PaO_2 60Torr ≒ SaO_2 90%，PaO_2 80Torr ≒ SaO_2 94～95%．SpO_2から予測するPaO_2は酸素・ヘモグロビン解離曲線の移動を考慮していないため参考値であるが，健常者のSpO_2はおおむね96～99%の範囲にある．

2 慢性呼吸不全（慢性閉塞性肺疾患：COPD）をもつ人への一般的対応

1 酸素機器に関するマネジメント

長期（在宅）酸素療法によって，慢性呼吸不全をもつ人でも自宅での生活が可能になったが，病気や症状のセルフマネジメントに加え，酸素機器の使い方や注意点を習得し，マネジメントしながら生活する必要がある．

2 気道感染の予防：痰を効果的に喀出するためのマネジメント

慢性呼吸不全の急性増悪は，気道感染が最も多いとされている．急性増悪の頻度は病期の進行とともに高くなり，増悪を繰り返すたびにクライアントの呼吸機能および運動耐容能は低下し，QOLを悪化させる．クライアントには急性増悪を起こさないようなマネジメントが必要となる．日本でみられるCOPDは喀痰の少ない気腫型*（気腫性病変優位型）が多いとされているが，水分を摂取して痰の粘稠度を低下させることや，排痰法を身に付け定期的に痰を喀出して感染を引き起こさないようにすることが重要である（表9-3，図9-1）．日ごろから，痰の性状など体調の変化についてセルフモニタリングをし，早期に対応できるようにする．

用語解説*

気腫型

COPDの臨床型は，やせ型の肺気腫型（pink puffer）と，やせを伴わず比較的多くの喀痰を特徴とする慢性気管支型（blue bloater）に分類されてきた．近年，やせとCT画像で評価した気腫病変が，独立したリスク因子であることが明らかになり，CT画像による定量的評価からCOPDのフェノタイプ（phenotype：表現型，特質）を，「気腫型のCOPD」と「非気腫型のCOPD」，もしくは「気腫性病変優位型」と「末梢気道病変優位型」に分類して表現する．

表9-3　効果的な排痰のための集中ケア

排痰法の適応：痰量が30～50mL/日以上，痰の量は少なくても効果的に喀出ができない場合

1. 気管支拡張薬を吸入する．
2. 薬効が十分現れる時間を見計らって（効果発現5～15分），分泌物の貯留部が肺門より上になるような体位（肺門に対して直角になるような体位）を15～20分とる．
   ※痰のある部位を特定した上で行う，痰の部位が2カ所の場合は上部から行う．
   ※痰が末梢から中枢気道へ移動するには15～20分を要する．
3. 呼気時に分泌物の貯留部周囲に用手呼吸理学療法（軽打法：percussion，振動法：vibration，胸郭圧迫法：squeezingなど）を行う．
4. 咳嗽を促す（強制呼出法：huffing）．

時期・回数：食前後を避け，少なくとも食後2時間以上たってから行う．
2～6回/日（家庭で行うときは2回/日）行う．

注）軽打法，振動法は気管支攣縮を誘発する可能性があることや，軽打法により不整脈が発生するという報告があり，実施にあたっては注意が必要．ただし自宅で排痰を継続するには，体位排痰法と軽打法や振動法を組み合わせることが多い．

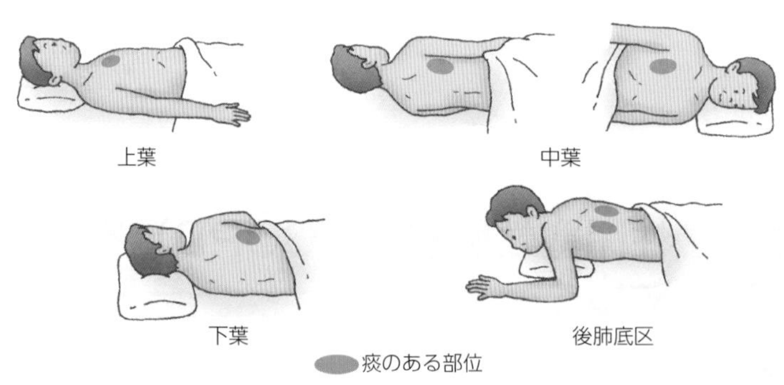

図9-1　排痰法（体位ドレナージ）

3 パニック時の安楽な体位と呼吸法

生活のなかで急に激しい呼吸困難に襲われたときの呼吸法を身に付けておくことは，安定した呼吸の回復やクライアントの安心につながる（図9-2）．

基本：横隔膜の緊張を解き，横隔膜を引き下げ，横隔膜の可動範囲を増やして肺の伸展度を高める．
呼吸に要するエネルギーを減らし有効な換気量を保つ．

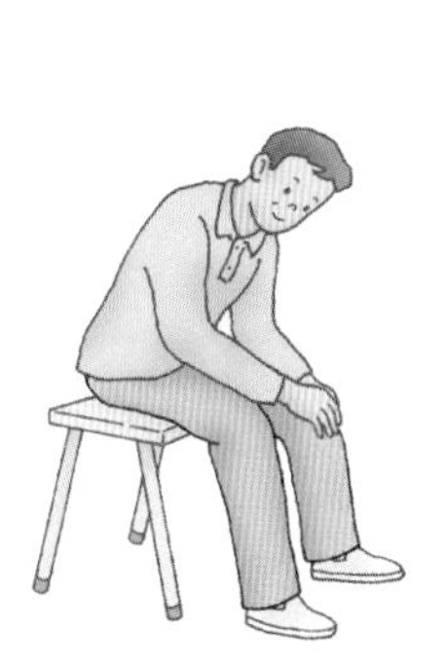

座る場所がある場合

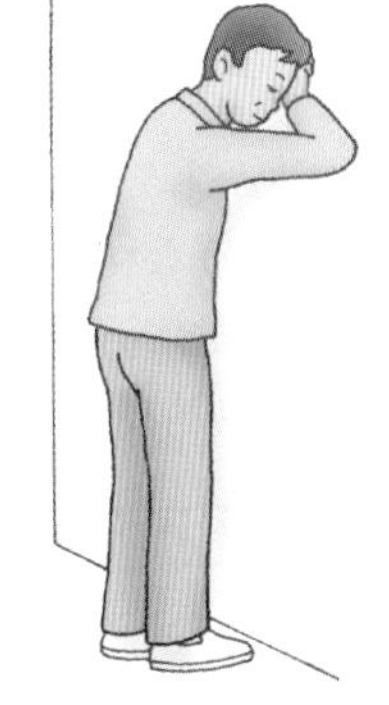

座る場所がない場合

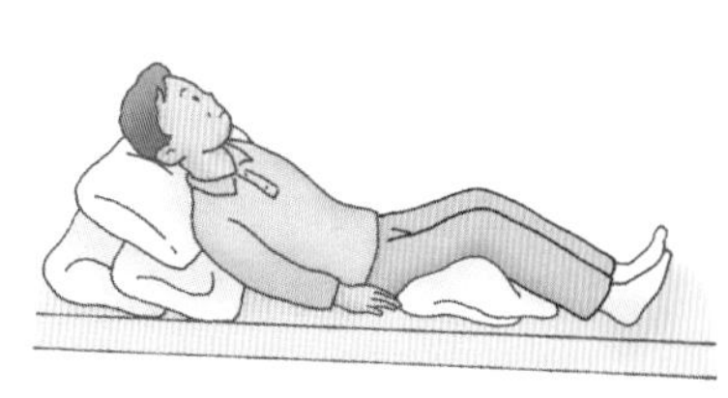

横になれる場合

①両足を床につけしっかり固定し，腕で身体を支えながら前かがみになり体の力を抜く．
座れなければ，上半身を軽く前傾し，両手を重ね，上肢を固定し，何かに寄りかかり，重ねた手の上に額または側頭部を置いて，顎，胸，腹の筋肉の力を抜く．横になれれば，頭を高くして膝関節を屈曲させる．
②目をつぶる．
③鼻か口から精いっぱい息を吸い込んで口からゆっくり吐く（口すぼめ呼吸）．
④楽に息ができるようになるまで呼気時間を少しずつ長くする．吐くことに集中する．

参考：3学会合同呼吸療法認定士認定委員会事務局編．第6回3学会合同呼吸療法認定士認定講習テキスト．2001，p.135．
道免和久ほか編．最新包括的呼吸リハビリテーション．メディカ出版．2003，p.214-215．

図9-2　呼吸の楽な体位

4 薬物療法に関するマネジメント

クライアントには，薬物の作用を理解し，効果が最大限に得られるようなマネジメントが必要となる．COPDの息切れの原因は，閉塞性換気障害，低酸素血症，肺の過膨張，呼吸筋機能の低下などである．息切れの因子を改善することを目的として，抗コリン薬，β_2刺激薬の吸入が行われる．多剤を併用することも多い．息切れなどの症状が強く増悪を起こしやすい場合にはグルココルチコイドの吸入が追加されることもある．

薬剤の吸入には，加圧定量噴霧式吸入器（pressurized metered dose inhaler：pMDI）やドライパウダー吸入器（dry powder inhaler：DPI），ソフトミスト吸入器（soft mist inhaler：SMI）が用いられている．pMDIを使用する場合には，口腔内への薬剤の沈着量を少なくし，吸入量を安定させるために吸入補助具（スペーサー）の利用が推奨される．DPIを使用する場合には，クライアントの吸気力や速さと合っているか確認する必要がある．器具（吸入デバイス）の種類により特徴が異なっているため，使用する器具の注意点を踏まえた上で，有効に吸入するための吸入方法の獲得も必要となる．

plus α

呼吸困難，息切れの程度の評価

ボルグスケール（Borg scale），ヒュー・ジョーンズ（Hugh-Jones）の分類，MRC息切れスケール（Medical Research Council Dyspnea Scale）などがある．

plus α

COPDの病期(stage)

Ⅰ期～Ⅳ期の分類がある．国際ガイドライン「GOLD」（Global Initiative for Chronic Obstructive Lung Disease）に基づいた治療が推奨されている．

5 息切れの少ない生活のためのマネジメント

呼吸筋の筋力増強を図るために，高エネルギー，高タンパク食を基礎とした食事に関するマネジメント（**図9-3**，**表9-4**）や，酸素を効率よく取り入れられるような呼吸法（**口すぼめ呼吸**や**腹式呼吸**）を生活のなかに取り入れること，体力の維持，心臓への負担を軽くするために息切れの少ない生活のしかたを身に付けること（**表9-5**，**表9-6**），呼吸筋や四肢筋力のトレーニングを継続することも慢性呼吸不全患者にとって必要なマネジメントとなる（**図9-4**）.

息切れや疲労感のあるなかで，体力を低下させないようなマネジメントを続けていくことは容易ではないが，その必要性を理解し，生活のなかでセルフマネジメントを継続することが大切である．さらに，季節によって異なる環境と自分の体調や呼吸状態を合わせて折り合いをつけ，セルフマネジメントしなが

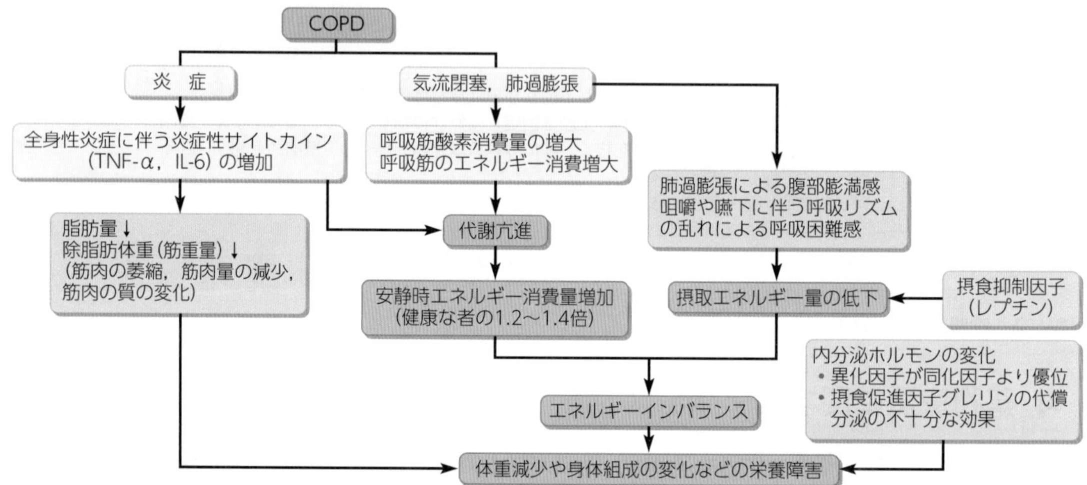

図9-3　COPD患者の栄養障害のメカニズム

表9-4　COPD患者の食事療法（栄養状態の維持・改善）に関する支援のプロセス

1. **栄養評価**
   1）主観的評価
   体重変化，食事摂取量の変化，消化器症状（既往歴や併存症の有無を含む），活動状況の変化，ストレス状況など
   2）客観的評価
   身体計測（BMI，体重減少率など），体成分分析（除脂肪体重），血液・生化学検査
   3）食事調査（3日間）による栄養評価
   食習慣（1日の食事回数，食事時間，間食の有無），1日の摂取エネルギーなど
   4）食事摂取の少ない背景
   食事摂取時の呼吸器症状（咳，痰，食事動作による呼吸困難の有無），味覚の変化，食欲不振・満腹感・疲労感の有無，咀嚼機能低下の有無，食事に関する意識，家族背景など
2. **動機づけと食生活の改善**
   - 栄養状態の維持・改善の必要性について説明する
   - 現状を一緒に分析する
   - 目標を設定する（エネルギー必要量の算出）
   - 食事の工夫点を一緒に考える（分食にして１回に食べる量を減らす．エネルギー量の高いものから食べる．食事の前に十分な休息をとる，ガスを発生するものは避ける，油を使った調理方法などエネルギー摂取を多くする工夫をするなど）
3. **摂取カロリーを補う栄養補助食品の選択**
   - クライアントの嗜好・食感を重視する．
   - 継続できる市販されているものを選択する．
4. **食事療法（栄養療法）の効果を評価**
   - ４〜８週間を目安に評価する．

plus α

エネルギー必要量の算出

COPD患者では安静時エネルギー消費量（REE）が健常同年代の1.2〜1.4倍に亢進している．REE予測値の算出法：男性＝(11.5×体重kg)＋952，女性＝(14.1×体重kg)＋515．さらに，活動レベルによって必要とされる１日のエネルギー量が異なる（REE×1.3〜1.6）．ほとんど座位の生活であれば1.3倍，リハビリ等で身体活動を高めている場合は，1.6倍を乗じて１日のエネルギー必要量を求める．

表9-5 息切れを起こしやすい生活動作の例

＜腕をあげる＞胸郭の動きを制限するため
- 髪を洗う
- （前開きでない）かぶり上着の着脱
- 高い所の物を取る（洗濯物を高い所に干す）

＜反復する＞
- 体を洗う
- 掃除機をかける

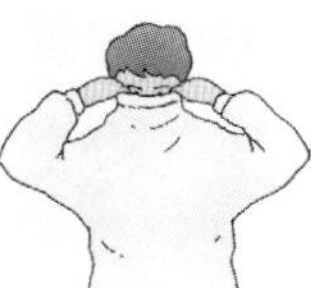

＜腹部を圧迫する＞横隔膜などの動きを制限するため
- 靴下をはく
- 足の爪を切る

＜息を止める＞
- 顔を洗う
- 歯を磨く
- 排便をする

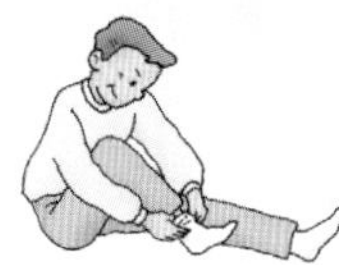

表9-6 COPD患者の生活動作のポイント

基本的な考え方

クライアントの生活範囲や余暇活動を狭めない，エネルギー消費が少なく，動作効率がよく，息切れやSpO_2の低下を引き起こさない生活動作．

基本的なポイント

①呼吸に合わせてゆっくり動作を行う．
②SpO_2の低下が起こる動作，力む動作は呼気に合わせて行う．
③反復・連続動作，エネルギー消費が多い動作や動作後などにSpO_2の低下が起こることが多い動作では，動作の間に深呼吸をして休憩を入れるようにする．
④動作終了後にSpO_2の低下が起こる動作は，動作終了後にSpO_2が回復するまで休憩をする．どのように，どれくらい休憩すればよいかは具体的に指導する．
⑤SpO_2の低下を起こす原因と考えられる動作を行わない動作方法に変える．
⑥動作を簡略化する．
　エネルギー消費量を少なくするために無駄な動作を省き，SpO_2低下が起こる動作は回数を減らして，SpO_2の低下を防ぐ．
⑦環境整備を行う．
　エネルギー消費を減らしたり，息切れが生じないで楽に動作を行うために福祉用具を使用したり，家庭環境を整える．
⑧社会資源（介護サービス）を利用する．

道免和久ほか編．最新包括的呼吸リハビリテーション．メディカ出版，2003，p.128より一部改変．

ら生活することも重要である．また，便秘やガスの貯留は腹部の膨満による横隔膜の挙上をきたすため，これらを予防し，呼吸運動を妨げることのないように気をつける．

慢性呼吸不全患者は，息切れにより活動制限が生じ，抑うつを引き起こすこともある．クライアントがセルフマネジメントしながら病気とともに生き，自分らしく生き生きと生活していけるようにするにはどうすればよいのか，心と身体をマネジメントできるような支援の方法を考えていく必要がある．

①肩の上げ下げ

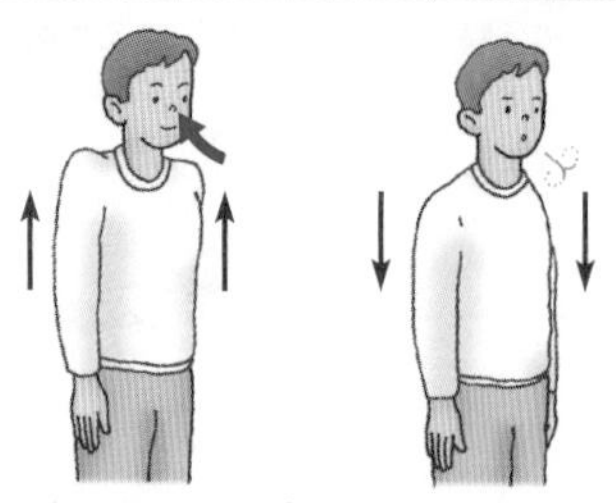

息を鼻から吸いながら，両方の肩をゆっくり上げていく．吸いきったら，口から息を吐きながら肩の力を抜いて下ろしていく．

②手を胸にあてて胸の筋肉をストレッチ

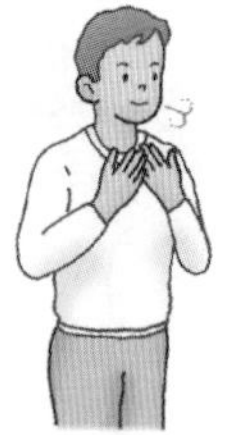

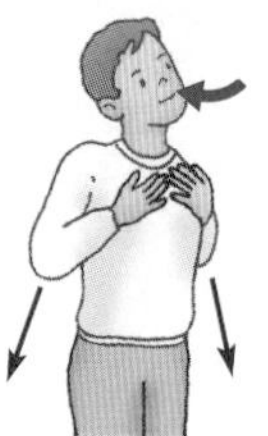

（**吸気**のストレッチ）両手を胸の上部にあてて息を吐く．次に息を吸いながら首を後ろに倒していき，持ち上がる胸を手で押さえるようにして肘を引いていく．息を吸いきったら，首と肘を元に戻して楽に呼吸する．

③両手を上に伸ばして胸の筋肉をストレッチ

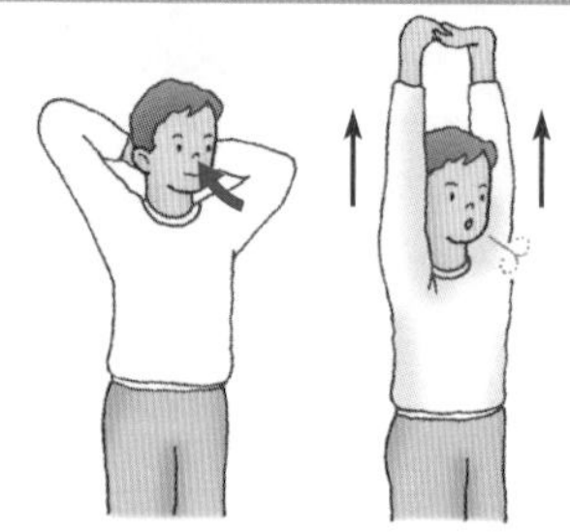

（**呼気**のストレッチ）首の後ろで両手を組んで息を吸い，息を吐きながら両手を上に伸ばしていく．息を吐ききったら，息を吸いながら両手を元の姿勢に戻す．

④背中を丸めて，背中の筋肉をストレッチ

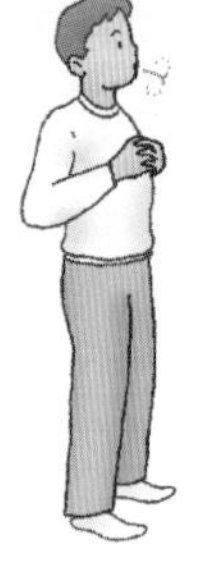

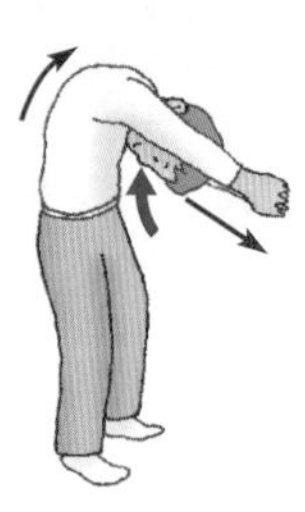

（**吸気**のストレッチ）胸の前で両手を組み，この姿勢で息を吐く．次に息を吸いながら腕を前に伸ばし，背中を丸めていく．そのままの姿勢で十分息を吸う．次にゆっくりと息を吐きながら，手と背中を元に戻していく．

⑤体をねじって脇腹をストレッチ

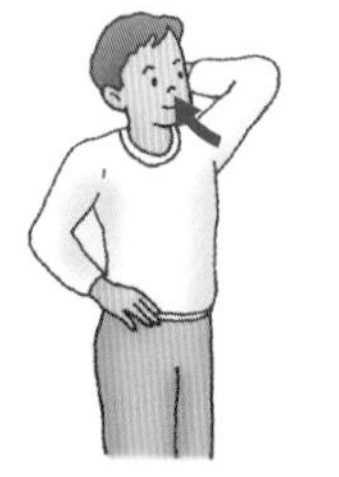

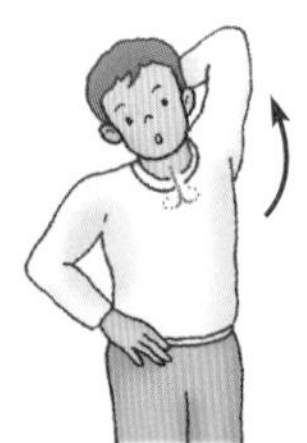

（**呼気**のストレッチ）一方の手を頭の後ろにあて，反対の手を腰にあてて，鼻から息を吸う．吸いきったら，息を吐きながら，頭にあてた側の肘を持ち上げるように体を伸ばす．息を吐ききったら，体を元の姿勢に戻し，楽に呼吸する．次に手を逆にして，逆の向きへ繰り返す．

⑥下胸～腹のストレッチ

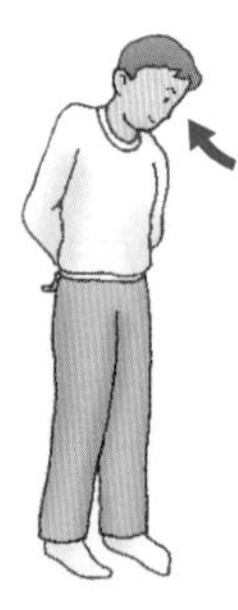

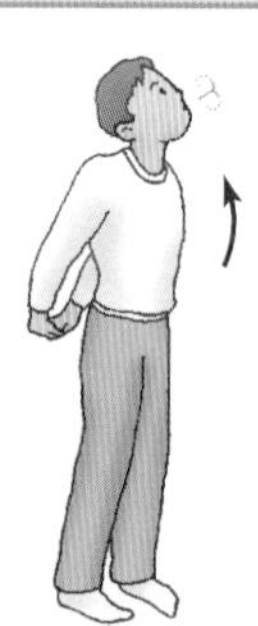

（**呼気**のストレッチ）両手を後ろで腰の高さで組み息を吸う．ゆっくり息を吐きながら組んだ両手を腰から離し，下胸・腹を張るように伸ばす．息を吐ききったら元の姿勢に戻す．

柿崎藤泰，福井勉．“呼吸運動療法”．呼吸運動療法の理論と技術．本間生夫監修．田中一正ほか編．メジカルビュー社，2003，p.114-139.

図9-4　呼吸筋のストレッチ

3 呼吸不全のクライアントのセルフマネジメント事例

事 例

山下さん，63歳，男性

病院受診のきっかけ：約2年前から労作時の息切れを感じていた．60歳を過ぎ年齢のせいだと思っていたが，息切れが増強し友人と同じスピードで歩けなくなり，おかしいと感じ外来を受診する．

症状および初診時所見：動いたときの息切れ（息切れの程度：MRC grade3～4）．息切れが強いときにゼーゼーという（発作性ではない喘鳴（ぜんめい））．喀痰はみられない．胸部で両肺野に乾性ラ音が聴取され，胸郭は前後径の増大がみられビール樽状を呈していた．胸部X線写真で末梢血管陰影の減少，肺野の透過性亢進（こうしん）がみられ，側面像では横隔膜の平低化がみられた．胸部CTでは広範な低吸収領域が認められ，細葉中心型肺気腫（気腫型のCOPD）と診断された．末梢血の好酸球増加は認められなかったが，血中IgEの高値が認められた．肺機能検査では高度の閉塞性障害が認められた（肺活量VC＝2.13L，努力肺活量FVC＝2.07L，1秒量FEV_1＝0.94L，％予測1秒量〔％FEV_1〕32.0％，1秒率44.1％）．喫煙歴40本/日×43年．

治療の経過：β_2刺激薬の吸入で呼吸困難が改善し，初診から4週間後には1秒量が0.30L増加した．COPDに気管支喘息が合併していると診断され，その後，長時間作用型抗コリン薬（long-acting muscarinic antagonist：LAMA）DPIが1日1吸入（朝）で処方され，長時間作用型β_2刺激薬（long-acting beta agonist：LABA）DPI 1日2吸入（朝，夕）と短時間作用型β_2刺激薬MDI 1回2吸入（1日4回までの頓用）との併用で治療を続け生活していた．禁煙指導が行われていたが，たばこはやめられていない．

入院の経過：今年になって急性増悪が1回あり，入院する．薬剤はLAMAと長時間作用型β_2刺激薬／吸入用ステロイド配合薬DPIに変更になった．今回も風邪をひき，喀痰量が増加し，息苦しさが増強したために受診．受診時の血液ガス検査の値はPaO_2＝51.5Torr，$PaCO_2$＝47.2Torr．低酸素血症に対しては酸素療法が行われ，気道閉塞・炎症に対してはβ_2刺激薬のネブライザー吸入，テオフィリン・ステロイド薬・抗菌薬の静脈内投与が行われた．薬物治療により炎症所見は認められなくなったが，酸素なしで歩行すると経皮的動脈血酸素飽和度（SpO_2）は80％台に低下，血液ガス検査の値はRoom airでPaO_2が60Torr，$PaCO_2$が39.2Torrであり，長期（在宅）酸素療法の適応となった．BMI（body mass index）は19.5．体重は1年前と比べて4kg減少，ここ2カ月で2kg減少．

家族構成：妻と二人暮らし．子どもは二人いるが県外で暮らしている．

職業：60歳で定年退職したが，63歳まで相談役として週3回1日3時間程度勤務．現在は無職．町内の自治会役員をしている．

1 援助者としての役割の明確化

看護師は長期（在宅）酸素療法の導入によりショックを受けている山下さんに対して，心を傾けて話を聴く．ここでは山下さんの考え方や行動が正しい，間違っているというような解釈や判断をするのではなく，山下さんの気持ちに焦点を当てて聴く．看護師は山下さんの気持ちや体験を山下さんと共有することが必要である．

山 ショックだ．家に帰っても酸素をしなくてはいけないんだって．こんなものにつながれて生きていかなきゃならないなんて．ショックだ．今まで何のために頑張ってきたのか．

看 酸素につながれて生きていかなきゃならないとショックなのですね．今までの頑張りは何だったのかと．

山 そうだよ．今まで一生懸命働いてきて，その結末がこれだ．たばこが原因だっていわれるけれど，たばこを吸わないと仕事はやっていられなかった．仕事をしているときは友達の誘いも断って，仕事を辞めたら旅行に一緒に行こうと約束していたのに．それももうできなくなった．

看 そうですか．お友達と旅行をされることを楽しみに，お仕事を頑張ってこられたのですね．
それができなくなった今，つらいお気持ちなのですね．

山 つらい……情けないよ．……でも仕方ない．たばこをやめなかったのは自分だし．
それに旅行は友達に迷惑もかけるし，妻とゆっくり自分のペースで行ける所に行こうと思っていたんだ．
いつまでもくよくよしていてもしょうがない．慣れたら少しの距離なら酸素がなくても大丈夫だと思うし．
何とかなる．何とかしないといけないね．

看 家に帰っても酸素が必要と言われてショックだし，情けない気持ちもあるけれど，いつまでもくよくよしていてはいけない，何とかしないと，何とかしようと山下さんは思われているのですね．

山 そうだね．

看 山下さんが家に帰られてから，どのようにして病気と付き合っていけば，安心して山下さんの希望に近い生活ができるのか，息苦しさの少ない一番よい状態を保てるのか考えていきませんか．一緒に考えていきましょう．

家でも酸素吸入をしなければならなくなった山下さんは，「ショックだ」「情けない」と自分の気持ちを語っている．その気持ちを共有し，看護師がその言葉を返すこと，あるいは今まで仕事を頑張ってきた山下さんを認めることで，山下さんは自分の気持ちを少し冷静に見つめ，いつまでもくよくよしていてはいけない，何とかしないといけないという気持ちに傾いている．「慣れたら少しの距離なら酸素がなくても大丈夫」という認識は正しくはないが，まずここでは，何とかしようと思っている山下さんの気持ちを大切にすることが必要である．そして，何を目的として援助しようとしているのか，援助者の役割と存在を伝え，セルフマネジメントに向けたアプローチの第一歩を踏み出すことが必要である．

2 生活者としてのクライアントの物語を聴く

語りのなかには，山下さんにとって病（やまい）や症状がどのようなイメージや意味をもつものとして体験されているのかが含まれている．語る内容は状況とともに変化する．それは一貫性を欠いていたり，断片的で不確かであったりするかもしれない．しかし，山下さんの語りを聴くことで，山下さんが息切れなどの症状や活動制限などの能力低下をどのように認識し，それとともにどのように生活し，日々の暮らしのなかで生じる実際の問題や苦悩にどう対処するのが最もよいと判断しているのかを知ることにつながる．

看　これまで山下さんがどのように病気や息切れと付き合ってこられたか教えていただきたいのですが，よろしいでしょうか．

山　特に何をしたということはないよ．最初受診したときは，肺癌かもしれないと思ってひやひやしていたけれどね．吸入を始めたら息切れも楽になったし．肺が気腫化を起こしたCOPDだと言われて安心した．
今から思えば，その安心がよくなかったのかもしれないけれどね．外来で酸素をしている人を見て，あんなふうにはなりたくないと思っていたけれど，自分がなるなんて思っていなかったから．

看　そうですか．がんじゃなかったと思って安心されたのですね．

山　先生には，COPDは治る病気ではないと言われて，いい病気ではないということはわかっていたのだよ．
一応これでも病気のことについては本を読んだりしたんだ．

看　勉強なさったのですね．

山　難しいことはわからないよ．でも自分の体のことは知っておきたいからね．
薬だって，これはどういう薬でどういう効果があって，どういう副作用があって……，知っておくと安心だから．
その本に，うがいは4回以上したほうがいいと書いてあって，この間退院した後は1日4回以上やっていたんだ．
自分でできる努力はしていたつもりだったんだ．でもダメだね．結局，今回も風邪をひいてしまって，このありさまだ．
最近は，妻ともケンカばかりだ．すぐにイライラして妻にあたってしまう．
ノートには妻への感謝ばかりを書いているけれど．

看　山下さんは本を読んで，うがいをきちんとされていたのですね．ご自分でできる努力はしていたつもりだった．
ではどうして今回，風邪をひかれたのでしょうか．山下さんはどのようにお考えですか？

山　うーん．どうかな……最近イライラすることが多くて，たばこの本数が増えていたかな．そのころから痰がちょっと多かったような気もする．たばこはやめろと言われていたし，悪いのはわかっていたけれど，今さらやめても病気が治るわけではないと思っていたからね．イライラしたときの一番の対処方法はたばこだったし，やめられなかった．

看　たばこについては，今後はどうしようと考えていらっしゃいますか？

山　引火でもしたら困るし，きっぱりやめるよ．入院してから吸ってないしね．

看　たばこはイライラしたときの山下さんの一番の対処法だったのですよね．それをやめて，ますますイライラする状況にありませんか？　山下さんは，最近イライラして奥さんにあたってしまうとおっしゃっていますが，どのようなことでイライラされるのですか．

山　しんどいときは，イライラするんだ．あれをしよう，これをしようと考えていても，前ほどできない．ああ情けないと思っているところに，妻から何か言われると，腹が立ってしまう……．

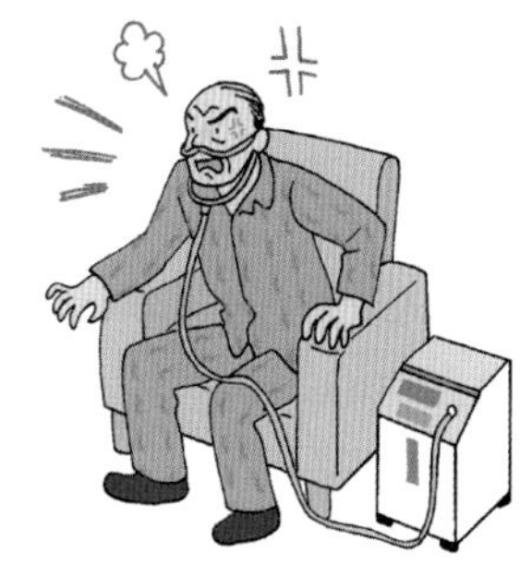

山下さんの語りを聴くと，COPDという病気は，山下さんにとって急に生活を脅かす存在としてはイメージされていなかったようである．それは，息切れという生活を脅かす症状がすぐに軽減したことと関連しているのであろう．しかし，本を読み，病気や治療に対して知識をつけるなど，山下さんなりに病気に向かっていく力をもっている．そのような力を山下さんがもっていることを看護師は認め，またその力を生かして今後マネジメントしていけるように援助していくことが必要である．今回の急性増悪の要因の一つが喫煙であることも，自ら気づき，山下さんはたばこをやめる決意をしている．しかし，禁煙す

れば山下さんの問題が解決するのではなく,「イライラしたときの一番の対処方法がたばこだった」「最近イライラすることが多い」という山下さんの語りに耳を傾ける必要がある.何が山下さんをイライラさせるのか,山下さんに必要なマネジメントは何なのか,常に考えていく姿勢が看護師には求められる.山下さんの語りからは,息苦しさがあること,息苦しさによって以前と同じように活動できないことがイライラを引き起こす要因になっているようである.

酸素セーバーについては,スイッチの入れ忘れや切り忘れがあったが,繰り返し行うことによってそのようなことはなくなり,「もう大丈夫」と山下さんに自信もついた.安静時0.5L,活動時1.5Lの酸素流量の切り替えもできていた.酸素濃縮器については「フィルターを掃除すればいいのだね.掃除機で吸ってもいいけど,ハケを買って自分で掃除する」と積極的に自分で行おうとする言動があり,酸素濃縮器を置く位置や延長チューブの長さについて,妻と屋内の図を描きながら相談していた.

しかし,電話をかけに行ったり,トイレに行ったりするときに携帯酸素を使わずに歩いている姿もときどき見かけるようになった.山下さんに話を聞くと「最近少し楽になったので,トイレくらい急いで行けば大丈夫」「入院前はこれくらいの息苦しさで生活していたのだから,やろうと思えばできる」「酸素をしていてもしていなくても,息苦しさはあまり変わらない」と述べた.看護師は,「やろうと思えば確かにできますよね.酸素をしたからといって息苦しさも楽になるわけではありませんね」と山下さんの考えが間違っていないことを認めた上で,酸素吸入は息苦しさを軽減するために行っているのではないこと,血中酸素の低下は心臓に負担をかけ,肺高血圧や肺性心*を引き起こすことを説明した.そして,山下さんに動作によるSpO_2の低下を認識してもらうために「酸素吸入をしながらになりますが,トイレの前まで酸素(酸素飽和度)を測りながら歩いてみませんか」と歩行時のSpO_2をモニターしてみることを提案した.

山下さんのトイレ歩行前のSpO_2は96%であった.山下さんは,「酸素をつけていないときは,急いで行ってこようと思うからこれくらいのスピードで歩くんだ」と言いながら,早足で歩行を始めた.SpO_2はすぐに低下を始め,10m先のトイレの前では90%を示していた.山下さんは「しんどくてしょうがないというほどではないんだよ.それなのにこんなに下がっているんだ」「酸素をしていても早足で歩くと下がってしまうんだね」「酸素をしていなければもっと下がるということだね」と驚いた様子であった.山下さんは看護師に,もう少しSpO_2を下げないよい方法があれば教えてほしいと聞いた.

山下さんは,トイレなど短い距離であると酸素カニューレをはずし,酸素吸入を行わずに歩行していた.これはノンコンプライアンスの状態であった.しかし看護師はそのような行動を非難するのではなく,山下さんにその理由を確認している.クライアントが療養法を守らないときには,その人なりの理由が

用語解説*

肺性心

肺疾患により肺での血液の流れが悪くなると,肺血管抵抗が高まり肺高血圧となる.肺へ血液を送り出す右心室に負担がかかり,右心不全をきたした状態を肺性心という.COPDの場合の主な原因と機序は以下の二つである.

- 低酸素→肺動脈の攣縮→肺高血圧→右心負荷→肺性心
- 肺胞の破壊→肺の毛細血管(肺血管床)の減少→肺高血圧→右心負荷→肺性心

ある．その理由をアセスメントして，クライアントに必要な知識を的確に提供していくことが求められる．山下さんは，酸素療法は息切れを軽減するために行うと解釈していたところがあった．これについては，山下さんが正しい知識をもてるように説明をした．しかし，「トイレくらい大丈夫」と思っている山下さんに対しては，どういう方法をとれば山下さんが認識を変え，短い距離でも酸素吸入を行うようになるのかを考える必要がある．山下さんは長期（在宅）酸素療法を導入したときにも「慣れたら少しの距離なら酸素なしで大丈夫と思う」と述べていた．山下さんの場合には，具体的な数値を示して，大丈夫だと思っている考えが間違っていることを理解してもらった．そのことによって山下さんは，SpO_2 を下げない方法を教えてほしい，と述べ，よりよい方法を習得したいという気持ちに導くことができた．

3 クライアントの困っていること，気になっていることを明確にする

山　病気になる前と同じようにしていたのではいけないということだね．でも家には酸素のモニターはないから，心臓に負担をかけないように行動できるかな．

看　入院中に酸素（酸素飽和度）のモニターをつけて行動して，行動のスピードやコツをつかんでいきませんか．

山　いいね．行動のしかたを身に付けたら，もっと楽にいろいろなことができるようになるかな．

4 共同目標の設定

山下さんとともに話し合い，心臓に負担をかけない行動のしかたを身に付け，その方法を用いて在宅や社会での生活範囲を狭めず行えることを最終的な目標とした．具体的には，まず身の回りの動作である洗面，着替え，入浴が SpO_2 90％以上で行えるようになる．次に，歩行が SpO_2 90％以上を保ちながら行えるようになる．それができたら，階段昇降が SpO_2 90％以上を保ちながら行えるようになるというように，段階的に目標を設定した．山下さんは，旅行に行くことを楽しみにしていた．その楽しみをあきらめるのではなく，心臓に負担をかけない方法でできることを目指して頑張っていくことになった．

5 アクションプラン設定の援助

目標を達成していくために，現在臥位で行えるようになっている腹式呼吸を座位や立位でも行えるようにする．また，筋力を低下させないための呼吸筋トレーニングや，体重の減少を食い止め維持するための栄養指導を加えて行うことになった．

6 シンプトン・マネジメント

山下さんは，SpO_2を測定しながら歩行するなかで「息苦しさを感じないような行動のしかたをしなければならないんだね」「息苦しくなったら休めばいいと思っていたけれど，それはダメな方法だったんだね」と，息苦しさという症状が活動の目安にならないことへの気づきを述べた．息切れは活動量の増加によって生じるが，息切れの程度とSpO_2の低下（低酸素血症）とは相関しない．山下さんは，実際の測定値を用いながら行動したことで，自覚症状をどのように判断したらよいのか，どのように考えればよいのかを理解しているようであった．

7 サイン・マネジメント

看護師は，山下さんにセルフモニタリングしてもらうために，SpO_2の値とともに，そのときの自分の状態や生活のなかでの変化を細かく書いてみるように勧めた．山下さんには，息切れの状態だけでなく，痰の性状や量，倦怠感，動悸，顔・爪・口唇色，食欲，頭痛，睡眠状態，体温などが状態の目安になること，体重をモニタリングして維持することが増悪を回避したり状態を安定させるために重要であることを伝え，ほかに何でも気づいたことを書いてみるように話した．山下さんは日ごろからその日の出来事をノートに書く習慣があり，細かく状態を書いていた．

看 山下さん，ご自分の状態を細かくノートに書いてみて，何か気づいたことがありますか？

山 何かしんどくなりそうなときは，爪が白くなっているような気がするね．朝起きたときの顔色もバロメータかな．
今まで鏡なんてよく見なかったけど，顔色のよくない日は無理しちゃいけないことがわかったよ．
ほかに，歩いているとき，足がだるい感じがしたり，動悸がしたりするときには酸素飽和度が91%ぐらいになっているね．

看 足のだるさがあるときは酸素飽和度が下がっているなど，ずいぶんたくさんのことに気づかれたのですね．

山 そうだね．お風呂はやっぱり一番しんどいけれど，休み休みするようになってずいぶん楽になったよ．
お風呂から出てきてすぐに測った酸素飽和度は93%に上がったし．教えてもらったことが身に付いてきたかな．

看 そうですね．今の調子でいいですよ．

山 帰ってからも自分の状態を目安にできそうな気がしてきたよ．どう行動したらいいかがわかって，最近イライラすることも少なくなったしね．家に帰ったらどうかはわからないけれどね．

ノートに自分の状態を記載することによって，山下さんは顔色や爪の色，下肢のだるさ，動悸が，自分の行動の指標になることに気づいている．目安となる指標は，クライアント個々によって異なる．自分にとって何が指標となるかに気づくことは，家に帰ってからの生活への不安の軽減や，自信，マネジメントにつながるであろう．

8 ストレス・マネジメント

山下さんは，活動をするときのコツをつかみ，「最近イライラすることも少なくなった」と述べている．これは，山下さんにとってのストレッサーが息切れによる活動制限であり，そのストレッサーに対して，現実的な方法（現実的な問題解決的アプローチ）で対処したことで，問題が改善され（「ずいぶん楽になった」），情動反応（怒り：イライラ）が軽減していることを示している．

しかし，COPDは進行性の疾患であり，徐々に呼吸困難や活動制限が増大することが考えられる．そのような場合，問題解決的な対処方法だけを用いて対処し続けると，かえってストレス反応が高まってしまうこともある．そこで，情動を調整できる対処方法も身に付けておくことが必要になる．看護師は，山下さんに情動を調整する方法の一つとしてリラックス法を取り入れることを勧めた．

plus α
筋弛緩法
身体の筋肉をゆるめることで気持ちをリラックスする方法．例えば息を吸いながら肩を耳近くまで引き上げ（10秒程度），息を吐きながら力を抜いて筋肉をゆるめる（15秒程度）．手や腕で行うこともできる．

看 山下さん，最近イライラすることが少なくなったのですね．笑顔も増えましたね．

山 どう行動したらいいかがわかって，気分的に落ち着いているからかな．家に帰ったらどうかはわからないけど．

看 そうですね．入院中に，うまく体や心をリラックスできる方法も身に付けておかれるといいかもしれませんね．イライラ感が募ったり，不安感が高まったりすると，呼吸回数が増えて，呼吸困難を助長してしまうこともありますから．

山下さんには，腹式呼吸の練習を行う際に，意識的に筋肉をリラックスする方法を紹介し，実際に行ってもらった．さらに，気分を転換させる方法として，旅行が好きだという山下さんには，楽しかった旅行の風景を思い出してもらうようなイメージ法*を取り入れてもらうように提案した．

用語解説 *
イメージ法
目を閉じて最も楽しかったこと・場面を思い浮かべる．見る，聞く，感じるといった五感を感じることで副交感神経の働きが活発化し，リラックス状態を作り出す方法．

9 評価のしかた

山下さんは，立位での腹式呼吸を習得した時点で退院した．退院１カ月後の外来受診時に面接を行い，入院中に行っていたことが生活のなかで実践されているか，話を聴いた．

看 おうちに帰られてから，調子はいかがですか？

山 家での生活は，以前に比べてずいぶん楽にできたよ．庭の鉢植えの植え替えもできたし．酸素のモニターも購入して，時々測って目安にしているんだ．体重も0.5kgだけだけど増えたよ．ノートにその日の状態を書きながら，無理をしないように生活しているよ．今日も持ってきて先生にノートを見せたら，うまくやっていますねって言われたところ．

看 そうですか．それはよかったです．ところで外出はいかがでしたか？

山 退院して家から出たのは，今日が2回目．酸素をしながら外に出るのはまだちょっと……人が自分のことを見ているような気がしてね．友達が訪ねてきてくれて，今度一緒に出かけようとは言ってくれているけど．……自治会の役員も代わってもらおうと思っているんだ．

山下さんの目標は，心臓に負担をかけない行動のしかたを身に付けて，在宅や社会での生活範囲を狭めずに行うことであった．退院後の生活について評価を行ったところ，セルフモニタリングを生かしながら，家庭での生活を送れている．これは，山下さんが症状をコントロールする方法を身に付け，自らのよりよい健康状態を目指してマネジメントできるようになったことだと考える．

しかし，山下さんは，外出は人目を気にして行っていない．また自治会の役員も代わってもらおうと思っている．外出を控えることは生活範囲を縮小することになり，QOLが低下することにつながる．また運動不足による筋力低下から，活動時の息切れの増強にもつながりかねない．山下さんが自分らしく生き生きと生活していくには，外出や楽しみであった旅行ができるようになること，社会的役割を果たしながら社会生活を送れることが大切で，外来での継続した支援が必要である．

引用・参考文献

1) 厚生省特定疾患「呼吸不全」調査研究班編．呼吸不全：診断と治療のためのガイドライン．メディカルレビュー社，1996.
2) 千住秀明．呼吸リハビリテーション入門：理学療法士の立場から．第3版，神陵文庫，1997.
3) 兵庫医科大学呼吸リハビリテーション研究会編．最新包括的呼吸リハビリテーション．メディカ出版，2003.
4) 日本呼吸器学会肺生理専門委員会，日本呼吸管理学会酸素療法ガイドライン作成委員会編．酸素療法ガイドライン．メディカルレビュー社，2006，p.18.
5) 日本呼吸器学会肺生理専門委員会在宅呼吸ケア白書ワーキンググループ編．在宅呼吸ケア白書2010．メディカルレビュー社，2010，p.3.
6) 日本呼吸器学会COPDガイドライン第5版作成委員会編．COPD（慢性閉塞性肺疾患）診断と治療のためのガイドライン．第5版，メディカルレビュー社，2018，p.101.

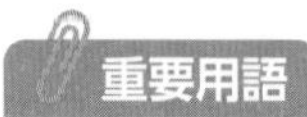

長期（在宅）酸素療法
経皮的動脈血酸素飽和度（SpO_2）
排痰法
体位ドレナージ
口すぼめ呼吸
腹式呼吸

学習参考文献

❶ **日本呼吸器学会COPDガイドライン第５版作成委員会編．COPD（慢性閉塞性肺疾患）診断と治療のためのガイドライン．第５版．メディカルレビュー社，2018.**

日本のCOPDに関するガイドライン．2018年までに得られた知見レベルに応じて，治療や管理の方向性が具体的に記載されている．

❷ **日本呼吸ケア・リハビリテーション学会呼吸リハビリテーション委員会ほか編．呼吸リハビリテーションマニュアル：患者教育の考え方と実践．照林社，2007.**

呼吸リハビリテーションの不可欠な構成要素である患者教育について，具体的な方法（展開方法，行動科学の活用，実践内容：禁煙，薬物療法，日常生活の工夫と息切れの管理，栄養食事療法，増悪の予防・早期対応，心理面への援助，在宅酸素療法など）が記載されている．

❸ **日本呼吸ケア・リハビリテーション学会呼吸リハビリテーション委員会ワーキンググループほか編．呼吸リハビリテーションマニュアル：運動療法．第２版．照林社，2012.**

呼吸リハビリテーションの中心となる運動療法について，科学的な情報に基づいて具体的な方法（進め方，評価のしかた，目標設定のしかた，トレーニングのしかたなど）について記載されている．

❹ **日本呼吸器学会肺生理専門委員会在宅呼吸ケア白書ワーキンググループ編．在宅呼吸ケア白書2010．メディカルレビュー社，2010.**

在宅で呼吸ケアを受けているクライアントの現状，実態がアンケート結果に基づいて記載されている．クライアントの医療者への要望を知ることもできる．

❺ **田中一正編．本間生夫監修．やさしいCOPD（慢性閉塞性肺疾患）リハビリテーションの自己管理．医薬ジャーナル社，2005.**

COPDをもつ人のために，病気の理解，治療法，理学療法，食事療法などについて，自己管理の方法が記載されている．

❻ **木田厚瑞．在宅酸素療法マニュアル：新しいチーム医療をめざして．第２版．医学書院，2006.**

在宅酸素療法の考え方，日常生活に生ずる問題点の解決方法が記載されている．

❼ **日本呼吸器学会肺生理専門委員会，日本呼吸管理学会酸素療法ガイドライン作成委員会編．酸素療法ガイドライン．メディカルレビュー社，2006.**

酸素療法と呼吸不全の基礎知識から，具体的な機器の適応と使用法，安全管理，さらには社会保障制度などについての情報が提供されている．急性呼吸不全も含めた酸素療法全般にわたっての指針が記載されている．

COPD認知率の向上，死亡率の減少を目指して

厚生労働省は2013～2023年度までの「健康日本21（第二次）」を発表した．COPDは，このなかの生活習慣病の発症予防と重症化予防の項で，初めて，がん，循環器疾患，糖尿病に次ぐ主要な疾患として掲げられた．COPDは国を挙げて取り組む深刻な疾患にもかかわらず，多くの人がCOPDであることに気づいていなかったり，正しく診断されていなかったりする．そのため，COPDという疾患の国民の認知率を高める必要がある．

GOLD日本委員会が2022年12月に行った調査では，COPD認知率は34.6％であった（図）．2011年のCOPD認知率が25％であったことから，2012年に策定された健康日本21（第二次）では10年後のCOPD認知率の目標を80％として掲げていた．その目標値には遠く及ばないものの，情報発信などさまざまな取り組みが行われ，2011年の認知率から9.6ポイント上昇した．

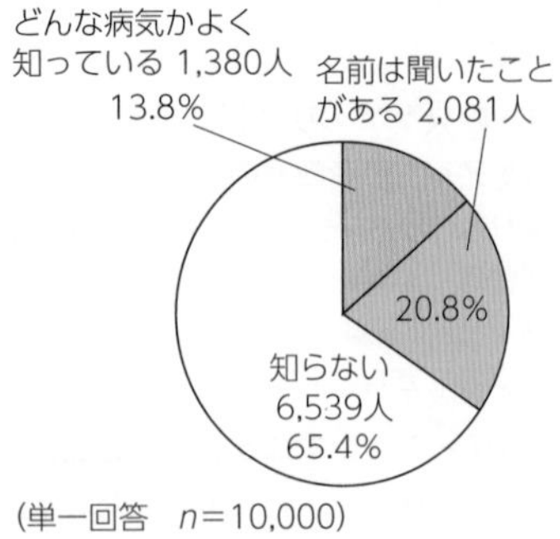

資料：GOLD（The Global Initiative for Chronic Obstructive Lung Disease）日本委員会調査，2022.

図　COPDの認知状況

健康日本21（第三次）においては，引き続き認知度の向上を図ることに加え，発症予防，早期発見・治療介入，重症化予防など，総合的に対策を講じていくことが必要とされている．また，2021年度の統計ではCOPD死亡率は人口10万人当たり13.3人であったが，2032年度には10.0人まで減少させるという新たな目標が掲げられた．

引用・参考文献

厚生労働省．健康日本21（第三次）の推進に関する参考資料．2023．p.90.

10 肝硬変とともに生きるセルフマネジメント支援

学習目標

- 肝硬変とはどのような状態か理解する.
- 肝硬変をもつ人に必要とされるマネジメントを理解する.
- 事例を通して，肝硬変のクライアントのセルフマネジメントを支援する看護方法を学ぶ.

1 肝硬変とはどのような状態か

1 肝臓と肝硬変

1 肝臓

肝臓は腹腔内の右上方，横隔膜の下方に位置する．肝臓は大きく二つの部分（二葉）に分けられる．右葉が左葉よりも大きい．肝臓は肝動脈と門脈の二つの血管から血液が流入し，肝静脈から肝外へ流出する．肝動脈は主として酸素に富んだ血液を肝臓に運搬し，門脈は胃や小腸，大腸，膵臓，脾臓などの消化管から吸収した栄養を運ぶ．肝動脈と門脈は，ほぼ1対2の割合で肝実質に血液を供給している（図10-1）．

2 肝臓の機能

肝臓には腸管で吸収された物質や，脾臓で破壊された赤血球によってできたビリルビンなどが血液循環により運ばれる．それらの物質（炭水化物，脂質，タンパク質，ビリルビン，ホルモン等）は肝臓で代謝される．代謝された物質のうち，必要な物質は肝臓で合成および貯蔵され，不要な物質は腎臓や腸管に排泄される．肝臓はこのような代謝機能としての役割が大きいが，消化器官として胆汁を産生し，胆管，総胆管を経て十二指腸に排泄する機能のほか，解毒能や血液凝固能などの機能がある（図10-2）．

3 肝硬変

肝硬変は，病理学的に「慢性肝障害とそれに引き続く結合組織の増生，さらに肝細胞の再生結節が肝全体に形成された状態」[1)]と定義されている．また，

●消化器系〈3D人体映像〉 

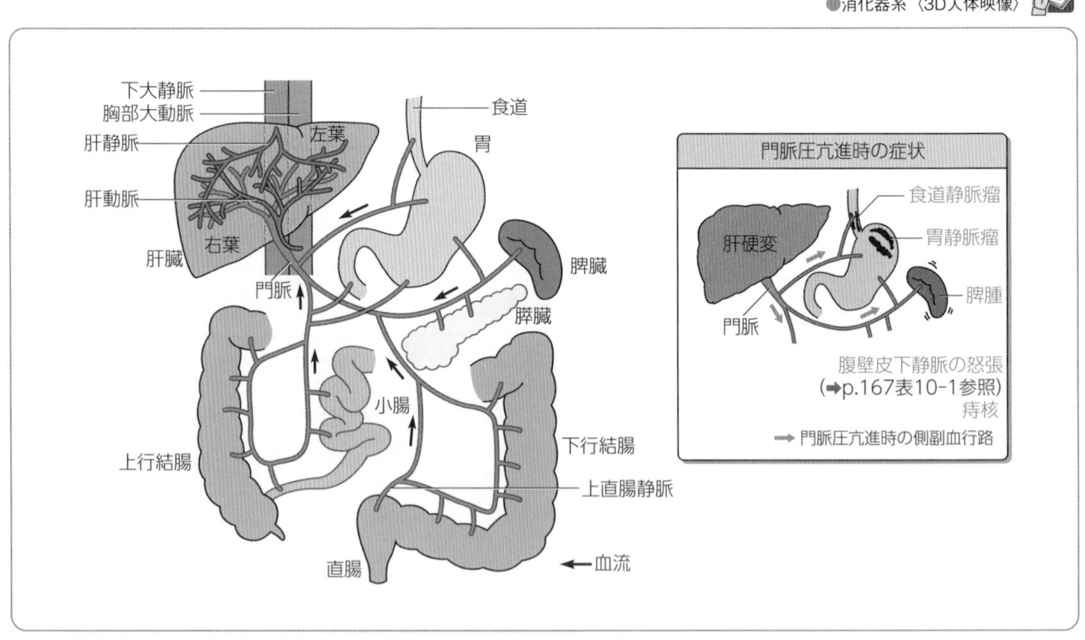

図10-1 肝臓の血流と消化管，および門脈圧亢進時の症状

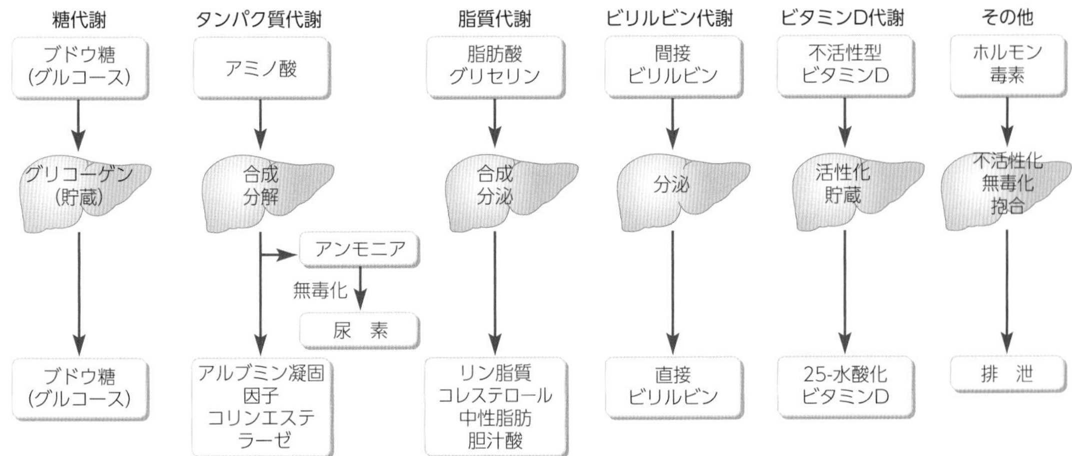

図10-2　肝臓の主な代謝機能

形態学的な定義は「びまん性の線維化と肝小葉構造の破壊と異常な再生結節（偽小葉）形成」[2]とされている．つまり，障害によって破壊された肝細胞の再生と線維の増生の繰り返しによって，表面はゴツゴツし肝臓全体が硬く線維が多くなる．また，肝臓内の血管を圧迫するため**門脈圧亢進**（こうしん）*・肝血流減少などが起こり，さらに肝細胞の破壊が進み，肝機能が低下した状態である（図10-1）．

> 用語解説*
> **門脈圧亢進**
> 門脈は，胃や十二指腸などの消化管や脾臓・膵臓・胆嚢などの腹腔内臓器の静脈血が集まり，肝臓に流入している太い静脈を指す．門脈圧亢進とは，この門脈系の血行障害により門脈圧が異常に上昇している病態を指す．本来肝臓に流れ込む血液がうまく流れないために，多臓器への血液が増量し側副血行路が発達する．その結果，食道・胃静脈瘤，腹壁皮下静脈の怒張，痔核の発達，また脾腫・脾臓機能の亢進による血球の破壊・腹水・肝不全や肝性脳症などの症状が現れる．

2 肝硬変の分類

1 原因による分類

欧米ではアルコールによる肝硬変の頻度が高いが，かつて日本では肝炎ウイルスが肝硬変の原因の７割以上を占め，特にC型肝炎ウイルスによるものは全体の約６割を占めていた[1-4]．しかし近年ではC型肝炎ウイルスによる肝硬変は減少し，2018年の調査では49.2%となった（図10-3）．その後もC型肝炎ウイルスの割合は減少しており，非アルコール性脂肪肝炎などの非B非C型肝炎が増加傾向にある．その他の要因として，胆汁流出システムの疾患および不全（胆管の狭窄（きょうさく）や胆汁うっ滞），嚢胞線維症，鉄（ヘモクロマトーシス）や銅（ウィルソン病）が過剰に蓄積する病気などがある．肝硬変はこれら多くの原因による慢性肝疾患の終末像であり，原因の如何によらず，ほぼ同一の病態となる．また，肝癌のほとんどが肝硬変から発生する．

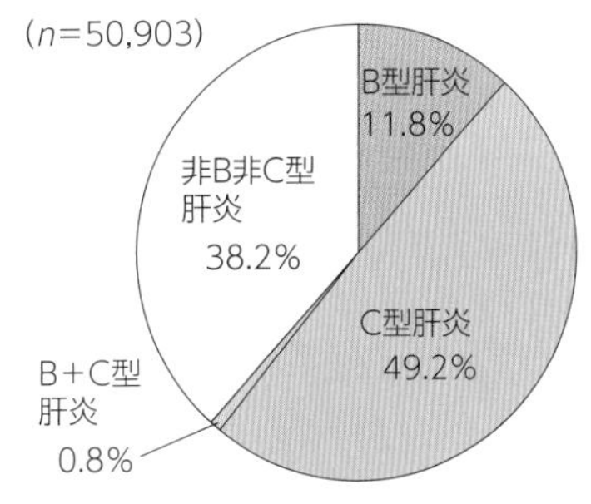

上野義之ほか編．肝硬変の成因別実態2018．日本肝臓学会ほか監修．医学図書出版，2018，p.2をもとに作成．

図10-3　肝硬変の成因別発生頻度（2018年）

2 機能的分類

肝硬変は，臨床的な機能分類として，肝不全症状の有無から代償性（期）肝硬変と，非代償性（期）肝硬変に分けることができる．

|1| 代償性肝硬変

初期の肝硬変で肝臓の働きが保たれていて，肝機能不全による症状（黄疸，腹水，**肝性脳症***，消化管出血など）がほとんどない状態の肝硬変のことである．この時期は正常な肝細胞が肝機能を保持しようとする代償能力があるため，自覚症状が出ない．

|2| 非代償性肝硬変

代償性肝硬変が進行すると，肝臓の代償能力を超える状態，つまり，正常に働ける肝細胞が減少し正常な機能を保てない状態になる．その結果，肝細胞機能障害と血流障害が起こり，さまざまな症状が出現する（図10-4）．非代償期に現れる症状には，黄疸，出血傾向，腹水などがある（表10-1）．

肝硬変をもつ人のセルフマネジメントを支援する場合，**代償期**と**非代償期**でマネジメントする内容が異なる．したがって，その人の病態がどの局面にあるか，その局面でクライアントはどのような援助を必要としているのかを十分に把握する必要がある．また，肝硬変は慢性肝疾患の終末像であり，不可逆的な進行性病変を伴い，肝癌へ移行する割合が高い．特に人生の成熟期・活動期である年齢層の男性に多く発症するといわれている．このような背景を理解し，それぞれのクライアントが診断に対する恐れや不安を少なからず抱いていることを理解しておく必要がある．

用語解説*
肝性脳症

肝機能低下によりアンモニアが解毒できず血中で増加するために，意識障害や精神症状を起こすと説明されることもあるが，一定した見解がない．症状には，羽ばたき振戦や記銘力低下，不眠がある．肝硬変の患者が不眠を訴えれば肝性脳症に注意する必要がある．診断には，血中アンモニア値が有効である．

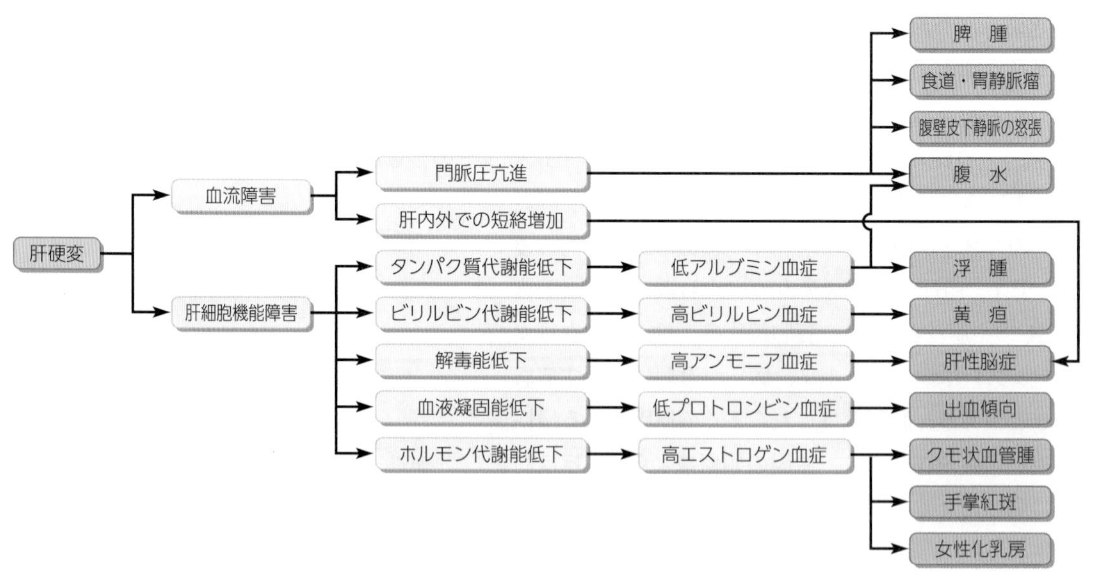

図10-4 肝機能障害と症状

表10-1　非代償期に現れる他覚症状

症　状	特　徴	
黄　疸	赤血球の破壊産物であるビリルビンが血液中に増加することで，皮膚や粘膜が黄染された状態.	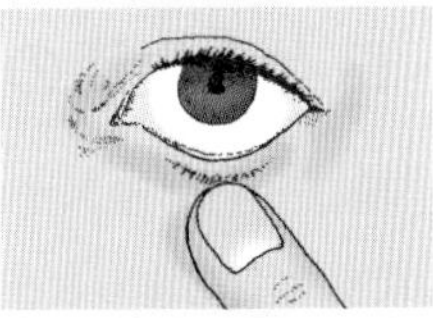
クモ状血管腫	胸や肩，二の腕などにクモが足を伸ばしたような形の赤い斑紋状毛細血管が現れる症状. これは体内で作られている女性ホルモンの分解処理が肝臓でうまく行われないために起こる.	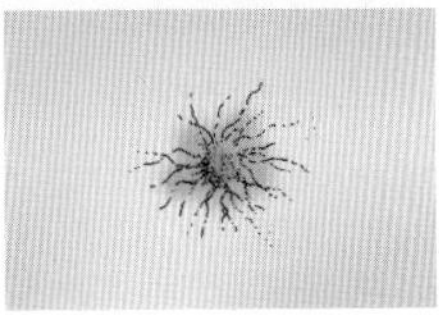
手掌紅斑	手指や指の付け根などふくらみのある部分がまだらに赤くなる皮膚の所見.	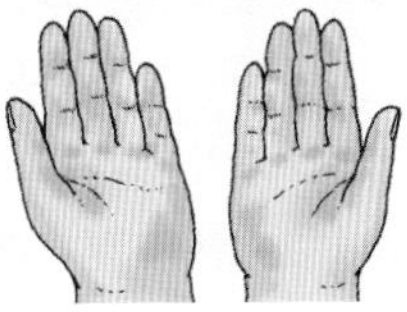
女性化乳房	クモ状血管腫と同じく女性ホルモンの代謝異常が原因であり，男性だけに現れる症状. 乳房だけでなく乳首も大きくなるため，下着とこすれて痛みを訴えることがある.	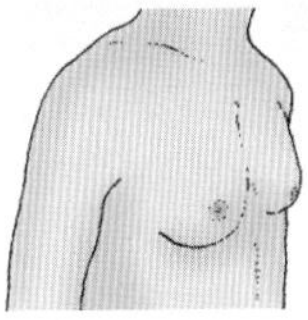
腹部の張りと ガスの発生	肝臓機能の低下により腸から肝臓へ流れ込む門脈が狭まるため，門脈圧が亢進する. このため，逃げ場を失ったガスがそのまま腸管の中で充満しガスがたまる.	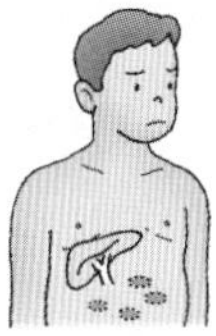
出血傾向	血液凝固で重要なトロンビンの前段階であるプロトロンビンが肝臓で生成されなくなることにより，出血傾向になる. 加えて門脈圧が亢進すると，脾機能が亢進し血小板が減少し，出血傾向を助長する.	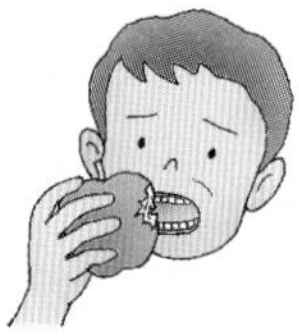
腹水症と浮腫	腹腔内に異常に体液（腹水）が貯留した状態を腹水症という. 肝硬変では，アルブミンが肝臓で生成できなくなることに起因することが多い. そのため，血液中の浸透圧が低下し，血液中の水分が血管を通して外に漏れ出し（細胞外液），腹腔内にたまる. また，細胞外液量が全体的に増加した状態を浮腫という.	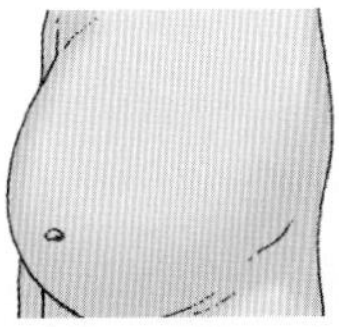
腹壁皮下静脈の 怒張 （メドゥサの頭）	門脈圧の圧迫により傍臍静脈を経由する側副血行路ができ，腹壁の皮下静脈に血液量が増加する. その結果，臍を中心に腹壁皮下静脈に圧力が生じて血管が怒張する.	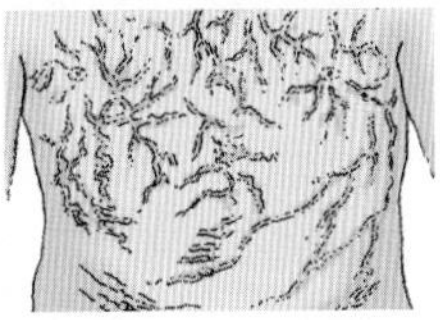

2 肝硬変をもつ人の一般的なマネジメント

1 日々の生活のなかでのマネジメント（代償期）

「肝臓は沈黙の臓器である」といわれるように，代償期の人には危機感のある症状や切羽詰まった出来事がほとんどみられない．そのため，この時期には自分が病気であるという意識をもたずに，「これくらいならまだ大丈夫」「もしかしたら誤診かもしれない」「自分だけは違う」と思い込んだり軽く考えたりして，日々の生活を過ごしがちである．そこで，「病気と仲良く付き合っていく」姿勢を，クライアントと家族が身に付けられるように支援することが必要である．そのためには，クライアントの家族的・社会的背景やそのなかでの役割について理解する必要がある．食事や休息，その他の生活活動のなかで，クライアントに応じたマネジメントを提案し，定期的な受診などでセルフチェックを促すことも必要である．

2 さまざまな症状による苦痛を軽減するためのマネジメント（非代償期）

肝臓の代償能力にも限界がある．非代償期になると，上腹部膨満感，むかつき，吐き気，食欲減退などのような，さまざまな症状が出現する．進行すると血便，吐血，女性化乳房などの症状が現れる．さらに，末期になると急激に体力が衰え，黄疸などの全身症状が現れる（**表10-1**）．この時期，クライアントは身体的な苦痛のみならず，ボディイメージの変化といった精神的苦痛を抱えていることがある．そのため看護師は苦痛の原因が何であるかを判断し，速やかにクライアントの苦痛を軽減する必要がある．また，悪化の防止と早期発見のための観察も必要である．クライアントの家族背景や生活状況にも目を向け，周囲の援助を得ながらクライアント自身の闘病意欲を維持することが重要である．

3 検査への不安に対するマネジメント

肝硬変は症状が出にくいために検査が非常に重要である．検査には大きく分けて，①血液検査（**表10-2**），②超音波，コンピュータ断層撮影法（CT），磁気共鳴画像検査（MRI）などの画像診断（**表10-3**），③肝生検，の三つがある．血液検査や画像診断技術の進歩に伴い，肝生検を必要とする場合は減ってきたものの，確定診断には肝生検が必要である．

肝生検とは肝臓に針を刺して組織を採取し，顕微鏡下で診断を行うものである．この検査は麻酔下で行うために痛みそのものは少ないが，検査に対する周囲の人たちからの不用意な発言や歪曲された情報により，クライアントは極度の緊張感や不安を抱いている場合も少なくない．看護師は，肝生検のみなら

表10-2　肝臓障害時の血液検査

検査項目	基準値	この検査でわかること
AST（GOT） ALT（GPT）	10～40単位 5～40単位	肝細胞の破壊によって数値が増加する酵素である．正常値より高くなるほど損傷の程度がひどくなる．
γ-GTP	0～50単位	肝臓や胆道系の異常で胆汁の流れが悪くなると高値になる．アルコール性肝障害時には著しく上昇する．
ALP	50～260単位	肝臓，胆道系に異常があり，胆汁の流れが悪くなると高値になる．
LDH	200～450単位	肝細胞の障害や破壊により，値が上昇する．
ChE	170～440単位	肝機能低下により数値は低下する．脂肪肝のときは上昇する．
TP（総タンパク）	6.5～8.5g/dL	肝機能低下により著しく低下する．
A/G比	1.1～2.0	肝機能低下により血液中のアルブミンは減少し，グロブリンは増加するため低値を示す．
ZTT TTT	3～12単位 0～4単位	血漿タンパクの異常を調べる．肝機能が低下すると高値になる．
総コレステロール	120～220mg/dL	肝機能低下により血中コレステロールが減少し，値が低下する．
PT （プロトロンビン時間）	10～12秒 （70%以上）	血液が凝固するまでの時間（秒）を計測する． 肝障害があると血液凝固時間が遅延する．
総ビリルビン	0.2～1.0mg/dL	肝細胞や胆道に障害があると血液中にビリルビンが増加し高値となる．
ICG	10%以下 （15分停滞率）	肝障害が進むと肝臓への血流が低下し高値を示す．
NH_3（アンモニア）	30～80 μg/dL	肝機能の低下により血液中に解毒されないアンモニアが増加する．

血液中の成分が正常範囲と比較して大幅な増減がみられる場合，肝臓自体に障害が起きていることがわかる．
肝炎ウイルス感染の疑いがある場合は，ウイルスチェックも行う．

表10-3　画像診断

検査項目	長　所	短　所
超音波検査	痛みがない． 何回でも受けられる． 1cm以下の腫瘍も発見できる．	技術により診断に差が出やすい． 皮下脂肪が多いと診断しづらい．
コンピュータ断層撮影法（CT）	超音波では写しにくい部分も撮影できる． 画像の再現力が優れている． 技術に依存せず客観性がある．	被曝するため回数に制限がある． 時間がかかる（5～10分）． 撮影時に負荷がかかる（息を止める等）．
磁気共鳴画像検査（MRI）	被曝しない． 縦・横・斜めなど自由に撮影できる． 病変の全体像や隣接臓器との位置関係を把握できる．	時間がかかる（30分程度）． 画質が一定でない． 機械が高額である． 体内にボルトやペースメーカーのある人は撮影できない． 機械音が大きい．

肝臓の大きさ，形状，腫瘍の有無や血管の状態などがわかる．

ず，いかなる検査に対しても，その必要性を十分に理解してもらえるよう事前に説明する必要がある．同時にクライアントの反応や言動に注意し，不安や苦痛が最小限になるよう援助する必要がある．

4 経過が長く寛解と増悪を繰り返すことの不安に対するマネジメント

肝硬変は一度発症すると元に戻すことはできない．そこで治療は，クライアントのQOL（生活の質）を維持しながら，病状の進行を食い止めることを目的として行われる．身体の機能に支障がない代償期の治療は，「規則正しい生活，バランスのとれた食事」が基本となる．しかしながら非代償期では，出現した症状の一つひとつを除去し，代償期に近い状態に戻すことが最大の目標であるといえる．すなわち肝硬変の治療というより，むしろさまざまな症状に対する症状（シンプトン）マネジメントが主になる．クライアントは，経過が長くなることで悲観的になり，生活スタイルや社会的役割の変化に伴って不安を感じるようになる．これらを理解した上で，長期に及ぶ療養生活のなかで，クライアント自身が心と身体をセルフマネジメントしながら肝硬変とともに生活できるよう，セルフケア活動を支援していく必要がある．

3 肝硬変のクライアントのセルフマネジメント事例

事 例

大島さん，45歳，男性

入院までの経過：30代後半より健康診断で肝機能障害を指摘されるが放置していた．43歳のとき，再び健康診断で肝障害を指摘され受診する．検査の結果，肝硬変と診断される．診断後，しばらくは通院していたが，年度末に仕事が忙しくなり，通院を中断していた．夜間あまり寝付けないため，寝酒にビール500mLと睡眠薬を服用していた．最近になり，腹部に張った感じがあり食欲も減退していた．仕事中に腹部の痛みがひどく，就業が困難となり，外来を受診する．体重増加が著しいため，外来で入院を勧められるが「もう少し待ってほしい」と拒否する．1週間後の今回は，腹部の張りと痛み，まぶたの腫れを訴え受診する．

症状および初診時所見：体温36.8℃，脈拍114回/分，緊張良好，リズム不整なし．血圧152/87mmHg，身長166cm，体重85kg，6カ月前に比べ17kgの体重増加．喫煙40本/日（入院前）．飲酒ビール1,500mL/日（仕事関係の接待が多い）．手掌紅斑あり，眼球結膜に黄染が軽度あり，眼瞼と下腿に浮腫を認める．呼吸は規則的であるが，ややアンモニア臭あり．腹部の膨満感と労作時の息苦しさがある（$SpO_2$97%）．2～3回/日の排便あり．

入院時血液検査AST 73 IU/L，ALT 39 IU/L，γ-GTP 56 IU/L，ALP 458 IU/L，LDH 846 IU/L，ChE 24 IU/L，TP 7.3g/dL，A/G比0.38，ZTT 31.5U，TTT 16.7U，総コレステロール116mg/dL，総ビリルビン4.7mg/dL，$NH_3$122μg/dL．

治療の経過：アルブミン製剤と利尿薬を用いた薬物療法と食事療法（制限食：減塩7g，タンパク質40g）により，下肢浮腫は消失し，体重も徐々に減少している．夜間の下肋部の痛みと下腹部の痛みの訴えに対しては，腹痛増強時はペンタゾシン（ペンタジン®）15mgやヒドロキシジン（アタラックス®-P）50mgの筋肉注射が処方されている．

家族構成：肝疾患をもつ父と心疾患のある高齢の母との三人暮らし．独身．

職業：建設会社勤務．以前から仕事熱心であった．

性格：人当たりがよく，まじめ．

1 援助者としての役割の明確化

肝硬変という慢性の病をもつ大島さんがセルフマネジメントできるように支援するには，看護師が大島さんの援助者であることを明確に提示しておく必要がある．そのためには，大島さんが看護師に対して意見を言いやすいような環境をつくり，大島さんの言葉に耳を傾ける姿勢があることを示していくことが必要である．

看 大島さん，おはようございます．昨夜は少し眠れましたか．

大 おはようございます．お陰様で……注射をしてもらってからは，まあ……なんとか．といっても，枕が変わるとなかなか難しいですね．

看 そうかもしれないですね．ご自宅と同じようにはいかないですね．
ところで，昨日と比べておなかの張りや痛みはどうですか？　お顔の色は少し良さそうですが．

大 そういえば，看護師さん，昨日お世話になった看護師さんですよね．

看 ええ，そうです．お世話というほどではありませんが．
これから大島さんが入院している間，担当させていただく看護師の佐藤です．よろしくお願いいたします．

大 昨日は痛みがひどくて，それどころではなかったので……失礼しました．佐藤さんですね．よろしくお願いします．

看 無理もないですよ．昨日は，張りと痛みでずいぶんおつらそうでしたものね．

大 本当に……このまま死ぬのかと思いました．昨日と比べるとおなかの張りもずいぶん楽になりました．

スタッフが日夜入れ替わりバタバタとしているような環境のなかで，看護師の佐藤さんが大島さんの担当であることを明確に示すことは重要である．この看護師さんなら「聞いても大丈夫」という雰囲気をつくることによって，クライアントと看護師との良好なパートナーシップの関係を築くことができる．

2 生活者としてのクライアントの物語を聴く

セルフマネジメントを支援する場合には，個々のクライアントに応じた知識や技術を提供することが必要である．そのためには，「クライアントが語りやすい」機会をできるだけ多くもち，クライアントを取り巻く環境やクライアント自身のさまざまな思いを知ることが必要である．このとき，ただ聴くのではなく，クライアントの語りを促すような会話を心掛けることが重要である．

看 ところで，しばらく通院できていなかったようですね．
お仕事はずいぶんお忙しいと聞いておりますが，そうなのですか？　入院中，お仕事は大丈夫ですか？

大 そうですね．仕事の関係上，外回りが多く，昼ごはんが食べられないこともありますね．
パンを食べながら車を運転するときもありますが……．
本当は今日も客先で打ち合わせがあったのですが，上司に頼んで代わりの者を行かせました．

看　そんなに大変なのですか．一人暮らしですと朝食を抜くことが多いですが，ご家族と同居されているので，朝食はきちんととってから出勤されているのでしょう？

大　朝食は母が作ってくれるのですが，この年になると会社でもいろいろとあって，残業や接待などで夜遅くなることも多いですし……．そうすると，朝は胃がもたれて，あまり食べたくないので，コーヒーや牛乳などの飲み物だけということもありますね．

看　そうですか．そうなると，夕食も外食が多そうですね．私などは「接待」と聞くと，お酒の席などをイメージするのですが，飲む機会も多いのではないでしょうか？

大　もちろん付き合いで酒を飲む機会も多いですし，会議や商談の後，流れでそのまま宴会になってしまうこともよくありますね．

看　同席する会社の方は，大島さんのご病気についてはご存じないのですか？

大　もちろん，知っている者もいますが，「酒を飲んだだけで死なないさ，俺も肝硬変だが大丈夫だ」と言われると，断り切れなくてね．もともと酒が嫌いなほうではないので，「少しだけなら」と思っていても，ついつい度を過ごして深酒になってしまって……．

大島さんとの会話を通して，大島さんは食事が不規則であることと，接待などのお酒の席を減らさなくてはいけないことに気づいていることがわかる．このように，クライアントに話しやすい雰囲気を提供するように，看護師が問いかけることは重要である．また，クライアントの答えに対して頭ごなしに否定や批判をしたり，看護師の意見を押し付けたりしないように注意する必要がある．

3 クライアントの困っていること，気になっていることを明確にする

看護師はクライアントとの会話のなかから，クライアントが今の状態をどう思っているのか，このままでいいのか，ということを聞いていく必要がある．

看　大島さんのお話を聞いていますと，大島さんはお酒の機会や飲む量を減らさないといけないと自覚なさっているように思えるのですが．いかがでしょうか？

大　ええ．肝硬変というのは知っていましたから，アルコールはとらないほうがいいというのは主治医の先生からも言われていました．でも，父親も肝臓が悪かったから，自分は遺伝だと思っていました．
それに，いくら飲んでも二日酔いとか体がだるいといった症状がなかったので，自分はアルコールを分解する酵素が多いから大丈夫だと思っていました．仕事の付き合い上，なかなか断れないですしね．

看　そうですか．私には大島さんのお仕事のことはよくわからないのですが，付き合いも大変なのでしょうね．
例えば，お酒をやめることに対して大島さんはどう思いますか？　やめられそうですか？

大　どうでしょうか……．今はまだ痛みもあるし……入院している間は誘惑もないし，覚悟していますよ．
だから，少なくともこの間はやめられると思うけど，退院したらどうなるだろうね．少し不安はありますね．
酒と肝臓の関係は，あまりよくわかりませんが……．もし，痛みに酒が直接関係しているのだとしたら，これからの生活を少し考えないといけないですね．あんなに痛い思いは二度としたくないですからね．

大島さんは看護師との会話を通して，痛みとアルコールに因果関係があるのなら，今後の生活を改善しなければいけないと思い始めていることが確認できた．また，大島さんの肝硬変とアルコールとの関係について，これまでの誤った認識を修正するといった課題も現れている．

4 共同目標の設定

看 大島さんの場合に限らず，不規則な食事や過剰な飲酒のために，体内の水分や電解質のバランスが崩れて，今回のようにおなかに水がたまって苦しくなったり，体がむくんだりします．

大 そうなんですか．それは知らなかったですね．

看 急にお酒をやめるというのは少し無理かもしれないですが，欧米ではお酒による肝硬変の発生率が高いので，やはりお酒は少し控えられたほうがいいと思いますが，どうですか？
入院されて少し時間もあることですし，今後長くこの病気と付き合っていくために，病気のことを少し勉強しながら，大島さんに合った方法を私と一緒に考えていきませんか？

「共同目標を設定するためには，『看護ケアが必要な状態』とそれを引き起こしている原因を明らかにし共有化することが必要」[5)] とある．事例の中で看護師は，大島さんの発した「酒と肝臓の関係は，あまりよくわかりませんが….もし，痛みに酒が直接関係しているのだとしたら，これからの生活を少し考えないといけないですね」や，「父親も肝臓が悪かったから…，自分は…大丈夫だと思っていました」という言葉を手掛かりにしている．大島さんの場合は，「不規則な食事とアルコールの過剰摂取による水分・電解質のアンバランス」が『看護ケアが必要な状態』であり，「肝硬変に関する誤った認識や知識不足」が『その原因』である．看護師は大島さんとの会話を通して，これらを共有化することが必要である．

5 アクションプラン設定の援助

共同目標を達成するために，目標を細かく設定したアクションプランを立てる必要がある．そこで看護師は，クライアントが妥当な目標が立てられるように援助していく．

看 大島さん，これまで肝臓病の方の食事について何か聞いたことはありますか？

大 いいえ，ないですね．食事のことは母親に任せきりでしたし，外食が中心だったので…….

看 そうですか．次の木曜日の午後，肝臓病の食事についての栄養指導があるのですが，どうしますか？　参加してみませんか？

大 そうですね…….でも今まで料理に興味もなかったし，男だからどうかな．少し気恥ずかしい感じもしますが．

看 私も一緒に参加しますし，専門の栄養士もいますから，大島さんに合った方法が見つかるかもしれませんよ.

大 佐藤さんも一緒ですか……それなら思い切って参加してみようかな．今後のためにもなるかもしれないし.

事例のなかで，看護師はアクションプランの一つとして栄養指導を立案し，アルコール摂取を含めた大島さんの食事全般の見直しを促そうとしている．一時はためらっていた大島さんだが，看護師と一緒であるという援助を受けてアクションプランを受け入れていることがわかる.

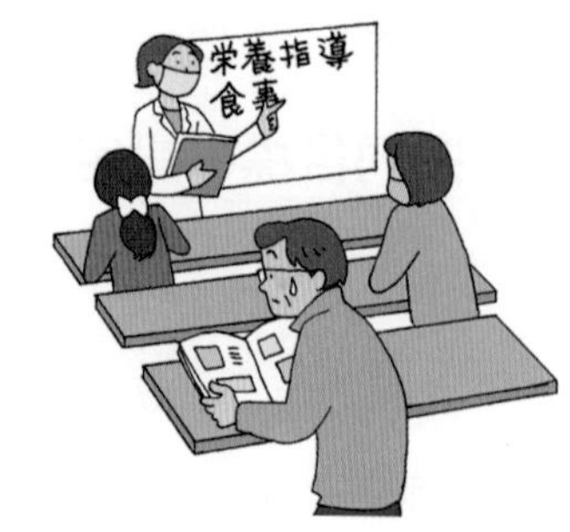

6 シンプトン・マネジメント

クライアントの訴える症状に対して看護師が行うマネジメントでは，そのクライアント独自のニーズや症状に合わせて行う必要がある．そのために看護師は，クライアントの症状を引き起こしている原因・誘因が何であるかということを注意深く見極めることも必要である.

看 ところで，大島さんの痛みというのはどのくらい前からあったのですか？

大 そういえば，半年かそれより前から腰痛とだるいような足の痛みが時々あったのですが…….
1週間くらい前からかなぁ，急に痛みが強くなったのは.

看 半年ですか．よく我慢されていましたね.

大 疲労からくるものだと思っていましたね．早めに帰宅し，ゆっくり休むと次の日には治っていましたから.
それに，最近急に太ったから，そのせいもあるのかと思っていました.

看 その都度，きちんと休養されていたのですね.
だから，痛みもそこまでひどくならなかったのかもしれないですね．ところで，一度入院を勧められたと聞きましたが，そうなのですか？

大 勧められたのですが……あのときは，どうしても抜けられない仕事がありまして…….痛みのほうも薬でなんとかなりましたから．今回のように痛みがひどくなったのは入院の日ですね.

看 以前の痛みと比べて，今回の痛みはどのように違いますか？

大 今回の痛みは，うずくまって身動きもとれないほどの差し込むような痛みで，痛み止めも全く効かなかったですね．入院してから，点滴や注射を打ってもらって楽になりました.
栄養指導を受けてからは，出された食事も残さず食べるようにしていますしね.

看 それはとてもいいことですね.

事例のなかで看護師は，腹部膨満感やそれに伴う痛みをもつ大島さん独自の症状や，これまでの対処法を把握している．大島さんの場合，急性期の痛みについては，輸液などの薬物療法で緩和できている．今後は，大島さんの学習ニーズに合わせ，日々の生活のなかで大島さんが自分の症状をマネジメントできるように援助をしていく必要がある.

7 サイン・マネジメント

科学的データに基づいて，療養の経過をクライアントの視覚に訴えるために，検査データなどの値をクライアントと共有することは重要である．

看 大島さん，入院してからの大島さんの食事量・体重・尿量をグラフにしてみたのですが，ご覧になりますか？

大 ああ，ありがとうございます．体重が7kg減ったのは知っていましたが，こうするとよくわかりますね．制限食の内容は，先日栄養士さんに教えてもらったのと同じですね．尿量も最初の日は3,650mLも出ていたのですね．確かによく出ているという実感はあったのですが，実際に値で見ると驚きです．

看 おなかの張りや痛みの頻度はどうですか？

大 おなかの張りは少しずつ楽になってきていますね．痛みはまだ少しありますが．

看 おなかまわりも少しすっきりされたのではないでしょうか？

大 そうだと思います．食事の味付けや量にも少し慣れてきたので，ダイエットにもなっているのかもしれないですね．ついでにおなかまわりも測ってみようかな？ 佐藤さんどう思いますか？

看 いいところに気がつかれましたね．測る位置が一定になるように基準を決めて測るといいと思いますよ．

クライアントが自分自身の症状と照らし合わせながら，検査データや体重，尿量，食事量などを客観的に記述したり，グラフ化したりすることで，それが，自分の生活の指標となることに気づく．この事例では，体重や尿量をグラフ化することで，大島さんの指標となるということを気づかせようとしている．看護師の支援に反応して，大島さんは自分にもできそうなことを考えて，セルフマネジメントへの足がかりにしようとしている．看護師は，クライアントに応じたサイン・マネジメントをクライアントの反応を見ながら，共に考えていく必要がある．

8 ストレス・マネジメント

看 大島さん，寝付きがよくないのは以前からですか？

大 うーん，そうですね……今の部署に異動してからなので，ここ数年ですね．これでも技術屋だったんですよ．

看 そうなんですか．今とはかなりお仕事が違いますね．

大 自分でも技術系が性に合っていると思うんですが，年齢とともに取引先との打ち合わせや新事業の企画などの仕事も増えてきてね．人と関わるのはもともと苦手なほうだったのですが，仕方ありません．

看 仕事で心配事があると，それがストレスとなって自律神経が乱れて寝付きが悪くなるので，もしかしたら，職場での対人関係のストレスが原因かもしれないですね．

大 日曜日の夜は特に寝付きが悪くなるので，寝酒の量も増えるんですよ．確かにそれもあるかもしれないですね．

看 特に日曜日の夜なんですね．

大 確かにそうですね．なぜだか妙に目がさえるんです．

看 そうですか，それもおつらいですね．少しでもリラックスできるといいのですが…….
大島さんは，温泉とかお好きですか？

大 ええ，でも行く機会もないですしね．

看 たまには近くの温泉に行って，ゆっくり過ごせるといいのですが……難しそうですね．

大 そうですね．帰る時間が不規則なので，家でもシャワーですませることが多いですし．

看 そうなんですね．温泉が嫌いでないなら，せめて週末だけでも温泉の素を入れて少しぬるめのお風呂に入ってみてはいかがですか？

大 仕事のない日なら，できそうですね．今度やってみますよ．

看 よかったです．ぜひ，結果を教えてくださいね．

何らかの対処を必要とするストレスの大きい状況が，悪化もしくは慢性化すると，心や身体が反応し，仕事や生活などの活動に支障を来し，さまざまな問題が生じる．このようなストレスとうまく付き合っていくためには，クライアントが自分のストレスを知るとともに，自分にはどのような心や身体の反応が生じやすいかを理解し，適切な対処法を実践する必要がある．

大島さんの場合は，ストレスに対する心や身体の反応が寝付きの悪さとして現れ，その対処法として寝酒を習慣にしていたことがわかる．ところが，飲酒という対処法は肝硬変による症状を増強するため，適切な対処法とは言い難い．そこで，看護師は，ストレス反応への介入として，温泉や入浴というリラクセーションを提案した．このように，クライアント自身のセルフケアを目指し，ストレスによるクライアントの身体の反応を緩和する方法を指導することは重要である．今後は，大島さんと話し合いをするなかで共に考えながら，大島さんに適した対処法を検討していく必要がある．

9 評価のしかた

この事例のなかで看護師は，食事やアルコールと病気との関連について正しい知識をもっていなかった大島さんに，栄養指導教室に参加してもらうことをアクションプランとした．初めは戸惑いを見せた大島さんだったが，担当看護師の佐藤さんと一緒に参加することで同意し，参加することができた．これをきっかけに，制限食も我慢して全部食べるようになった．また新たなアクションプランとして，看護師が提案した体重や尿量のチェック以外に，腹囲の測定を自発的に申し出てきた．退院までに，大島さんのもつ痛みと食事・アルコールとの関連性について認識を深めることで，大島さんの問題としている飲酒に関しても改善策を見つけることができるかもしれない．このようにクライアントの状態や症状の進行に合わせて，アクションプランを立案し，適宜修正していくことが必要である.

入浴という提案に対して，大島さんは「できそうです」と答えている．行動変容するためには，クライアントが，どれだけ「できる」と思っているのか，「自信」があるのかが重要である．できるという「自信」，つまり自己効力感が高ければ，ストレスのコントロールがしやすくなる．したがって，クライアントとの普段の関わりのなかで，「それはとてもいいことですね」「いいところに気がつかれましたね」というように成功したことを認め，自信をつけるように支援していくことが大切である．また，うまくいかなかったときにもクライアントを責めるのではなく，その人に応じたプランとなるように随時修正していくことが必要である.

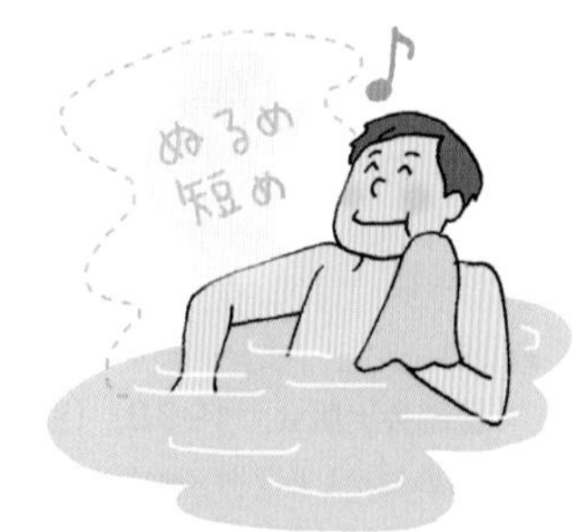

引用・参考文献

1) 鵜沼直雄編．肝疾患診療実践マニュアル．文光堂，2000.
2) 三田村圭二編．ウイルス肝炎，肝硬変．メジカルビュー社，2001，p.144.
3) 石井裕正ほか編．肝疾患診療マニュアル．日本医師会，1999.
4) 青柳豊ほか編．我が国における非B非C肝硬変の実態調査2011．高後裕監修．響文社，2012，p.8.
5) 安酸史子編．成人看護学：慢性期．建帛社，1999，p.31.
6) 上野義之ほか編．肝硬変の成因別実態2018．日本肝臓学会ほか監修．医学図書出版，2018.
7) 安酸史子．糖尿病患者のセルフマネジメント教育：エンパワメントと自己効力．改訂2版．メディカ出版，2010.
8) ラーソン，P.J．ほか．Symptom Management：患者主体の症状マネジメントの概念と臨床応用．日本看護協会出版会，1998，(別冊ナーシング・トゥデイ，12).

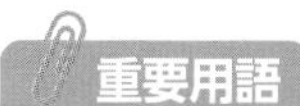

重要用語

門脈圧亢進	肝性脳症	行動変容
代償期・非代償期	栄養指導	自己効力感

◆ 学習参考文献

❶ **安酸史子．糖尿病患者のセルフマネジメント教育：エンパワメントと自己効力．改訂２版．メディカ出版，2010．**

クライアントのセルフマネジメント教育について，事例やワンポイントアドバイスなどを盛り込んで，わかりやすく記載されている．糖尿病患者向けになっているが，慢性の病気をもつ成人を対象に十分応用できる．

❷ **ラーソン，P.J. ほか．Symptom Management：患者主体の症状マネジメントの概念と臨床応用．日本看護協会出版会，1998，（別冊ナーシング・トゥデイ，12）．**

患者のもつセルフケア能力に焦点を当てて記載されている．また，患者が主体となる症状マネジメントのあり方について，事例検討などを交えながら述べている．

11 がんとともに生きるセルフマネジメント支援

学習目標

- がんの痛みについて理解する.
- がんの痛みのある人に必要とされるマネジメントを理解する.
- 化学療法，放射線療法とその看護について理解する.
- 事例を通して，がんの痛みのあるクライアントのセルフマネジメントを支援する看護方法を学ぶ.

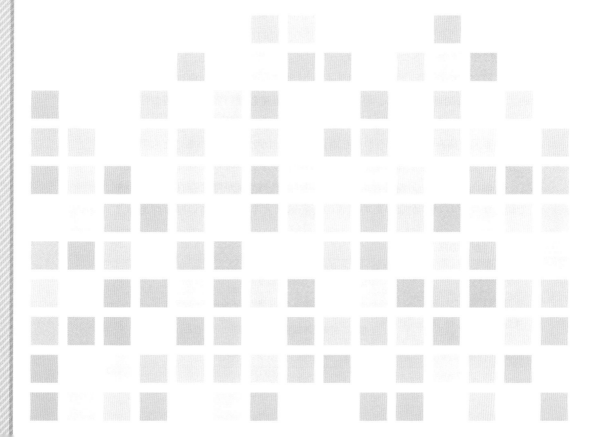

1 がん患者の痛みとはどういうものか

1 がん患者がマネジメントを必要とする理由

がんという病気は，徐々に正常細胞ががん化し，さらにそのがん細胞が増殖して臨床的に認識できるような腫瘍塊(かい)に成長する慢性病と考えられている．治療方法の進歩により治癒率は向上してきているが，長い治療期間を要し，転移や再発という状況に至ることも多く，慢性病としての位置づけが明確になってきた．転移や再発を起こすという特殊性から患者は不安をもち続けることが多いが，現在は，たとえ転移や再発が起こってもその時期に応じて適切に治療が行われるため，がんを抱えながら生活する人々は増加している．がん患者は，疾患そのもの，その治療，治療による副作用に関する諸問題を長期間経験する．さらに，がん治療の場は入院から外来・在宅へと移行してきており，患者自身が生活上の変化をマネジメントする必要性に迫られている．

本章では，がん患者がもつ問題のなかで最もつらい症状の一つである痛みを中心にしたセルフマネジメント支援について述べる．

2 がんの痛みの原因と特徴

がん患者の約70％が痛みを体験し，そのうちの50％がかなり強い痛みであるといわれている．国際疼痛(とうつう)学会において，痛みは「実際に何らかの組織損傷が起こったとき，あるいは組織損傷が起こりそうなとき，あるいはそのような損傷の際に表現されるような，不快な感覚体験および情動体験」と定義されている．このように，痛みは患者自身が感じる主観的な体験であるため，本人が主体的に痛みのコントロールに関わっていくことが重要である．

がんの痛みの原因は，①腫瘍自体を原因とする痛み，②治療に起因した痛み，③腫瘍に関連した痛み，④腫瘍や治療に関連しない痛み，の四つに分けられる（**表11-1**）．単独の因子が痛みの原因になるとは限らず，二つないしは三つの要因が絡み合っているような場合や，原因が次々に変わることも多い．

がんの痛みは，①がんの進行とともに痛みの発生が多くなり痛みが増強していく傾向にある，②持続性のある慢性疼痛で，痛みが常に存在し，いつまで続くか見通しがつかないため患者の苦痛は増大する，③強い痛みがあるこ

表11-1　がんの痛みの原因

①腫瘍自体を原因とする痛み	骨への浸潤，神経への浸潤，内臓への浸潤 血管への浸潤，軟部組織浸潤
②治療に起因した痛み	手術・放射線療法・化学療法による痛み，幻肢痛
③腫瘍に関連した（担がん状態や衰弱に伴う）痛み	便秘，褥瘡，胃拡張，直腸や膀胱のけいれん
④腫瘍や治療に関係しない痛み	片頭痛，緊張性頭痛，リウマチ関節痛

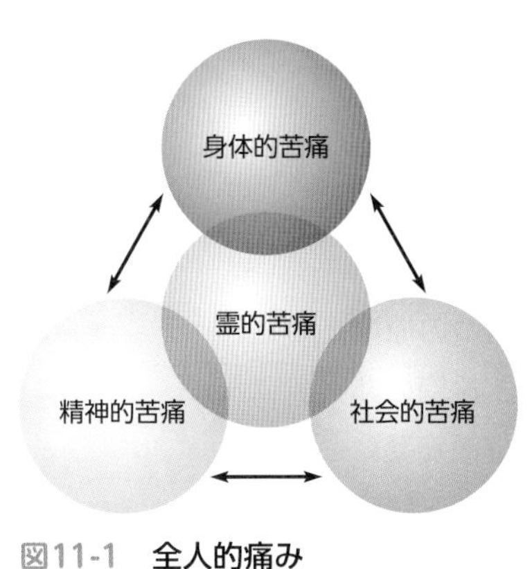

図11-1　**全人的痛み**

表11-2　**全人的痛み**

身体的苦痛	病気に起因する痛み 治療に伴う痛み 他の身体症状 日常生活動作の支障	社会的苦痛	仕事上の問題 経済上の問題 家族の養育上の問題 家族内の役割変化 社会からの疎外感 人間関係
精神的苦痛	不確かさに伴う不安 死への恐怖 痛みに対する恐怖 見通しが立たない いら立ち 怒り うつ状態	霊的苦痛	生きる意味への問い 後悔の念 絶望感や虚無感 罪悪感 宗教的問題

とが多い，④患者が体験する痛みは，身体的な側面に加えて，精神的，社会的，霊的な四つの側面をもつ**全人的な痛み**（total pain）としてとらえられる（図11-1，表11-2），という特徴をもつ．また痛みは，食欲不振，行動の抑制，不眠，抑うつを引き起こすため，生活に多大な影響を及ぼし，患者のQOLを著しく低下させる．

3 痛みの感じ方に影響を与える因子

がん患者の痛みは全人的な痛みであり，患者が感じる身体的な痛みには，それを増強させたり軽減させたりするさまざまな影響要因が存在する（表11-3）．人それぞれに痛みの感じ方はさまざまであり，同じレベルの疼痛刺激があったとき，痛みを強く感じる「痛みの閾値（いきち）が低い」状況もあれば，痛みをそれほど感じない「痛みの閾値が高い」状況もある．

表11-3　**痛みの感じ方に影響を与える因子**

痛みの感じ方を増強する因子	痛みの感じ方を軽減する因子
怒り 不安 倦怠 抑うつ 不快感 深い悲しみ 不眠→疲労感 痛みについての理解不足 孤独感，社会的地位の喪失	受容 不安の減退，緊張感の緩和 創造的な活動 気分の高揚 ほかの症状の緩和 感情の発散，同情的な支援（カウンセリング） 睡眠 説明 人とのふれあい

トワイクロス，R.G. ほか．トワイクロス先生のがん患者の症状マネジメント．第2版，武田文和監訳．山下直人訳．医学書院，2010，p.13.

2 がんの痛みのあるクライアントに必要なマネジメント

1 薬剤による疼痛コントロール

WHO方式がん疼痛治療法は，①経口的に，②時間を決めて規則正しく，③患者ごとの個別の量で，④その上で細かい配慮を行う，という四つの原則を挙げている．③の指針として3段階除痛ラダー（図11-2）の第1段階の**非オピオイド鎮痛薬**で効果が不十分な場合は，第2段階の弱オピオイド鎮痛薬に切り替え，さらに第2段階で不十分な場合は，第3段階の**強オピオイド鎮痛薬**を投与する．また，どの段階においても**鎮痛補助薬**が使用される．

患者は，定時与薬を守り，医療者は，痛みが生じないように予防的にアプローチしていく．また，身体を動かしたときなどに起こる急な痛みには，モルヒネの緊急的な追加投与（**レスキュードーズ***）が必要である．痛みが激しくならないうちにレスキューを使用することが大切であるため，与薬のタイミングをつかむことが重要となる．疼痛コントロールの目標は段階的に（表11-4），自分が望む目標を具体的に設定することが必要である．

用語解説*
レスキュードーズ
がんの痛みが増強した際に，臨時に速効性のある鎮痛薬を追加投与すること．基本処方と同じ薬剤，同じ投与経路であることが原則だが，使用回数に制限はない．

がん疼痛治療薬

非オピオイド鎮痛薬
非ステロイド性抗炎症薬（NSAIDs）およびアセトアミノフェン，アスピリンやインドメタシン，ジクロフェナクなどが含まれる．組織損傷を受けた局所に発痛物質のプロスタグランジンが生成されるので，非オピオイド鎮痛薬がプロスタグランジンの生合成を抑制することにより，末梢受容レベルでの鎮痛作用を示す．

強オピオイド鎮痛薬（モルヒネなど）
モルヒネ以外のオピオイドにはフェンタニル，オキシコドン，メサドンなどがある．オピオイド鎮痛薬は，種類の違いだけでなく，剤形（形状）もさまざまなものがあり，経口投与，直腸内投与，持続皮下注入，静脈内投与，貼付型経皮吸収と，状態や痛みの症状に応じて，投与経路を変更できる．
作用は中枢神経系と末梢神経系の平滑筋の作用が中心である．中枢作用は鎮痛，鎮咳，催眠，呼吸抑制などであり，末梢作用は腸管や膀胱などの平滑筋の緊張を亢進させ，便秘や排尿困難の原因となる．

鎮痛補助薬
がん患者によく生じる痛み以外の症状の緩和を目的として，抗てんかん薬，抗うつ薬，ステロイド，抗不整脈薬，抗不安薬などが必要に応じて使用される．モルヒネで効きにくい痛みに対応できる．

オピオイドスイッチング
オピオイド鎮痛薬は，鎮痛効果，副作用など異なる特徴をもっている場合が多い．オピオイドの副作用により鎮痛効果を得るために必要な量を投与できない場合や，鎮痛効果が不十分な時に，投与中のオピオイドから他のオピオイドに変更することをオピオイドスイッチングと呼ぶ．

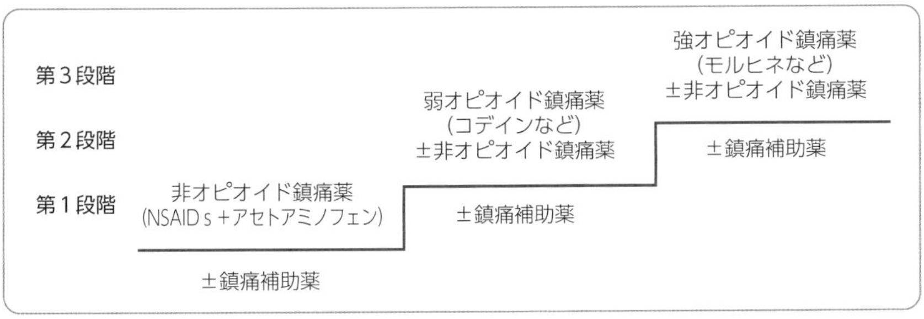

第３段階
第２段階
第１段階

非オピオイド鎮痛薬
(NSAIDｓ＋アセトアミノフェン)
±鎮痛補助薬

弱オピオイド鎮痛薬
（コデインなど）
±非オピオイド鎮痛薬
±鎮痛補助薬

強オピオイド鎮痛薬
（モルヒネなど）
±非オピオイド鎮痛薬
±鎮痛補助薬

図11-2　WHO３段階除痛ラダー

plus α

WHOがん性疼痛に関するガイドライン

2018年改訂により，３段階除痛ラダーは本文から削除され，患者ごとに詳細な評価を行い，それに基づいて治療を選択することの重要性が強調された．しかし，３段階除痛ラダーは疼痛コントロールの基本的な考え方であることには変わりなく，改訂版でもANNEX（付録）に掲載されている．

表11-4　疼痛コントロールの目標

第１目標：夜間の睡眠時間の確保
第２目標：安静時の痛みの消失
第３目標：起立時や歩行時などの体動時の痛みの消失

2 痛みのアセスメント

痛みは本人にしかわからない苦しみであるため，クライアント自身が継続して痛みのアセスメントをしていく必要がある．本人によって正確なアセスメントがなされれば，効果的な疼痛コントロールが可能になる．痛みの部位・性質・強さ・持続時間，どのようなときに痛みが増強するのかなど，痛みに影響する因子を正確に把握することが必要である（表11-5）．そのためには，痛みを客観的に把握でき，医療者と共通の認識ができるアセスメントツールを使

表11-5　痛みのアセスメント

アセスメント項目	具体的方法と目的
痛みの部位	複数の部位がある場合は，それぞれについてボディチャートなどを使用し痛みの場所を知る．また，その痛みが限局しているのか，放散するのかを知る．
痛みの性質	どのように痛むか（ズキズキする，刺すような痛み，締め付けられる，電気が走ったような痛み，ひりひりするなど）を知る．痛みがどのような性質であるかを知ることで，痛みの原因を知ることができ，原因によって異なる方法で対処できる．
痛みの強さ	複数の痛みがある場合は，それぞれについてペインスケールなどを使用し，痛みの強さを知る．痛みの強さの経過をみていくことは，痛みの変化を把握でき，ペインマネジメントの効果を判定できる．
痛みの持続時間	複数の痛みがある場合は，それぞれについてその痛みがどれくらい持続していたのかを知る．
１日の変化	１日のうちでいつ，どの程度痛むのかという痛みのパターンを知る．痛みのパターンを知ることで，日常生活上の変更を試みたり，鎮痛薬の投与方法を変更したりと，対処方法の工夫ができる．
痛みの増強因子	行動（安静時でも痛い，座ると痛い，歩くと痛いなど），時間（夜間に強いなど），環境（天候，騒音，気温など）など，どのような要因により痛みが増強したのかを知る．増強因子を知ることで，その因子を軽減するようなケアに生かせる．
痛みの緩和因子	どのような行為（温める，冷やす，さするなど）や姿勢などにより，痛みが緩和したのかを知る．緩和因子を知ることでケアに生かせる．
鎮痛薬の効果	鎮痛薬の投与前後による痛みの変化の有無と程度を知る．また，今まで使用した鎮痛薬と改善の程度を知る．今まで使用した鎮痛薬がどれくらいの量で，どの程度改善したかを知ることで，次に使用する鎮痛薬決定の参考となる．
日常生活への影響	痛みによる睡眠や食事への影響，行動範囲などについて知る．日常生活への影響を知ることで，鎮痛薬の投与方法の変更や日常生活上の行動の見直しなど，ケアの参考になる．

1. VAS（Visual Analogue Scale）

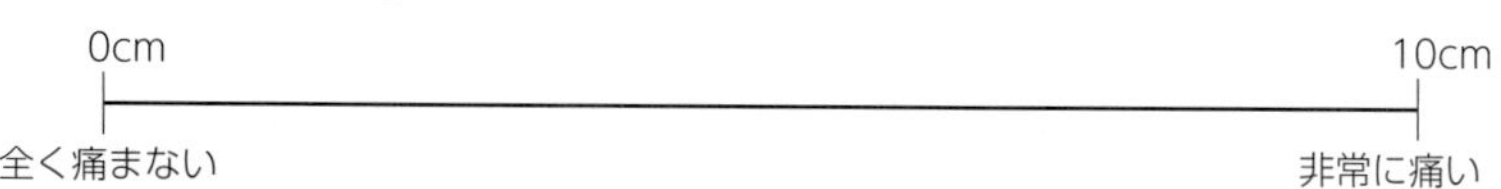
0cm
10cm
全く痛まない
非常に痛い

スケールは10cmの線で示され，左端が「全く痛まない」，右端が「非常に痛い」ことを表す．患者は線分上の適当な位置に印をつけることで，現在の痛みの強度を表現する．左端からの距離を測定して，痛みを数値化する．

2. NRS（Numeric Rating Scale）

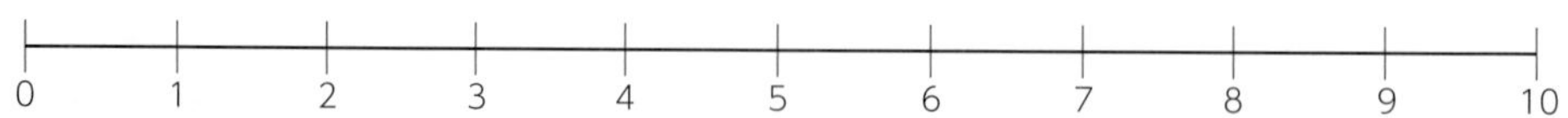
0
1
2
3
4
5
6
7
8
9
10

直線は，痛みの程度を示す数値が示されている．0を「全く痛まない」，10を「最悪の痛み」として，患者は現在の痛みの強度を数字で表現する．

3. VRS（Verbal Rating Scale）

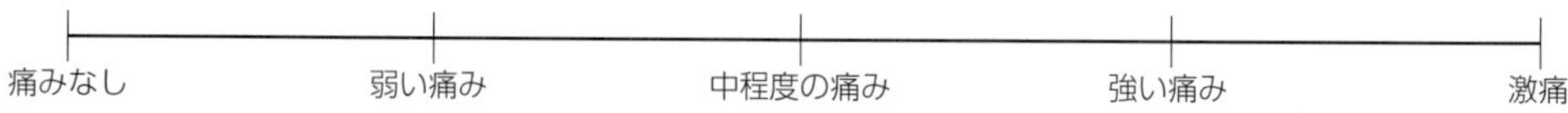

直線は，痛みの程度を表す簡易な言葉が示されている．患者はこれらの指標から該当するものを選択する．言葉表現によるため，理解しやすい．

4.フェイススケール（Wong-Baker FACES Pain Rating Scale）

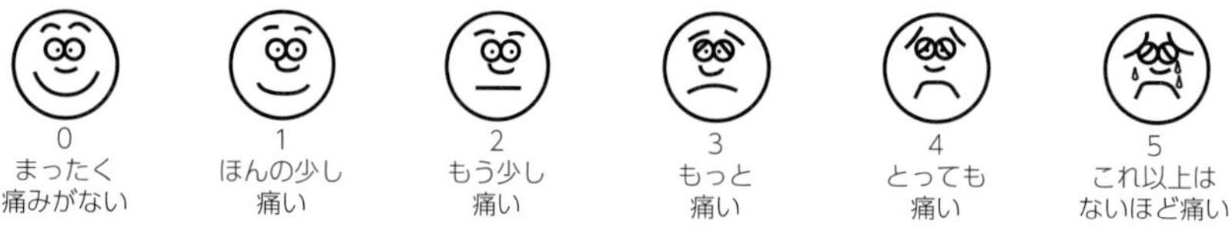
0
まったく
痛みがない
1
ほんの少し
痛い
2
もう少し
痛い
3
もっと
痛い
4
とっても
痛い
5
これ以上は
ないほど痛い

人の表情により，痛みの程度を示している．患者（3歳以上が望ましい）は，現在の痛みを示している顔を選ぶ．イラストにより親しみやすく，理解しやすい．

Hockenberry, M.J., Wilson, D. Wong's Essentials of Pediatric Nursing. 8th ed. Mosby, St. Louis, 2009より許可を得て転載．
Copyright Mosby.

図11-3　ペインスケール（VAS，NRS，VRS，フェイススケール）

用するとよい．アセスメントツールには，痛みの強さを把握しやすい 0～10の11段階評価やペインスケール（**図11-3**），痛みの変化を経時的に把握するためのフローチャートなどがある．

3 痛みを緩和する，痛みを増強させないマネジメント

痛みに影響するさまざまな要因への働きかけが必要である．姿勢や行動で痛みが変化するか，マッサージや入浴で痛みが楽になるかなど痛みの影響要因を知り，痛みを緩和する方法，または増強させない方法（**表11-6**）を選択し，工夫しながら試みる．痛みを最小限にとどめるとともに，新しい痛みを出現させない，また，**骨転移**＊のある人では，痛みの増強やQOLを低下させる**病的骨折**＊を予防することが重要である．

用語解説＊
骨転移
がん細胞が原発巣から血行性・リンパ行性に，または直接浸潤し，骨に二次的な腫瘍を形成したものである．乳癌，肺癌，前立腺癌は，骨転移をきたしやすい腫瘍である．

用語解説＊
病的骨折
骨転移腫瘍の増殖が進むと，骨皮質が破壊されることにより骨の強度が減少し，軽微な外力により骨折するもの．

表11-6　痛みを緩和する，または増強させない方法

方法	例
気分転換	散歩，外出，家族や友人との会話，趣味を楽しむ
筋肉の緊張緩和と血行促進	マッサージ，入浴・足浴，シャワー 蒸しタオルで温める
血管の収縮	冷湿布
リラクセーション	漸進的筋弛緩法，自律訓練法，イメージ法，音楽鑑賞や歌
生活様式の工夫	体位や姿勢の工夫，体動の工夫，家の中での動線の工夫 衣類の工夫，寝具の工夫
環境整備	室温の調整，部屋の整備

4 モルヒネの副作用のマネジメント

モルヒネの副作用として悪心（嘔気）・嘔吐，便秘，傾眠（けいみん）などがみられるが，これらは適切な処置により予防可能となるものが多い．これらの副作用症状は，痛みを増強し，モルヒネの安全な使用が妨げられることがある．モルヒネ開始とともに制吐薬や緩下（かんげ）剤を使用し，便秘予防や悪心時の対応など副作用対策を十分に行う必要がある．

3 化学療法・放射線療法時の看護

1 化学療法時の看護

1 化学療法とは

化学療法は，化学物質を用いてがん細胞の分裂を抑え，がん細胞を破壊する治療法であり，**細胞傷害性抗がん薬***と**分子標的治療薬***に大別される．手術や放射線治療の局所療法とは異なり，全身的な効果を期待する全身療法であり，主に点滴などの経静脈投与や内服薬での経口投与が行われる．

化学療法の目的は治癒，延命，症状緩和，QOLの改善である．病期，がんの進展状況や患者の生活背景によって，何を目的として治療を行うかが異なる．化学療法のみで治癒が期待できる疾患に行う場合（白血病などの造血器腫瘍など），補助化学療法として行う場合（再発防止を目的として手術や放射線療法の前後に行う），局所療法の適応がない場合（進行がんや転移のあるがんなど）に化学療法は行われる．

2 化学療法の特徴

化学療法を行う際には，**集学的治療***，**多剤併用療法***，長期にわたる繰り返しの治療，適切な支持療法を行うことが特徴である．一定量の抗がん薬では一定の割合のがん細胞にしか効果が現れないため，生き残ったがん細胞が再び増殖し，腫瘍が増大する．がん細胞を死滅させるためには抗がん薬を継続的に

用語解説 *

細胞傷害性抗がん薬

DNAやRNAの合成・修復に関与する酵素や，細胞分裂に関与する分子に直接作用し，傷害する．がん細胞のみならず正常細胞にも作用する．細胞周期のうち，主にDNA合成期や分裂を阻害することで腫瘍細胞の分裂・増殖を抑制し，抗腫瘍効果を発揮する．

分子標的治療薬

がん細胞の浸潤・増殖・転移に関係する因子に特異的に作用し，がん増殖の抑制，進展過程を阻害する．がん細胞に特異的に作用することから正常細胞への影響は少ないが，インフュージョンリアクション（急性輸液反応）や薬剤の作用機序に基づく特有の有害反応をもつ．

投与する必要があり，１週間，３週間，４週間ごとの治療を数カ月，または年単位で行う．

薬剤の作用は用量の増加に伴い増加するが，抗がん薬は治療効果が発揮される用量（治療域）と，有害反応が出現する量（有害反応域）の間が非常に近いという特徴がある．有害反応は避けられないため，制吐薬や抗アレルギー薬などの有害反応を減少させる**支持療法**を効果的に用いることが不可欠である．

3 外来化学療法を受ける患者への援助

化学療法は，入院から外来へと治療の場が移行している．帰宅後の患者のそばに医療者がいないため，患者は化学療法に主体的に取り組み，セルフケアを確実に実施し，必要時医療機関に連絡を取る．そのため，患者が自分の状態をよく理解し，有害反応予防，早期発見，早期対処ができるようにセルフケア能力を高める教育が不可欠である．化学療法中の経過，有害反応の出現の時期や程度とその対策，生活制限について具体的に説明し，患者が長期的な見通しを立て，準備ができるように関わる．また，再度学習できるようにパンフレットを手渡すなどの工夫をする．

セルフモニタリングでは，観察点や観察の方法を説明する．毎日の有害反応の経過をチェックリストに記録していくと，患者が実施した行動を確認でき，修正が必要な行動には助言を行い，適切な行動を認めて強化することができる．また，１コース終了後，どのような有害反応をいつどのような症状として体験したのかを患者とともに振り返り，患者自身が有害反応を評価できるようにする．

外来化学療法を受けている患者は，仕事や自宅での日常生活と両立させながら治療を受けている．そのため，役割遂行と治療との調整が必要である．治療によって起こる有害反応をアセスメントしながら体力に合わせて役割をこなし，周囲との調整や交代などができる支援体制を整える．脱毛などのボディイメージ変容，易感染状態を考慮した行動範囲の制限，しびれや皮膚障害などが，患者の生活にどのように影響しているのかという視点でアセスメントし，支援することが重要である．

2 放射線療法時の看護

1 放射線療法とは

放射線療法は，X線やγ線，電子線，陽子線，重粒子線等の放射線を一定期間に一定の線量照射し，細胞内のDNAを損傷・切断して細胞の分裂を阻止し，がん細胞を死滅させる治療法である．正常組織とがん細胞の**放射線感受性***や修復能力の差を利用し，腫瘍の成長・増殖を阻止する．そのため，放射線療法は少量の線量を数週間かけて照射する分割照射の方法をとる．正常組織にはそれぞれの組織に特有の**耐容線量***があるため，治癒に必要な線量と正常組織の耐容線量との比率を検討し，放射線療法の適応が検討される．

用語解説*

集学的治療

手術療法，化学療法，放射線療法などいくつかの治療を組み合わせて行うこと．

多剤併用療法

薬剤によって異なるがん細胞への作用や有害反応を考慮し，治療効果を高め，有害反応を減らすことを目的に数種類の薬剤を組み合わせて行う．

用語解説*

放射線感受性

放射線による細胞への影響の大きさのこと．腸管粘膜のような細胞分裂頻度の高いもの，骨髄などの将来分裂を行う細胞数が多いもの，形態や機能が未分化なものは放射線感受性が強いため，治療効果が高い．がん細胞は分裂速度が正常組織よりも速く，放射線による影響を受けやすい．

耐容線量

各部位にかけることができる放射線量の限界値であり，正常な組織が耐えられる放射線の最大量である．分裂が盛んな骨髄や粘膜，腺組織は放射線の耐容線量が低く，分裂が少ない筋肉や神経などは耐容線量が高い．

2 放射線療法の目的

放射線療法の目的は，**根治的放射線療法***，**予防的放射線療法**，**緩和的放射線療法**に大別される．根治的放射線療法は，腫瘍が限局しており，腫瘍を完全に消滅させる十分な放射線量が照射できる場合が対象となる．細胞分裂速度が速く，放射線の感受性が高い疾患（悪性リンパ腫，頭頸部腫瘍，子宮頸癌，食道癌など）が適応となる．予防的放射線療法は，乳房温存療法の残存乳房への放射線療法のように，手術後に残存している細胞レベルでの腫瘍に対して照射を行い，再発を防ぐ．緩和的放射線療法は，がん細胞の消滅ではなく，腫瘍の縮小による延命や症状の軽減により，QOLの向上を期待して行われる．骨転移に対しては，80％の疼痛緩和効果が得られ，病的骨折を予防することでADLの維持，改善に有効とされている．

> 用語解説*
> **根治的放射線療法**
> 固形がんの場合には，1回2Gyを1週間に5回照射し，根治的治療に必要な線量の目安として総照射量60Gy以上としている．

3 放射線療法の利点

放射線療法は局所療法であるが，手術療法と比較して，身体への負担が少なく，機能や形態の温存が可能である利点があり（表11-7），患者のQOLの維持・向上ができる治療方法である．高齢者や合併症のある患者でも施行でき，手術療法や化学療法との併用で効果を上げているため，今後，放射線療法を受ける患者はますます増加するといわれている．

4 放射線療法の方法

放射線療法は，体外から遠隔照射装置を用いて照射する**外部照射***と，体内に線源を直接挿入する**密封小線源治療***，**内用療法***に大別される（図11-4）．密封小線源治療は，腫瘍に対して大線量を照射でき，正常組織への線量を減らすことができるため，治療効果が高い方法である．

5 放射線照射時の観察と看護

照射中に問題となってくるのは急性有害反応であり，症状が強い場合は治療

> 用語解説*
> **外部照射**
> X線やγ線，電子線，陽子線などの放射線を体外から照射する方法．治療計画の基本は，治療を目的とする範囲にはしっかりと照射し，有害反応が予測されるために照射を避けたい臓器には可能な限り避けることである．
>
> **密封小線源治療**
> 治療を目的とする部位の近くに放射線の発生源である小線源（放射性同位体）を入れ，内部から直接，集中的に腫瘍に照射する方法．外部照射よりも正常組織への影響が小さい．子宮・膣・食道・胆道など体腔内に小線源を入れて照射する腔内照射と舌・口唇・皮膚・前立腺などの組織に直接小線源を挿入して照射する組織内照射がある．
>
> **内用療法**
> 放射性同位元素が腫瘍部分に集まる性質を利用して，放射性同位元素を内服もしくは静脈内注射によって体内に投与し，体内から照射を行う方法．甲状腺，前立腺，骨，副腎などを対象臓器とすることが多い．
>
> **定位放射線治療**
> 腫瘍に線量を集中させることにより，腫瘍周囲の正常組織への影響を少なくできるため，治療効果比を高く，有害反応を少なくする．

表11-7 放射線療法の利点

- 身体の形態や機能を失わない
- 手術に比較して身体的負担が少ない
- 部位によっては手術に匹敵する局所制御が得られる
- 解剖学的に切除不能な部位にも治療できる
- 治療期間中の病状の変化に合わせて治療計画を修正できる
- 外来通院で治療できる

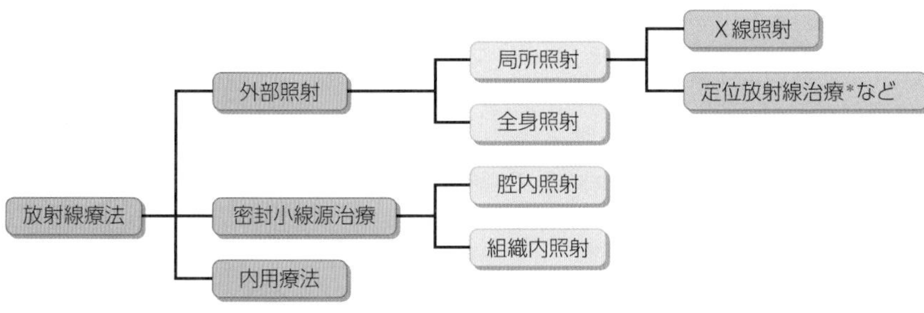

図11-4 放射線療法の分類

中止となる．治療完遂のためには有害反応を増強させないこと，治療継続可能か判断することが必要となる．放射線の種類や照射線量，照射部位，照射方法，照射野に含まれる臓器のアセスメントから，どの部位にどのような症状がいつごろ現れるかを予測しながら，毎日観察を行う．症状の評価には，米国国立癌研究所（NCI）による有害事象共通用語規準（CTCAE）が広く利用されている．

極端な体重の増減など身体状況の変化や全身状態の悪化がみられる場合は，治療計画の修正が必要となってくる．照射中は，栄養状態，感染や貧血症状，倦怠感，睡眠状況，活動低下など全身状態の観察とともに血液検査データの変化を常に確認する．症状に応じた食事摂取方法や調理方法の工夫，感染予防行動，家庭や職場での役割調整，活動と休息のバランスのとり方などの説明とともに，患者の生活に合わせた対処方法を検討する．

また，患者のセルフケア実施状況，セルフケア能力の変化とその程度，サポート状況などを観察し，状況に応じたケア方法の修正や追加を行う．患者のセルフケア状況を患者と一緒に確認することが重要であり，そのことが患者のセルフケア能力強化につながっていく．

4 乳癌のクライアントのセルフマネジメント事例

事 例

中村さん，43歳，女性

手術時診断：右乳癌 T2N0M0（stage Ⅱ）

今回の診断：乳癌術後の骨転移

主訴：腰痛，歩行時右股関節痛・右下腿部痛

現病歴：右乳癌の診断で乳房切除術を施行．病理組織診断は乳頭腺管癌で，組織学的なリンパ節転移は認められなかった．ER：エストロゲンレセプター（－），その後，補助療法として外来で化学療法TC（ドセタキセル＋シクロホスファミド）4コースを施行する．

経過：手術後1年6カ月経過したころより，腰痛，右股関節痛が出現する．仕事が忙しいせいだと思いながら，ときどき市販の痛み止めを飲んでいた．腰痛が増強したため，外来受診．骨シンチグラフィで右臼蓋（きゅうがい）・腰椎に集積を認め骨転移が確定し，ロキソプロフェン（ロキソニン®錠）が処方された．歩行時に右下腿部痛が出現し，ジクロフェナクナトリウム（ボルタレン®坐薬50mg）で様子をみていたが，歩行困難になり入院．入院時に「骨に転移しておりその転移による痛みが続いている．入院して治療が必要である．骨はもろく骨折する危険がある」と説明される．再発時の治療として放射線治療（30Gy）を開始し，同時にトラマドール（トラマール®カプセル）を処方されるが，悪心・嘔吐がひどく中止となる．疼痛が増強しているためロキソプロフェン（ロキソニン®錠60mg3錠），オキシコドン（オキシコンチン®錠10mg2錠）の定時処方，疼痛時レスキュードーズとしてオキシコドン塩酸塩（オキノーム散®2.5mg），便秘対策として酸化マグネシウム，嘔気対策としてプロクロルペラジン（ノバミン®5mg3錠）が処方された．入院後は痛みがあっても自ら痛みを訴えることは少なく，ベッド上でじっと臥床していることが多い．起き上がりや歩行時に右股関節痛が増強し，移動時には歩行器を使用している．

家族構成：夫47歳，長女14歳，長男10歳の4人暮らし．

職業：夫とともに飲食店を経営．夫は調理，妻は経理・接客と役割を分担し，パートを雇いながら店を切り盛りしている．朝から夕方まで店を開き，店の仕事の合間をみながら，家事，子どもの世話を行っている．
性格：明るく我慢強い．

1 援助者としての役割の明確化

クライアントのセルフマネジメント支援の第一段階として，看護者が援助者としてどのような役割であるか，クライアントとともに明らかにしておくことが重要である．

看　中村さん，どうされましたか．おつらそうですが，何か私にできることはないですか？

中　もう，どうしていいのか……骨にとんでるって．もうつらいし，痛いし．乳癌になったときもショックで，
でも負けてられないと思って，手術も，治療がどんなにつらくても頑張ってきたのに．
なんで私だけがこんな目に遭うのか……．
（中村さんは涙を流しながら話す．看護師は，中村さんのそばに腰を下ろし，中村さんの言葉にうなずきながらじっと聞く）

看　今まで中村さん頑張ってこられましたものね．本当に……やるせない気持ちでいっぱいなんでしょうね．

中　本当に……もうすぐ死ぬっていうことでしょう．もう今から先はないわけでしょう．絶望的というか……
私の人生は終わり（しばらく涙を流す）．でも，私もつらいけど，主人もつらいだろうし……
私が泣いてたら迷惑かけるから，家族の前では，つらいとか，痛いとか言えない．
誰にも自分の気持ちを言うことができなくて．

看　つらいのに，つらいお気持ちをずっと自分の中にとどめられていたのですね．それは苦しかったでしょうね．
一人で耐えて．

中　そうなんです．家族に心配させまいと明るくしようと……でも，心の中は暗くて，悲しみでいっぱいという感じだった．
今こういうふうに声を掛けてもらって，私を気にしていてくれると思うとありがたくて．
誰にも相談なんてできないと思ってたし，誰もわかってくれないと．
でも，先生も家で生活できると言ってたし……つらいけど，何とかしたいとも思っているんです．
このまま死ぬわけにはいかないと，自分のことなんだから自分が頑張らないと．

看　つらいけど，何とかしたいと思われているのですね．

中　泣いてばかりはいられない．どうにかしないといけないですよね．
どうにか頑張って家で今までの生活を送りたい．

看　頑張って家で過ごされたいとお思いなんですね．

中　そうです．普通の生活でいいんです．家で過ごしたいんです．

看　中村さんがこれからご自宅で過ごしていくためにどうすればよいのか，中村さんの心配や中村さんにとって，よい状態が何なのか一緒に考えていきませんか．

中　自分一人で抱えていたことを初めて話すことができて，少し気持ちが軽くなりました．
これからもよろしくお願いします．

骨転移の事実を知らされ，骨転移の痛みに耐えている中村さんに対して，まず看護師は「何かできることはないか」と，自分が援助者であることを積極的に知らせ，中村さんの転移のショックや悲しみ，痛みのつらさを受け止めていこうとしている．ここでは，中村さんの気持ちに共感することが必要である．そのためには，中村さんの気持ちを十分に表現してもらうことと，表現された気持ちをそのまま受け止めることが重要である．クライアントが十分に気持ちを表現できるように，クライアントとの距離を近づけ，できれば腰掛け，視線を合わせ，背後にある感情を言葉にして表現できるように援助していくことが大切である．

看護師が視線を向け「何か私にできることはないですか？」と聞いたことで，中村さんは自分を気にしていてくれると感じ，気持ちを伝えやすくなった．つらさや悲しみを自分の中にとどめている中村さんにとっては，看護師からの積極的な働きかけが必要であった．また，看護師が「つらいお気持ちをずっと自分の中にとどめられていたのですね．それは苦しかったでしょうね」と認めることで，中村さんは，自分の気持ちをわかってもらえたと感じ，看護師が自分を支えてくれ，これからについて一緒に考え，相談する役割であると確認できた．

2 生活者としてのクライアントの物語を聴く

クライアントの語りからクライアントの世界に近づき，その体験を理解しようとする．その人が，何を感じて，どんな言葉を用いてどう表現し，どんな思いをもっているのか，そのありのままの体験をクライアントの語りから共有すること（**共感的理解**）が重要である．また，クライアントの思いや考えを共有しながら，その人のセルフマネジメントに必要な情報は何か，クライアント自身がどうすることがよいと考えているのかを一緒に確認していくことが，クライアントが自信をもち取り組むことにつながる．

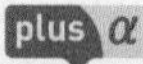

コミュニケーション技術

①患者の言葉を言い換える，②患者の感情を受け止めて返す，③患者の言葉の中に隠れた意味を見いだす，という基本的コミュニケーション技術を活用しながら，共感的理解を導いていく．

中　骨に転移していてモルヒネを使うということは，病気が進行して先がないのかと．

看　そうですか．もう先がないと思って気がめいっていたんですね．

中　痛みがひどくて，何もする気が起きなくて，もう，どうにでもなれって．どんどん痛みも強くなってきて，このまま耐えられなくなってしまうのかと不安で．
入院して治療費もかかるし，私が店に出ないと人手も足りないし，パートの人ではやっていけない．みんなに迷惑をかけるばっかりで，夫や子どもたちに申し訳なくて…….
痛みがひどくて動けないし，気分が滅入るのであまり動きたくない．それに，動くと骨折するかもしれないので怖くて．でも，静かにしていると吐き気が気になり，気分が一層落ち込んでくるし，その……悪循環なんですよ．

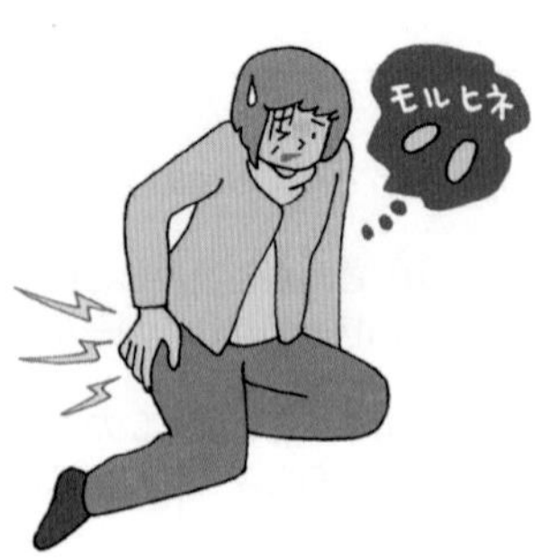

看　動けないし，でも，動かないのもつらいことが多くなるということですね．

中 毎日同じ生活でイライラしたり，暇なので病気のことを考えて不安が強くなったり．じっとしているのもつらいんですよ．痛いけど，痛み止めを飲むと効かなくなるのであまり飲まないほうがいいのかと，それに，モルヒネを飲むと頭がおかしくなって中毒になってしまうんじゃないかと思って……
薬を飲んだり飲まなかったりしていた．やはり，きちんと薬は飲まないといけないんでしょうか．

看 先生からはどのように聞かれましたか？

中 薬で痛みはコントロールできるから，痛みは我慢しないで，時間通りに飲むようにと．

看 先生からそのように聞かれたのですね．でも，中毒になるのではと，ご不安もあったんですね．

中 何が何だかわからなくなってて．痛みはひどいし，どうせ死ぬのだからと．
でも，薬を飲んでコントロールしていくほうがいいですよね．1日2回飲めばいいんですよね．

看 痛みが出てきてから痛み止めを飲むと，痛みがとれるまでに時間がかかるので，痛みが出てこないように，時間どおりに飲むほうが効果的です．それに，痛みの治療のために飲んでいる限り麻薬中毒にはなりませんよ．

中村さんの語りからは，骨に転移したという事実が不安や恐怖を強く感じさせていることがわかる．また，痛みが強くなっていく中村さんの体験は，単なる痛いという症状だけでなく，病状の進行や死を予感させる症状としてとらえられ，先がないという絶望感と，これからどうなるのかという予期的な不安が痛みをより激しく感じさせているようである．中村さんは，動かずじっとしていることが多かったが，それは痛みのためだけでなく，絶望感と骨折への恐怖のためでもあった．看護師が中村さんの語りに耳を傾けることによって（**積極的傾聴**＊），中村さん自身も単なる痛みではなく，不安や自分の役割が果たせない焦り，家族への申し訳なさなど，さまざまな要因が絡んでおり，それらが悪循環となっていることを認めていた．

中村さんの痛みを身体的な側面のみでとらえようとせず，精神的側面・社会的側面などからもとらえる姿勢が看護師には求められる．中村さんが痛みについてどのように考えているかを看護師が共有しようとする過程で，痛み止めの使用方法や麻薬中毒への誤解で，積極的な鎮痛薬の使用を躊躇（ちゅうちょ）している事実が明らかになった．看護師は，薬を確実に飲むように単に指示するのではなく，服薬を躊躇しているのはなぜなのかに耳を傾けることから始め，中村さんに必要な情報は何なのかを考え，提供していくことが重要である．

放射線治療の進行に伴い嘔吐や疼痛が落ち着いてからは，病棟内を散歩する中村さんの姿を見かけるようになった．定時の薬は時間通りに飲み，「痛みはずいぶん楽になって動けるようになりました．きちんきちんと薬を飲めば，痛みはコントロールできるんですね．これくらいの痛みなら家でも生活できると思う」「脚に体重がかかるとまだ痛いので，体重をかけないように工夫しないと」と痛みに対して自分でコントロールしていく積極性と自信がついていた．

しかし，体を右に傾けて立って電話している姿を見かけたり，ベッドからいきなり起き上がろうとして痛みが増強してナースコールを押す場面がみられた．「あと２時間すれば薬の時間だから我慢するしかない」「いつもどおりして

用語解説＊

積極的傾聴

クライアントの言葉を否定したり，励まそうとするのでなく，どんな状況においてもありのままのその人を尊重し，言葉の意味するところを積極的に聴く．クライアントの言葉に対してどのように答えようかと考えるのではなく，発せられる言葉を集中して聴くことで，その人の思いを引き出していく．

plus α

麻薬中毒への誤解

麻薬＝中毒というイメージや，「依存が起こる」などの誤解をしている人が多い．麻薬中毒とは，麻薬，大麻またはあへんの乱用による慢性中毒であり，医療における鎮痛目的の適正使用では精神的依存が生じることはまれである．医療用麻薬は，麻薬及び向精神薬取締法により規制され，処方するには麻薬施用者免許が必要である．

いるのになんで痛みがこんなに強いのか」という言葉が聞かれた．看護師は，定時の薬は２時間後であること，右脚に負荷がかからないように注意しようとしていることを認めた上で，痛みの増強因子とそのときの対処法について一緒に考えることを提案した．中村さんは，「最近痛みが軽くなったので，薬を飲むのをつい忘れてしまう．痛くなるときがどういうときなのか考えていなかった」と述べた．今まで薬はどのように飲んでいたか，どういうときに痛みが強くなったのかを話し合うなかで，「痛みを我慢したら薬が効かなくなるので，痛みが強くなる前にレスキューを使用すること」を確認し，「起き上がるときに痛みが強い気がする」と述べた．

看護師は，疼痛コントロールについて中村さんがどのようにとらえ，今までどうしていたのかを語ってもらうことで，中村さんの体験を共有した．その過程で，これまでの行動について中村さん自身に気づいてもらい，必要な知識を提供しながら，中村さんの認識の変更を促し，自分でコントロールしていく姿勢へと導いていった．クライアントに必要と思われる情報やセルフケア行動を単に提示するのではなく，クライアントが自ら必要とする情報に気づいた場合に具体的な説明を行っていくなど，クライアント本人が問題を認識し，「自分でやっていこう」という積極性と「やっていけそうだ」という自信をもつようにすることが重要である．

3 クライアントの困っていること，気になっていることを明確にする

中村さんと痛みについて話し合うなかで，「自分でどのように痛みを把握していけばよいのか」「どうすれば痛みを強くしないのか」「どのようにすれば今までの生活を送っていけるのか」という事柄が気になっていることを確認した．

4 共同目標の設定

「今までの生活にできるだけ近づけたい」という中村さんの希望に沿い，右脚に負担をかけない姿勢や行動のしかたを身に付け，自分で痛みを評価しながら疼痛コントロールができ，日常生活を円滑に過ごせるようになることを目標とした．

5 シンプトン・マネジメントとサイン・マネジメント

中村さんは以前，「どのようなときにどのような痛みがあるのか，どのようなとき痛みが強くなるのかはっきりとわからない」と述べていた．自分でどのように痛みを把握していけばよいのかを話し合うと，「すぐ忘れてしまう」ということで，看護師は，痛み日記を記録することを勧めた．疼痛軽減の程度を知るためにスケールを使うとわかりやすいこと，痛みの部位や強さ，鎮痛薬の

効果を正確に把握することが必要であると説明し，1時間ごとに痛みのスケールと飲んだ薬の種類と量，主な活動（横になっている，座っている，立っている），痛みに影響した事柄，行った痛みの緩和方法を記入することにした．日記代わりに毎日の気持ちなどを欄外に記録することで，自分の気持ちを見つめる手段にもなることを話した．

中　痛みの記録をしてみると，痛いのは腰から右脚の付け根にかけてで，じっとしていると痛みは1 ～ 2だけど，歩いたり，起き上がるときは4 ～ 6になるの．はじめは，1とか2とか3の差がよくわからなかったけど，次第に感覚でつかめるようになった．薬は効いていて，普段は痛みが1 ～ 2だけど，薬を飲む前は2 ～ 3に少し上がってる．一度，昼寝をしていて検査の呼び出しで急に起き上がってしまって，右を下にして横向きになって起き上がろうとしたから，ここ（右脚付け根）に体重がかかってしまったの．これはいけなかったわ．このときはレスキューで8の痛みが4になったの．

看　毎日の痛みの変化や，どのようなときに痛みが増したのかなど，ご自分の状態や変化をずいぶんと把握されましたね．

中　それにね，お風呂に入ると痛みが和らぐし，ほかの人と話しているときは0なの．
でもね，最近おなかに力が入らないせいか便秘がひどくて，トイレに長時間座ったり，和式トイレに行ったりするけど，その後に痛みが4 ～ 5に強くなるの．記録をつけるようになってからトイレの問題にも気がついて．今みたいに痛みが強くなる状況を一つひとつ把握して，痛みが強くなることをやめていけばいいんですね．

看　そうですね．家に帰っても不安はないですか？

中　痛みは自分しかわからないし，家では先生も看護師さんもいないので，自分でやっていくしかないですよ．
痛みが強くなるのが，いつ，どのような状態のときなのかを私がわかっていなければね．
何だかやっていけそうな気がする．

痛み日記をつけることにより，何となく感じていた痛みの変化や，痛みが増強する要因を中村さんは自分で確認できている．痛みの増強因子だけでなく，緩和因子にも気づいていた．

痛みのスケールを使い意識的に評価することで，痛みの強さをどのように判断すればよいのかをつかめてきており，自分でできる手応えから家での生活の自信につながっている．中村さん自身が痛みを把握できてきたため，必ずしも1時間ごとに記入する必要はなく，痛みが増強したときや緩和したとき，薬の効果がわかる程度に記録を続けていくことを話し合った．

6 ストレス・マネジメント

中村さんは，「心の中は暗くて，悲しみでいっぱい」「誰にも自分の気持ちを言うことができない」と述べていた．家族に心配をかけたくないという思いが強い中村さんだが，つらい感情を自分一人で抱え込むことは負担であり，今後，病状が進むとその負担は一層増すことが予想される．中村さん自身が，自分を苦しくしているものは何かを自覚し，自分の感情とうまく付き合っていく方法を考えていかなければならない．「じっとしていると気分が落ち込む」「自分で抱えていたことを初めて話すことができて気持ちが軽くなった」と述べていたことを確認しながら，自分一人でつらい感情を抱え込み不安を強くしていることが自覚できるように促した．病状についての不安・恐怖は自然の感情であることを伝え，そのような感情を誰かに話すと楽になること，散歩や趣味などで気分転換を図ることなど，つらい感情を緩和する方法は何か，中村さんと話し合った．

また，家族に迷惑をかけられないと繰り返し言っていた中村さんだが，「痛みで今までのように動けないし，自分一人で何もかもやることはできない」「自分で抱え込んでいてもつらくなるだけだし……」と，家族に協力を求めたり相談する対処方法も大切であることを意識し始めた．どうしたら負担が軽くなるかを一緒に考えていくことで，「家族だからこそ助け合えるという意識に変え，自分でできること，できないことを整理し，家族や医療者にどのようなサポートを求めていけばよいのか考えていきたい」「周りの人に助けてもらえると思うと痛みのコントロールもうまくいくような気がする」という言葉が聞かれた．

7 アクションプラン設定の援助

中村さんが自分の痛みについて把握できたことを参考にして，右脚に負担をかけず，痛みのコントロールをしながら仕事や家事を行っていくために，中村さんと話し合い，次の①～⑥のことを行うこととした．

①薬の管理として，定時与薬を守りながら，痛みが激しくならないうちに早めにレスキューを活用する．

②起き上がるときは右側を下にして力を加えない，30分以上立ち続けない，立つときは右側に重心をかけないなど，右脚への負担が軽減する姿勢や動き方を身に付け，疼痛が誘発される行動や姿勢を避けるように常に心掛ける．

③脚に絡むようなスカートは避ける，浴室にマットを敷く，床に物を置かないなど，自宅での生活を想定した転倒防止の準備を始める．

④入浴や家族との会話を楽しむ，散歩などで気分転換を図る．

⑤緩下剤を定期的に服用する，繊維の多い食事や十分な水分を摂取する，腹部マッサージで排便コントロールをする．

⑥接客はパートの人に任せ，会計や経理の仕事は椅子に座って行うことで，長時間の加重を避けるように仕事を調整する．

8 評価のしかた

退院後1カ月がたち，中村さんに外来で話を聞いてみた．中村さんは入院中と同様に痛み日記を記録していた．通常の痛みは 1～2 であり，退院後1週間ほどはレスキューを使用することなく「ぐっすりとはいかないが眠れるし，食事もとれる」と痛みはコントロールできていた．「ただ，家に帰ってすぐは夜になると痛みが 3～4 と強くなった．痛みが強くなったらどうしようと不安だったみたい．でも，夫と話し気が紛れると次第に痛みはよくなった」と中村さん自身で評価しながら，対処方法も身に付けていた．しかし，「2週間を過ぎて店に出始めて，店が忙しくなると，つい長い時間立ってしまって，ここ（右脚付け根）がジクジクと痛み出すの．あまり痛みが強くなると，5～6かな，レスキューを使っても3くらいしかよくならない．ジクジクっていうときに使わないとだめみたい」と話す．また，「一度，お風呂の浴槽から出るとき，右脚にギクッと痛みが走ったの．レスキューで痛みはよくなったからいいけどね」という言葉が聞かれた．

中村さんは，痛みの評価や対処法，レスキューのタイミングなどは身に付け自信をつけてきているようだが，仕事で無理をしてしまいがちであること，痛みが軽減しても不安定な体位や不自然な負荷による骨折を引き起こす危険は続いているという危険防止の意識が欠けていた．無理をしたり危険防止の意識が欠如していると，骨折や痛みの増強といった中村さんの日常生活を脅かす事態を生じることとなる．日々，生活は変化していく．疼痛をコントロールしながら生活していく中村さんには，一度だけでなく，繰り返し評価しながら継続的に支援していく必要がある．

引用・参考文献

1) 世界保健機関編．がんの痛みからの解放：WHO方式がん疼痛治療法．第2版，武田文和訳．金原出版，1996.
2) 田村恵子．疼痛マネジメント．がん看護学：ベッドサイドから在宅ケアまで．飯野京子ほか編．季羽倭文子ほか監修．三輪書店，1998.
3) トワイクロス，R.G. ほか．トワイクロス先生のがん患者の症状マネジメント．第2版，武田文和監訳．医学書院，2010.
4) 武田文和．がんの痛みの鎮痛薬治療マニュアル：すべてのがん患者の痛みからの解放のために．第2版，金原出版，2005.
5) マカフェリ，M. ほか．痛みの看護マニュアル．季羽倭文子監訳．メヂカルフレンド社，1995.
6) 岡田美賀子ほか編．ナースによるナースのための最新がん患者のペインマネジメント：Evidence-based nursing practiceの探究．日本看護協会出版会，1999.
7) 内田香織．IASMを取り入れた全人的苦痛としてのがんの痛みのアセスメント．がん看護．2003，8（1），p.9-14.
8) 氏家幸子監修．成人看護学：がん患者の看護．第3版，廣川書店，2006.

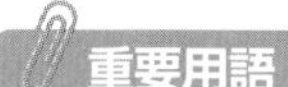

重要用語

主観的体験	強オピオイド鎮痛薬（モルヒネ）	耐容線量
全人的痛み	痛みのアセスメント	生活にあわせた対処方法
痛みの閾値	多剤併用療法	共感的理解
疼痛コントロール	セルフモニタリング	積極的傾聴

◆ 学習参考文献

❶ **Centre for Medical Education. University of Dundee. 緩和ケア実践マニュアル. 武田文和ほか監訳. 医学書院, 1996.**

痛みをはじめとするがん患者のさまざまな症状に対して，問題別に「何を理解するとよいか」「必要な情報は何か」「何を実践するか」「実践の評価は」という形式で困難な問題への対処法がわかりやすく記載されている.

❷ **マカフェリ, M. ほか. 痛みの看護マニュアル. 季羽倭文子監訳. メヂカルフレンド社, 1995.**

薬理学的なことから，リラクセーションをはじめとする看護者が積極的に行える非薬物療法の効果の機序などが記載されている.

❸ **日本緩和医療学会・がん疼痛治療ガイドライン作成委員会編. Evidence-Based Medicineに則ったがん疼痛治療ガイドライン. 真興交易医書出版部, 2000.**

EBM（Evidence-Based Medicine）に基づいたがん疼痛治療の実践的なガイドラインである．痛みのアセスメントやがん疼痛に対する薬物療法にとどまらず，がん疼痛に対する神経ブロックや放射線療法，がん疼痛に関連した精神症状などが記載されている.

12 慢性心不全とともに生きるセルフマネジメント支援

学習目標

- 慢性心不全について理解する．
- 慢性心不全を発症した人に必要とされるマネジメントを理解する．
- 事例を通して，慢性心不全のクライアントのセルフマネジメントを支援する看護方法を学ぶ．

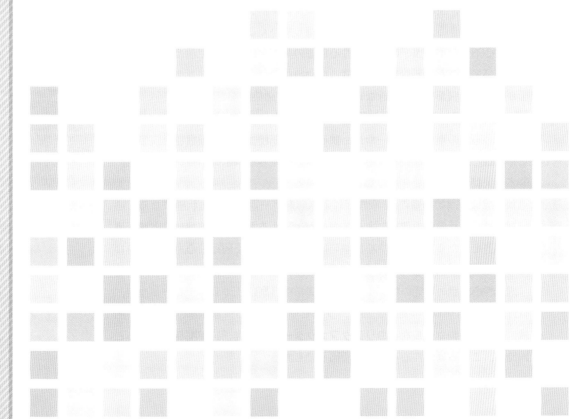

1 慢性心不全とはどのような状態か

1 慢性心不全の病態

慢性心不全は，心臓のポンプ機能が低下し，一定の血液量を全身に送り出せなくなり，うっ血をきたす病態である．原因は多種多様で，狭心症*・心筋梗塞などの虚血性心疾患や長年の高血圧，拡張型・肥大型などの心筋症，大動脈弁・僧帽弁閉鎖不全症などの弁膜症，心房中隔・心室中隔欠損症などの先天性心疾患，肺動脈性肺高血圧症，高度房室ブロックなどの不整脈，心タンポナーデなどの心膜疾患がある．息切れや労作時呼吸困難，全身倦怠感などを生じるとともに，四肢の浮腫や肝腫大などが出現し，日常生活動作（activities of daily living：ADL）の自立範囲が狭まり，生活の質（quality of life：QOL）を低下させる．

主な治療方法は，薬物療法や適応があれば基礎疾患の外科的療法などであるが，日常生活の過ごし方が，慢性心不全の急性増悪や予後に大きな影響を与えるため，望ましい生活習慣を身に付けるためのセルフケア能力向上の教育や支援が重要な意味をもつ．

用語解説*

狭心症

心筋梗塞と同様に胸が締めつけられるといった症状はあるが，狭心症の胸痛は長くても15分程度で消失し，ニトログリセリンが即効する．狭心症には，労作（運動）時に発症する労作性狭心症，安静にしていても発作を起こす不安定狭心症，冠状動脈のスパズム（けいれん）によって起こる冠攣縮性狭心症がある．

2 慢性心不全の増悪因子

慢性心不全は，増悪と寛解を繰り返すことで，徐々に心機能が低下していく進行性の病である．しかし，症状が緩和し，安定した健康状態である寛解の期間が長ければ，生活の自由度は高まる．セルフマネジメント能力を養うことで増悪因子をできるだけ減らし，生活を調整していくことが肝要である．

慢性心不全の増悪因子は，**虚血性心疾患**の発症や既往歴，生活習慣病，水分量や塩分量を含む栄養管理の不徹底，薬物療法のコンプライアンスの低下（医師が処方した服薬を遵守できない），ストレス，感染症などである．

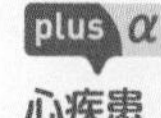

心疾患

悪性新生物（がん）に次ぐ日本人の三大死亡原因の一つ．心疾患のうち，心筋梗塞や狭心症などの虚血性心疾患による死亡率は高い．

1 生活習慣に潜む慢性心不全のリスクファクター

慢性心不全の増悪因子の一つは，**狭心症**や**心筋梗塞**などの虚血性心疾患である．虚血とは，心臓が働くために必要な酸素の需要と供給のバランスが崩れ，酸素や栄養の運搬ができなくなる状態である．

狭心症は，冠状動脈の狭窄などにより心筋が一過性に虚血状態になる．心筋梗塞は，冠状動脈の閉塞によって血流が途絶えるため，心筋壊死や刺激伝導系の障害をもたらす．虚血や心筋壊死は，心臓の働きを弱め左心室から全身に送る血液量（心拍出量）を低下させるため，慢性心不全を招く．

虚血性心疾患の発症の根底には，脂質異常症（高LDLコレステロール血症，低HDLコレステロール血症，高トリグリセライド血症），糖尿病，高血圧，肥満，喫煙，アルコールなどの**リスクファクター**（危険因子）が関与していると同時に，これらは慢性心不全の増悪因子でもある．

食生活の偏りや運動不足，多量の飲酒，ストレスなど，日々の不適切な生活の積み重ねがリスクファクターの要因になっているので，虚血性心疾患は生活習慣病ともいわれている．

2 生活習慣病による慢性心不全への影響

リスクファクターがコントロールされていない場合，動脈硬化が進み，血管の弾力性が失われる．そのため，心臓から全身に血液を送り出すときだけでなく，末梢から心臓に血液を戻すときにも，心肺に過度な圧力がかかり，慢性心不全の増悪に結びつきやすい．また，血管の動脈硬化は，虚血性心疾患の罹患率を高める．

虚血性心疾患のなかでも，急性心筋梗塞を発症すると，強い胸痛や顔面蒼白，四肢冷感などの症状が現れ，急激なポンプ機能不全（急性心不全）によって，生命の危機に陥る．狭心症発作が起こったときに使われるニトログリセリン*を舌下（ぜっか）投与しても症状は消失しない．

心臓の冠状動脈は，右冠状動脈と左前下行枝や左回旋枝（かいせんし）を枝にする左冠状動脈から成っている（図12-1）．冠状動脈は，走行に沿って一定の支配領域をもち，心筋や刺激伝導系に栄養や酸素を補給する[1, 2]（図12-2）．

急性心筋梗塞で冠状動脈への血流が途絶えると（on set），ダメージを受けた心筋の部位が心電図上に反映され，異常Q波（心筋壊死）やSTの変化（心筋障害），T波の変化を認めるので，どの冠状動脈に病変があるのかを推測できる[3]（図12-3）．壊死した心筋からは，CK-MB*，AST（GOT），LDHなどの心筋逸脱酵素が血液中に放出され，上昇する．特にCK-MBは，心筋障害

用語解説*　ニトログリセリン

舌下で溶解すると，口腔粘膜から吸収されるので，速やかに冠状動脈を拡張し，冠血流量を増加させる．そのため，狭心症（心筋虚血）には有効である．内服では効果はない[11]．

用語解説*　CK-MB

CK：クレアチンキナーゼ．骨格筋や心筋，脳などに多く含まれる酵素で，これらの部位が損傷されると血中の濃度が高まる．心筋型をCK-MBと表す．

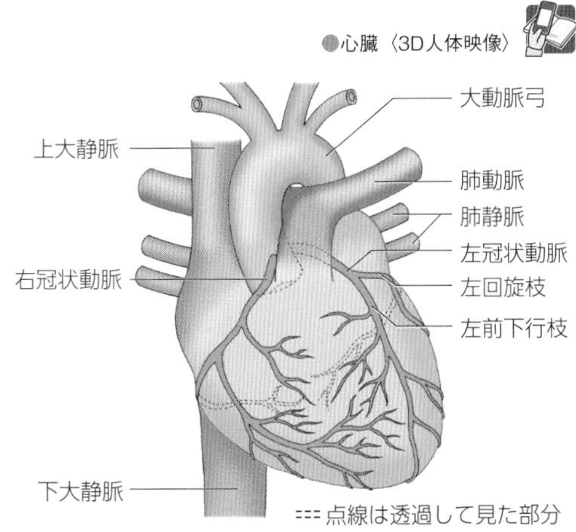

図12-1　心臓の冠状動脈

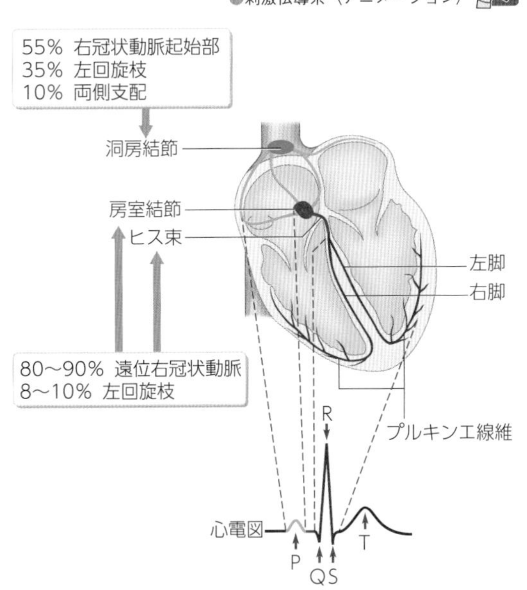

図12-2　刺激伝導系と血流支配

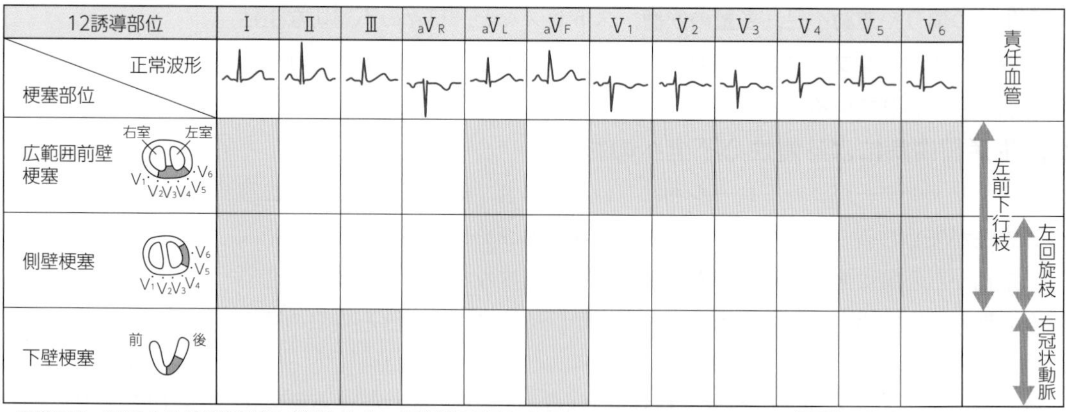

12誘導部位	I	II	III	aVR	aVL	aVF	V1	V2	V3	V4	V5	V6	責任血管
梗塞部位 ＼ 正常波形													
広範囲前壁梗塞（右室 左室 V1 V2 V3 V4 V5 V6）	■				■		■	■	■	■	■	■	左前下行枝
側壁梗塞（V1 V2 V3 V4 V5 V6）	■				■						■	■	左前下行枝／左回旋枝
下壁梗塞（前 後）		■	■			■							右冠状動脈

・異常Q波，STの上昇が心筋梗塞を発症したという診断の目安になる．　■ 異常波形

青山直善．疾患と治療の基礎知識：狭心症／心筋梗塞．クリニカルスタディ．2003，24（7），p.42を参考に作成．

図12-3　心筋梗塞部位と心電図波形

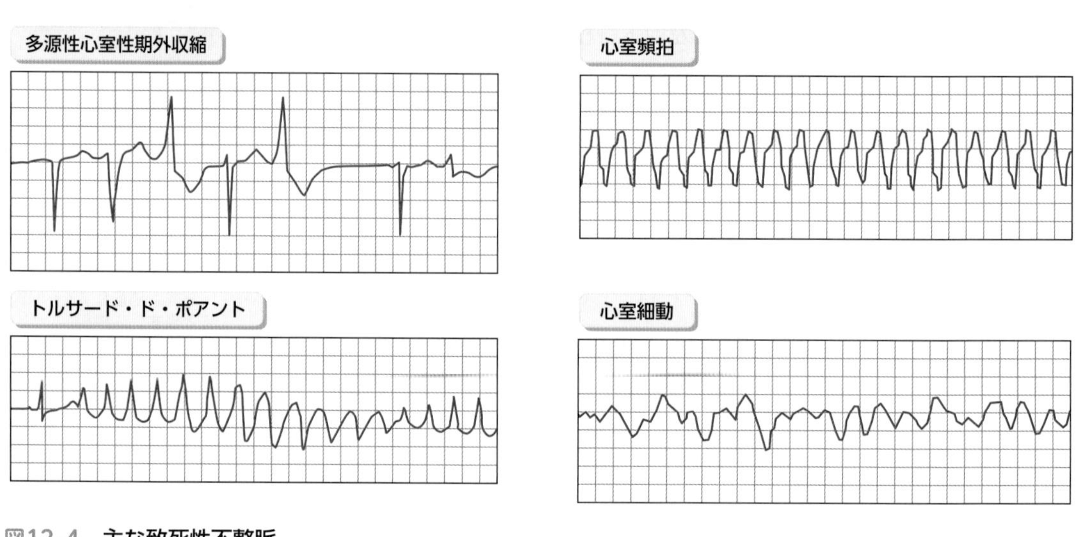

図12-4　主な致死性不整脈

の重症度の指標になっているため，心不全に移行する可能性を予測できる．

急性心筋梗塞は，多源性心室性期外収縮やトルサード・ド・ポアント*，心室頻拍，心室細動などの致死性不整脈（図12-4），房室ブロック[1)]（図12-5），心不全，心室瘤（りゅう），弁膜症，狭心症発作など，心臓のポンプ機能の障害を招きやすい[4, 5)]．

> **用語解説***
>
> **トルサード・ド・ポアント**
>
> 発作の前にQT間隔が延長する．カリウム（K）やカルシウム（Ca）の電解質異常，抗不整脈薬中毒や薬物の副作用で起こるといわれている．フランス語で，心電図の尖った部分がねじれているという意味を表している．

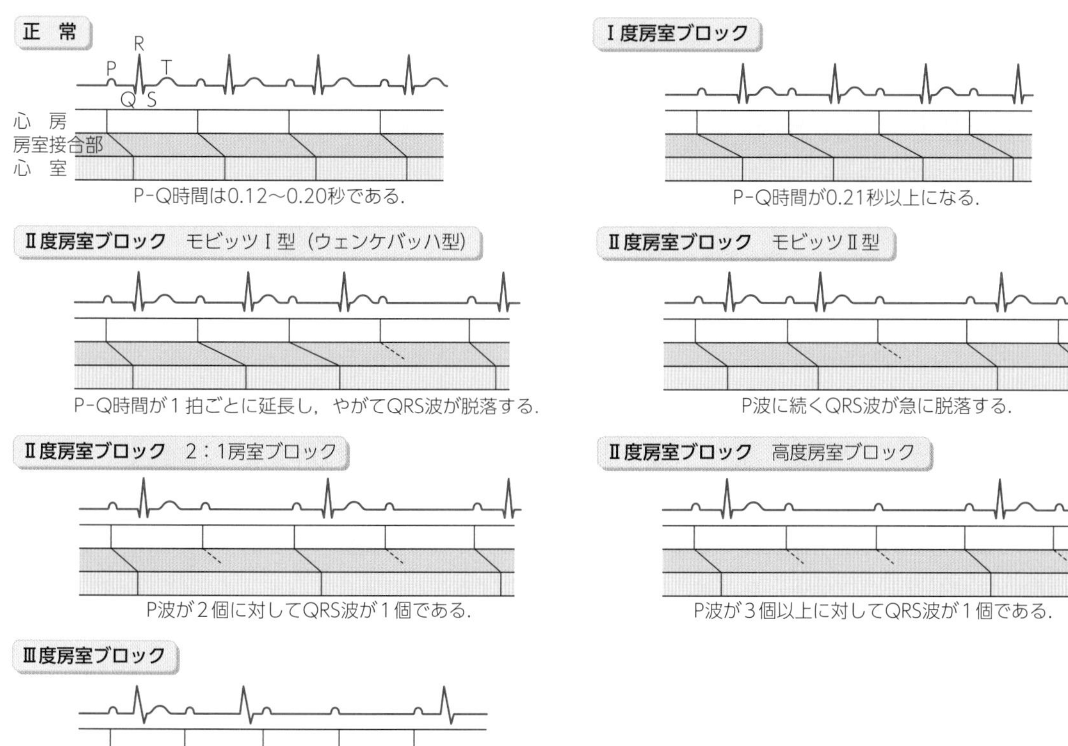

図12-5 **房室ブロックの種類**

2 慢性心不全をもつ人に必要とされるマネジメント

1 包括的心臓リハビリテーションによるマネジメント

かつては，心疾患では安静にすることが一般的であったが，心肺予備能力や体力の低下，廃用症候群などの弊害があることから，心臓リハビリテーションの必要性が認識され始め，1988年に，早期離床や社会復帰に向けた急性心筋梗塞の心臓リハビリテーションが診療報酬の算定で認められた．現在では対象疾患が拡大され，慢性心不全，狭心症，急性心筋梗塞，大血管疾患（解離性大動脈瘤，大動脈解離など），末梢動脈閉塞性疾患，開心術後が，医療保険の適応となっている．

米国公衆衛生局（United States Public Health Service）では，1995年，**包括的心臓リハビリテーション**の概念による心疾患後の健康維持・増進に向けた指針を以下のように示している[6,7]．

①包括的心臓リハビリテーションとは，医学的評価，運動処方，冠危険因子（リスクファクター）の是正，教育，およびカウンセリングからなる長期的・総合的リハビリテーションである．

②個別的な対応を重視し，クライアントの心疾患に基づく身体的・精神的影響をできるだけ緩和し，突然死や再梗塞のリスクを減らす．そのためには，症状に対する介入や，動脈硬化促進過程を抑制することが必要で，心理社会面や職業面においても緊迫した状況を改善することを目的とする．

包括的心臓リハビリテーション（**図12-6**）は，専任の医師による指導管理の下，多職種がチームで関わる．急性期や亜急性期の入院時は，異常の早期発見・早期治療，合併症の予防に努め，心肺へのダメージを最小限にとどめる．二次的な障害である廃用症候群やせん妄，ストレスによる気分変調症（うつ的傾向，食欲不振，意欲低下）などは，早期離床につなげることで防止する．

回復期や慢性期には，病態（病歴などの聴取，身体所見，検査所見，治療評価）や運動耐容能を評価し，リスクファクターを減らすため，運動処方による運動療法や患者教育（栄養，リスクファクターの意識づけ，禁煙，服薬管理，体重や尿量測定方法，便秘や浮腫などの自覚症状のチェック，感染症予防）およびカウンセリングを行う．多角的なアプローチは，心肺機能や日常生活能力

plus α

チーム医療

クライアントに対し，医師，薬剤師，看護師，理学療法士，栄養士などの多職種が連携して医療サービスを提供することで，病とともに歩むクライアントを支援していくこと．

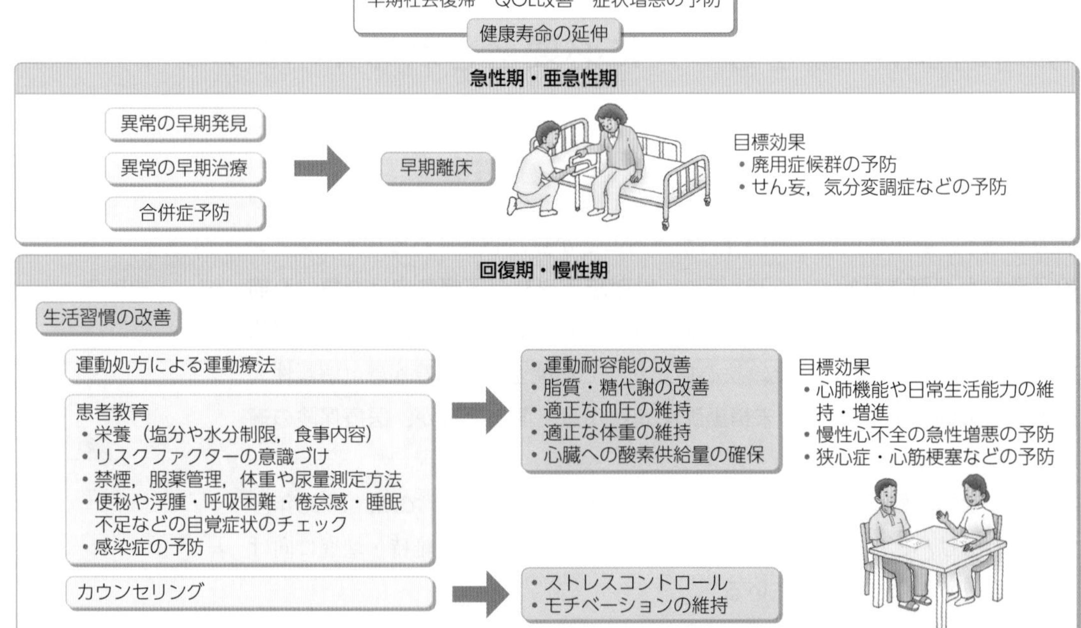

図12-6　包括的心臓リハビリテーションのモデル

の維持・増進，慢性心不全の増悪因子を減らすことに寄与する．

したがって，クライアントの健康状態に合わせた包括的心臓リハビリテーションは，運動療法を含めた生活習慣の改善が中心になり，早期社会復帰，QOLの改善，症状増悪の予防による健康寿命（日常生活に制限のない期間）の延伸が目標になる．

2 リスクファクターを減らしていくライフスタイルへのマネジメント

理想的な生活習慣を身に付けることができるよう支援するには，クライアントのリスクファクターをアセスメントし，数値目標や具体的内容を提示する．慢性心不全の悪化予防や再発防止には，リスクファクターを低減していくための「良質な食事」「運動と休息（睡眠）」「適切な体重管理」「禁煙」「適度な飲酒」のコンビネーションによる生活習慣の調整が必要不可欠である．

1 脂質異常症

脂質異常症は，血管の老化や閉塞を招き，動脈硬化を進展させる．心臓から血液を全身に拍出するときに血管の抵抗力が増すと，後負荷*がかかり血圧を上昇させる要因になる．

血液中のコレステロールを増やす働きのある食品は，脂身の多い肉，チョコレート，卵黄，即席麺，ポテトチップス，バターやチーズの乳脂肪分などの飽和脂肪酸である．反対にコレステロールを減らす働きのある食品は，大豆製品，植物油，野菜，果物，海藻類などの不飽和脂肪酸である．脂質異常症をもつクライアントには，飽和脂肪酸を多く含む食品を控え，不飽和脂肪酸を含む食品を積極的にとるように促す．

2 糖尿病

糖尿病は，微小血管に打撃を与え，糖尿病網膜症，糖尿病性腎症，糖尿病神経障害などの合併症を起こす．糖尿病のクライアントは，脂質異常症や高血圧，肥満を併せもつことが多いので，さらなる症状の悪化が懸念される．

食事療法の指標となる1日の総エネルギー摂取量の目安は，デスクワークが多い職業などの軽い労作で「標準体重*×25～30kcal」，立ち仕事が多い職業などの普通の労作で「標準体重×30～35kcal」，力仕事が多い職業などの重い労作で「標準体重×35kcal～」である．

3 高血圧

心臓から高い圧力で血液を送り続けると，心臓が疲れやすくなり，それに対応しようとして心筋が肥大し，心不全を引き起こす．また，常に血管に高い圧力がかかると，動脈が傷みやすくなり，動脈破裂のリスクを伴う．

血圧を下げるには塩分制限が効果的であり，軽症心不全では，7g/日以下の減塩食とする．梅干し1個（10g）で約2g，ラーメンで約4gの塩分を含むため，薄味に慣れる，汁は飲まない，レモンやカボス等で味を付けるなど，

用語解説*

後負荷

心機能を評価する要素には，心拍数，心収縮力，前負荷，後負荷の四つがある．後負荷は収縮期の心室から血液を拍出する際にかかる抵抗のことで，末梢血管抵抗や動脈の弾性，血液粘稠度などで規定される．

plus α

エネルギー量の計算方法

1単位を80kcalとして計算する．例えば，体重50kgの女性で軽労作であれば，50kg×25～30kcal＝1,250～1,500kcal≒15～18単位となる．

用語解説*

標準体重

日本肥満学会が提唱する指標で，次の計算式で求める．
標準体重＝（身長m）^{2}×22

塩分量を減らすための食事内容を工夫する．特に高齢者では，過度の塩分制限が食欲を低下させ栄養不良を招くため，味付けを工夫する．塩分測定器による定量測定体験は，食塩含有量の知識を深めていく体系的な学習に役立つ．

また，急激な温度変化による血圧変動は，ヒートショックを引き起こす可能性が高くなる．特に，温度が低く寒い浴室や脱衣所では，血管収縮を増強させるため血圧が急上昇し，心疾患や脳血管疾患をきたしやすい．浴室・脱衣所内を暖めてから入り，湯の温度は38～40℃を目安にする．

4 肥満

肥満とは，身体に脂肪が過剰に蓄積した状態を指し，肥満症とは，肥満に起因する健康障害を有する病態である[8)]．心疾患や脳血管疾患，関節疾患などの発症に深い関わりをもつ．BMIが25以上を肥満，ウエスト周囲長が男性85cm以上，女性90cm以上で，内臓脂肪面積が100cm^{2}以上を内臓脂肪型肥満という．

1kgの体脂肪は7,000kcalに匹敵し，それを燃やすのに1時間あたり200kcalを消費すると想定されるウオーキングの場合は35時間もかかる．しかし，運動は消費カロリーだけが重要なのではなく，筋肉量を増やすことで基礎代謝量が増加し，体脂肪を燃焼しやすくなる体質改善効果が期待される．運動時には，ウオーミングアップとクールダウンによるストレッチで筋肉や関節を柔らかくし，けがを予防する．慢性心不全やその他の疾患がある場合には，自己流ではなく，体力や心機能に合わせた内容と運動量を医師に処方してもらい，過剰な運動負荷量による心機能のダメージに留意する（心臓リハビリテーション）．

5 喫煙

たばこに含まれるニコチンは，交感神経を刺激して血圧や脈拍を増強させる作用があり，心臓に負担をかける．さらに，血液中のコレステロールを酸化させて粥状（じゅくじょう）化し，善玉コレステロールであるHDLコレステロール値を低下させる．また，たばこに含まれる一酸化炭素は，血液中のヘモグロビンに対して酸素の200倍にも及ぶ結合性をもち，心筋への酸素運搬量を減らすことが知られている．

飲酒の機会が多い職場環境や友人関係，あるいはストレスや眠気の解消のためにたばこをたしなむライフスタイルは，病気の発症に大きな影響を及ぼす．禁煙には，動機づけカウンセリングやニコチン依存症治療薬（ニコチンパッチ，ニコチンガム）などの使用で，衝動的な喫煙への抑制が働くといわれている．

6 アルコール

「酒は百薬の長」ともいわれ，疫学的研究では，適度な飲酒は心疾患の発症を抑えることが報告されている．しかし，適度な飲酒の量に関しては，研究方法によってばらつきがみられ，人種や個体によっても差がある．

日本酒1合（180mL）約190kcal，ビール1缶（350mL）約140 kcalは，茶碗1杯分のごはん約160kcalに相当する．飲んだ代わりに主食を減らそうと思うが，空腹を満たすために脂肪分の多いつまみなどを食べてしまい，総エネルギー摂取量が，消費エネルギー量を上回ることが多い．アルコールは中性脂肪や尿酸も増加させるため，節酒を試みる．

3 メンタルヘルスマネジメント

慢性心不全になり，これまで培ってきた生活スタイルを変えることは，ストレスがかかる．食事のしかた，嗜好品の自粛，活動の制限など，生活習慣や身体的・社会的な制約は，やる気が出ない，自信を失う，気分が晴れない，不安など，精神的な症状を出現させやすい．このような状態は，クライアントのセルフマネジメント能力を低下させるとともに，生活リズムを崩し，安定した健康状態を保つことを阻害する．

そのため，慢性心不全の軽症な時期からカウンセリングを受け，ストレッサー（ストレス源）の特定や発散方法，ストレスコントロールのしかたを学ぶ機会を設ける．長期的な闘病生活を支えるには，家族や友人のサポートも必要である．主治医と相談しながら，身体能力に応じた運動や仕事・ボランティアなどの社会的活動を，できる限り続けていくことが，気力の減退を防ぎ，生きがいを生む．

慢性心不全であっても，生活範囲を縮小させることなく，何ができるのか，何をやりたいのか，どのようにすれば自己実現が可能なのかという前向きな思考で楽しみを見つけ，希望や願いに近づけるよう支援していくことが，メンタルヘルスマネジメントとして大切である．

4 服薬アドヒアランスを向上させるためのマネジメント

慢性心不全の治療では，薬物療法を継続することで疾患の増悪や合併症の予防を期待するとともに，リスクファクターを減らすための薬剤が付加されることがある．しかし，クライアントにとっては，疾患そのものを完治させるための治療ではないため，永続的に服薬し続けることを否定的にとらえ，症状が落ち着いたときを契機に中断してしまうことがしばしば見受けられる．また，疾患の知識に加えて，服薬方法，作用・副作用に関する学習が必要になるため，習熟しないまま過ごし，症状の悪化や維持期の短縮につながる傾向にある．まずは，クライアント自身の疾患に対する受け止め方を理解した上で，**レディネス***（学習準備状態）を高め，適切な服薬管理が行えるように働きかけていく必要がある．

用語解説*

レディネス

心身の諸機能の成熟発達や学習の準備状態のことをいう．レディネスが整っているときに適切な教育や学習をすれば効果が高まり，整っていないときには効果は期待できない．レディネスを整えるには，クライアントの成熟を待ってそれに即した教育や訓練をする受動的な手法と，過去の学習経験を生かしながら教材，教授法を駆使して働きかけをする能動的な手法がある．

服薬アドヒアランスを高める支援

①クライアントが，治療や薬などについて気軽に質問ができて納得できるような信頼関係を築く．

②クライアントが，病状，予後についてどのように理解しているか，また，受容しているかを把握する．

③クライアントが，疾患やリスクファクターに対する薬物療法の意義を理解し，どのようにとらえているかを把握し，課題を明らかにする．

④クライアントの日常生活リズムに合った処方（服薬時間，処方日数，分包，薬の形状など）と，治療・看護計画に本人の意見が反映されるように調整する．

⑤クライアントへの教育は，パンフレットやビデオ，デモンストレーションなど，その人に合った方法で実施する．

⑥病状，病期，合併症の出現，副作用の有無などの状態と服薬に関する評価を行う．

⑦医療職や調剤薬局，クライアントとの連携によるチーム医療の推進を図る．

⑧クライアントが主治医以外の病院を受診するときに，正確な処方内容を説明できるよう，「お薬手帳」（処方内容の履歴冊子）の活用を推奨する．

5 ペースメーカーを挿入したときのマネジメント

ペースメーカーは，不整脈に起因するアダムス・ストークス症候群*などの症状の軽減とQOL改善，致死性不整脈による突然死の予防，心不全の治療などに対して用いられる一定の心拍出量を保つ植込み型の医療機器である．近年では，機器の性能が向上し，軽量化や電池の寿命の延長，耐久性など安全性，快適性が備わりつつある．しかし，ペースメーカーは精密機械であり，毎日，脈拍を測定し，一定の脈拍が確保されているかを確認することや，定期外来受診で作動状況を検査する必要があることを説明する[10)]．

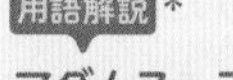

*

アダムス・ストークス症候群

不整脈などによって心臓から全身へ送り出す血液量が減少するのに伴い，脳への血液量も少なくなり，めまい，ふらつき，失神などの意識障害を起こす．

6 受療行動に結びつけるためのマネジメント

入院期間の短縮化が進み，疾患の理解，服薬管理，生活習慣の改善，ストレス・マネジメントなどの入院中における患者への教育・指導にかける時間は限られている．しかも自宅に戻ると，入院中には想像できなかった日常生活上での困難さや，つまずきを感じる場合がある．

外来診療時は，クライアントの生活状況の問題点を整理し，日常生活動作と症状の関連性を分析することで，生活習慣を含めたより良いライフスタイルへと導く機会にする．また，慢性心不全の維持期の安定性を保つことや，病状が軽いうちに医療的介入を行うためにも，定期的な受診を勧奨する．

7 緊急時の対応マネジメント

慢性心不全が急性増悪したときの対応手順（プロトコール）をクライアントとともに作成し整理しておくと，クライアント自身が場面に応じた対処方法を習得しやすい．

携帯用として，ポケットサイズの対応手順を持ち歩くと，緊急時に近くにいる人に救援を頼みやすく，主治医との連絡も取りやすい（図12-7）．

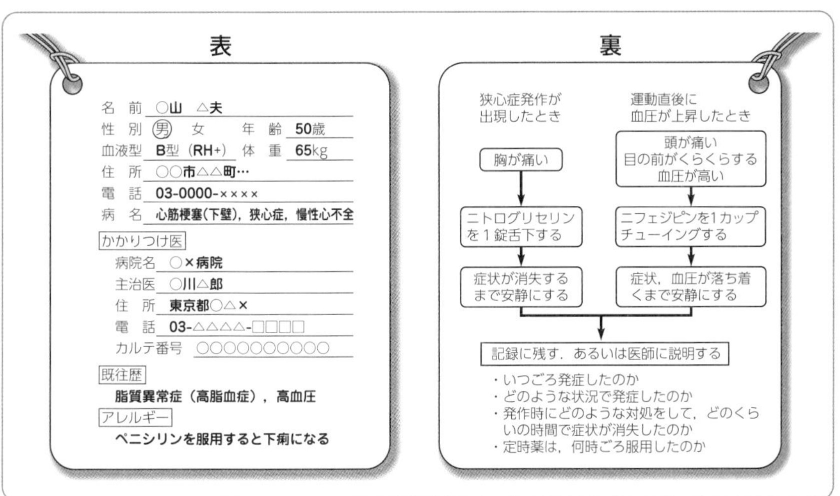

図12-7　救急時の対応手順ポケット版の例

3 慢性心不全のクライアントのセルフマネジメント事例

事 例

亀山さん，58歳，男性

入院までの経過：会社の健康診断で，高血圧，肥満，脂質異常症を指摘されていた．1月10日，18時ごろ，新年会で会社の同僚と飲んでいるときに，「象に乗られたような胸の痛み」があり，その場で身動きが取れなくなった．同僚が救急車を呼び，病院に搬送された．

症状および初診時所見：入院時，心電図上で，Ⅰ，aV_L，V_1～V_6のST上昇，異常Q波や多源性心室性期外収縮，胸部X線検査では，急性心不全が認められた．モルヒネ1/2Aを静脈注射し，胸痛は消失した．

治療の経過：心臓カテーテル検査の結果，左前下行枝の起始部が99%閉塞していたため，経皮的冠状動脈形成術（percutaneous coronary intervention：PCI，percutaneous transluminal coronary angioplasty：PTCA）を行った．このとき，軽度の僧帽弁閉鎖不全症も明らかになった．その後，CK-MBは1,000IU/Lでピークアウトし不整脈も自然消失した．身長170cm，体重80kg，BMI 27.6，HDLコレステロール38mg/dL，トリグリセライド240mg/dL，LDLコレステロール250mg/dL，血圧140/90mmHg，包括的心臓リハビリテーションが開始された．食事療法では，減塩食6g/日，薬物療法では降圧薬の内服，運動療法では徐々に日常生活動作を拡大していったが，息切れや呼吸困難などの症状が出現し，心不全の再発と診断されベッド上安静になった．心臓超音波検査で左心室の動きが悪く，駆出率は30%だった．強心薬と利尿薬を服用し症状が安定したため，慢性心不全状態であるが，軽快退院となった．

職業：会社員
家族構成：一人暮らし．父親は心不全で10年前に他界．母親（80歳）は1カ月前に脳梗塞を発症し入院中．
日常生活：食事はほとんど外食で，時々，コンビニエンスストアで惣菜を買って食べている．同僚や部下と飲みに行く機会が多い．たばこは1日約20本を35年以上吸っている．油物，塩辛い物が大好きで，唐揚げ，漬物を好んで食べる．運動はしていない．土・日も職場に出勤し書類の整理などをしている．
性格：勤勉，きちょうめん，何事も待っていられない．人に仕事を頼むより，夜遅くなっても自分で仕事をこなしてしまう．

1 援助者としての役割の明確化

亀山さんの退院日が近くなり，看護師は退院処方薬を持って病室を訪れた．亀山さんは，病室内で椅子から立ったり座ったりしている．

看 亀山さん．お薬を持ってきました．今飲んでいるお薬と同じものです．
1日3回，決められた量を飲んでください．

亀 ずいぶん多いなあ．退院するから，もっと少なくなると思っていたのに．
これって，心臓の薬と血圧の薬？

看 そうです．心不全が慢性化しているので，そのための強心薬と利尿薬，それから，詰まった冠状動脈を広げたので，また詰まらないように血液をサラサラにするワーファリンです．納豆は食べますか？
納豆はワーファリンの働きを弱めるので，食べないでください．
また，血が止まりにくいので，歯医者やほかの病院を受診するときには，必ず「お薬手帳」を見せてください．
それと，高血圧をおもちでしたよね．血圧が高いと心臓に負担をかけるので，降圧薬を続けて飲んでいただきます．
ほかには，コレステロールを下げるお薬があります．何かご心配なことはありますか？

亀 薬のかわりに漬物が食べられたらいいのになあ（活気がない）．病院の食事は味気がないし，食べる気にもならない．こんなこと，ずっと続けなくちゃいけないのかなあ．
それに，さっき先生が来て，心臓の筋肉が弱っていて，心臓が大きくなっているから心不全を再発しやすい．
だから，しっかり生活習慣を正して過ごしたほうがいいよと言われた．この間，心不全を起こしたでしょう．
ああいうのが起こりやすい状態だって．でも，今は元気だから，退院とともに病気ともお別れかなと思っていた．
仕事もおもしろいし，なんでもやりこなせる年齢になった．経営層の期待も高いし，部下ともうまくやっている．
定年退職したら，世界一周でもしようと思って一生懸命働いてきたのに．
あーあ．もう楽しみもなんにもない．こんな爆弾を胸に抱えて生きていくなんて．
しかも，再発ありだって．
ねえ，どう思います？（と立て続けに話す）

亀 あー（深いため息）．でもやっぱり，薬を飲んで，いろいろ生活を見直さないといけないですよね．
完全に良くなったと思っていたのになあ．薬をおかずみたいにこんなに飲んで大丈夫ですか，
反対に体に悪くありませんか？

看 これからのことについて，いろいろな不安をおもちなのですね．

亀 こんな病気はもうたくさんです．入院中は，味気がしないごはんでも頑張って食べて，薬も飲んだのに．
どうして完全に良くならないで，慢性心不全が残ったのだろう．何がいけないのですか？

看 少しお話をしましょうか？（亀山さんに椅子をすすめ，自分も座る）

亀 発作が起きてから，毎日必死だったからね．いざ，退院するとなると，いろいろ考えちゃって．
本当は，退院することはうれしいはずだけど，慢性心不全と付き合っていくなんて．
何をどうして生活をしていけばいいのかわからない．

看 そうですよね．一度にたくさんのことがありましたからね．
これからの亀山さんの生活のしかたについて，一緒に考えてみましょうか．

亀 やっぱり，人生設計のしなおしか．

急性心筋梗塞は，突然，生命の危機状態に陥り，慢性心不全のような合併症を伴いやすく，長期的な経過をたどることが多い．したがって，援助者の役割は，急性期を脱した後，病気と共存しながら，クライアントがより良い生活を送れるよう支援していくことである．

前述の支援の過程では，看護師が亀山さんの表情や行動を観察し，退院処方薬の説明をしながら，話のきっかけづくりや，退院に向けての不安や悩みを表出できるような雰囲気づくりをしている．また，いろいろな思いが頭の中をめぐり，複雑に絡み合っている状況を解きほぐしながら，話の焦点を合わせていき，看護師が援助者として協力できることを表現している．

2 生活者としてのクライアントの物語を聴く

亀 ともかく一生懸命働いてきた．仕事は趣味に等しいかも．だから，スポーツとかほかのことには目を向けなかった．それに，順調に昇進したので，仕事の上では自分でもよくやっていると思っている．

看 頑張ってこられたのですね．

亀 母親が脳梗塞で倒れて看病していたので，最近は疲れがたまっていて，それを紛らすために，酒を飲んだり，たばこを吸ったりして気分転換をしていた．酒の量も年末年始だったせいもあって，かなり増えていたなあ．
でも，性格的にきちょうめんだから仕事はきっちりやらないと気がすまないし，部下に任せっぱなしというのも自分の性に合わない．だから正月でも仕事をしていたし，母親の見舞いにもちょくちょく行っていた．
こうと決めたら最後までやらないと気がすまない．でも，仕事をやり終えた後の一杯は最高ですよ．

看 お母様の看病もあって，心臓に負担をかけていたのですね．大変だったでしょう．

亀 よく病気をして人生観が変わるっていう話を聞くけど，僕も発作を起こして救急処置を受けているときにいろいろ考えた．このまま死んじゃうのかな，って．このまま死んじゃったら，母親に僕が死んだことを誰が伝えるのだろうかとか，気がかりなことがたくさん頭に浮かんできた．
元気になったら，やり直して週末は体を休めよう，酒やたばこも減らそう，でも仕事は続けたいなあ，なんて思った．健康との駆け引きっていうわけじゃないけど，自分の体とも交渉しないといけないかな，とは思っている．
ビジネスでは交渉したり，ちょっとした妥協や押しの強さなんていうのは得意だけど，体のことで折衝するのはね，なかなか難しいような気がする．

看 病気のことについて，医師からどのような説明を受けていますか？

亀 先生は最初から丁寧にいろいろな説明をしてくれているけれど，頭の中が真っ白になっていたので，あまりよく覚えていない．少し頭の整理をしないといけないとは思う．

看 少しずつ思い出してみましょうか．

亀 確か，心臓には3本の太い血管があって，そのうちの1本の根元が詰まっていたから，それを風船のようなもの

で広げて，さらにステントを入れて成功したと聞いた．でも，弁膜症もあったのと，
長い間，血圧が高いままだったから，心臓が大きくなっていたこともあって，心不全になってしまった．

看 そのほか，気になる病気の話はありましたか？

亀 太り過ぎや脂質異常症も，心臓に悪いと言われた．

看 心臓の負担を考えると，いろいろと調整していくことが大事ですね．

亀山さんのライフヒストリー（生活体験）を聴くことは，亀山さんが何を大切にしているのか，誇りに思っているのか，その気持ちの強さを理解することができる．また，「元気になったら，やり直して週末は体を休めよう，酒やたばこも減らそう，でも仕事は続けたいなぁ」と，亀山さんの退院後のイメージも引き出すことができている．

3 クライアントの困っていること，気になっていることを明確にする

亀山さんは，急な病に倒れたこと，慢性的な病気が残ったまま退院するという出来事に対して混乱し，医師から説明されたことも，それぞれの現象は理解していても，体調を悪化させる要因との関係性については十分に理解できていない様子がうかがえる．そこで看護師は，亀山さんが病気についてどのように理解しているのかを確認している．

4 共同目標の設定

亀 いろいろなことを調整していくって，どういうことですか？

看 リスクファクターという言葉を聞いたことはありますか？

亀 心臓病や脳卒中になりやすい原因だと先生が言っていた．僕は血圧やコレステロールが高いので，塩分や脂肪を控えた食事にして，薬をきちんと飲むように説明された．

看 それに，体重が多いこと，お酒の飲み過ぎやたばこ，ストレスのことも言われませんでしたか？

亀 言われました．

看 リスクファクターは，糖尿病，脂質異常症，高血圧，肥満，喫煙，過度な飲酒などで，これらによって，がんや心疾患，脳血管疾患などの病気にかかる危険が高まるということです．リスクファクターの原因は生活習慣そのものです．
亀山さんの慢性心不全も，不摂生な生活では，悪化して再入院になります．
それに，ストレスも血圧を高くしますから，心臓に負担をかけます．ストレスがたまらないように，
息抜きをする時間や空間をつくることが必要です．
お酒の飲み過ぎやたばこの吸い過ぎも，ストレスの影響を受けていることがあります．

亀 でも，ストレスを発散するのって，酒やたばこ以外にどんな方法があるの？

看 いろいろな方法があります．散歩をしたり，音楽を聴いたり，読書をしたり……
亀山さんが心地よいと思うことを始めてみるといいですね．

亀 まあ，試してみないとわからないけど，酒やたばこ以外の楽しみを見つけろってことだね．
だけど，ストレスの解消が心臓への負担を減らすとは思っていなかったよ．

亀山さんは，リスクファクターについて，医師から説明を受けていたので認識はしていたが，心疾患への直接的な影響については，理解を深めるまでには至っていなかった．看護師は，亀山さん自身がリスクファクターに関する知識を得ることで生活習慣を改善し，慢性心不全の悪化や再入院の予防に結びつけるという共同目標を提示している．

5 アクションプラン設定の援助

看 ほっとするひとときって，どんなときですか？

亀 仕事が一段落したとき，家でテレビを見ながらごろ寝をしているとき，日曜日の朝，ソファーで新聞を読んでいるときぐらいかな．

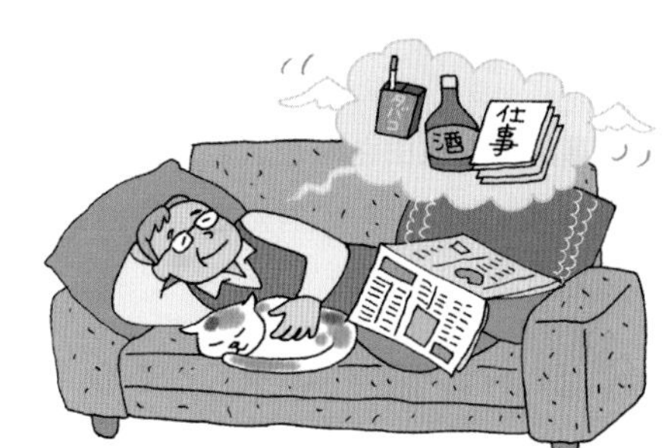

看 そういった時間をもっとつくるというのはどうでしょう．

亀 どうやって？

看 例えば，先ほどちょっとお話しされていましたが，部下に仕事を任せっぱなしにしない，のではなくて，少し代行していただくとか．

亀 んー．そうねえ．僕もこれまでの自分じゃないからね．それに，人材育成もしないといけない時期だよね．

看 その気持ちは大切ですよね．
あとは，ノースモーキング，ノードリンク，ノー残業デイをつくるというのはいかがでしょう．

亀 ほー，おもしろいことを言うね，看護師さんは（二人で笑う）．
今回のことで，病気が悪くなったら怖いという気持ちもあるから，やってみようと思う．

看 ご自分なりの癒しの時間と空間をつくることで，リラックスできるような生活環境をつくりあげていくことが，ストレスをため込まない生活につながっていくと思います．

6 シンプトン・マネジメント

看 イライラしてしまうときって，どんなときですか？

亀 仕事に行き詰まったとき，自分のペースで仕事が進まないとき，それと，母親の見舞いかな．
見舞いに行かないと心配するんじゃないかなとか，寂しい思いをさせているかなと思うと，仕事と母親の見舞いのどちらをとるかで悩んで，時間と闘ってしまう．
そうすると，せっかちで落ち着かなくなるし，そういう自分にまたイライラする．
イライラすると，食べる，飲む，たばこの量が増える．

看 亀山さんは，イライラしてしまう出来事をよく分析していらっしゃるのですね．

亀 入院中に考える時間があったからね．今思うと，イライラしていた自分がおかしいぐらいだね．
なんで，あんなになんでも，きっちりやらないと気がすまなかったのかなぁ．
仕事に復帰したら，またイライラするのかなぁ．

亀山さんは自ら，イライラに対するストレスの発散方法として暴飲，暴食，喫煙をしていたことを認めている．看護師は，自己洞察をしている亀山さんを肯定的にとらえている．

7 サイン・マネジメント

看 もう，たばこはやめますよね．だから，たばこに癒しは求められませんね（二人で笑う）．
イライラしたら，ちょっと気分を変えて外の空気を吸うとか，カロリーの少ないガムをかむなどして，気分転換を図るといいですね．
それと，イライラするタイミング，例えば，お母様のお見舞いの時間が近づいてきているのに，お仕事が中断できないとき……さあ，どうしましょうか？

亀 そういったときには，部下に任せるかな．
僕は，ゆとりが全然なかった，というより，がむしゃらに働くことだけが美徳だと思っていました．

看護師は，亀山さんがストレスのたまる場面を想定することで，イライラする徴候（サイン）への対処方法について，提案したり一緒に考えたりする機会にしている．

8 ストレス・マネジメント

看 ストレスによって，食べたり飲んだり，たばこを吸って気を紛らす．
でも，ストレスの元は解消されていないので，また，食べる，飲む，たばこを吸う．
結局，悪循環になってしまい，高血圧や脂質異常症，肥満などの生活習慣病になってしまった，ということですね．

亀 そのように考えるのですね．単に，病気だけに目がいっていました．
病気と仕事は別物のように思っていたけど，関係性があるのですね．

ストレスは，交感神経を刺激して血管の収縮を強め，血圧を上昇させる．また，カテコラミン等を放出し，コレステロールや血糖値を上げる作用もある．食べ過ぎや飲み過ぎによるストレス発散は解決策にならないため，対処法を変えていくことが重要である．

性格的に競争心が強く，攻撃的で野心家，行動が機敏で，休みなく他人と自分とを競争原理に持ち込む特性を，**タイプA行動パターン***という．常に闘い続けることへの執着心が特徴的で，その結果，ストレッサー（ストレスとなる要因）を多く受けているにもかかわらず，そのことにあまり気づかずに無理な生活を続けることによって，体や心の変調（ストレス）を生み出していく．

ストレス・マネジメントでは，次のような支援を行う．

①質問紙を用いて，「私はタイプA行動パターンである」ことに気づかせる．
②カウンセリングを行い，**行動変容***の動機づけを行う．
③日常生活上，あるいは仕事上の忙しさを認識させ，役割分担をするよう働きかける．
④自律訓練法などのリラクセーション技法を身に付けるよう働きかける．

用語解説*

タイプA行動パターン

1950年代後半にアメリカの医師フリードマンが，心臓病外来の待合室の椅子の前部分が異常に早く擦り切れるのを発見し，観察調査を行った結果，心臓病患者はわずかな時間でも待つということにイライラした様子をみせ，すぐに立ち上がれるように浅く腰掛けている人が多いことをつきとめた．こういった行動特性をタイプA行動パターンという．

用語解説*

行動変容

体調悪化に結びつくような因子に対して，クライアント自らが行動を変えていくこと．医療・保健・福祉に関わる者は，知識の提供だけでなく，意欲を高め，それを行動へと結びつけていけるような支援や助言を行う．

9 評価のしかた

退院して1カ月が過ぎ，亀山さんは外来を受診した．

亀 あ，こんにちは．また，よろしく．

看 お元気そうで何よりです．その後，お体の調子はいかがですか？

亀 ゆったり過ごすように努力していました．
仕事は復帰したけど，無理しちゃダメ，と言い聞かせています．
ちなみに，たばこはやめました．頑張っているでしょう？（看護師の顔を見て笑顔で話し，看護師もうなずく）

亀 イライラすると心臓に悪いからね．いろんなことを試しているよ．禁煙グッズを使ったり，仕事中に休憩をとったり……それに，慢性心不全を悪くさせないためにも毎日，体重を測っています．それで，体重も少し減りました．ストレスをコントロールすることで，飲み過ぎたり食べ過ぎたりすることがなくなったから．会社の人にも，「最近，性格が丸くなりましたね」って言われました．
それに，母も回復に向かっています．

看 それはよかったですね．亀山さんが病気をされたので，お母様はさぞかしご心配されていたことでしょう．
それと，お酒のお付き合いはどうですか？

亀 みんな心配しちゃって，誘ってくれないんだよ．寂しい気持ちはあるけれど，体重が減って体が軽くなったから，この際，断酒もいいのかな，と思っています．コレステロールも高いしね．
定年まで仕事をしたいし，やりたいこともたくさんあるから．

亀山さんは，退院後の生活について自ら振り返り，評価をしていた．亀山さんの語りから，仕事を精力的にこなす代償としてストレスがたまり，そのゆがみで過剰な食事摂取や飲酒，喫煙行動になっていたこと，また，母親の入院によって生活ペースが乱れ，母親のことも心配だったが，仕事との調和をとるのも難しかったという状況にあったことが理解できた．

亀山さんは，看護師とともに慢性心不全のセルフマネジメントを考え，抱いていた退院後のイメージに近づくことができたので，自信をもったようだ．

引用・参考文献

1) 奥山裕司．房室ブロック．ハートナーシング．2004，17（5），p.73-81.
2) 上村美智留．フィジカル・アセスメントの進め方：循環器系．月刊ナーシング．1997，17（5），p.88-98.
3) 青山直善．疾患と治療の基礎知識：狭心症／心筋梗塞．クリニカルスタディ．2003，24（7），p.42.
4) 戸張（上村）美智留．重症心筋梗塞患者の慢性期看護の問題点．Symposium：第8回CCU研究会．THERAPEUTIC RESEARCH．ライフサイエンス出版，1989，10（5），p.18-20.
5) 戸張（上村）美智留ほか．合併症のある急性心筋梗塞患者への援助を考える：ハイリスク患者・Kさんの心臓リハビリテーション過程を振り返って．月刊ナーシング．1987，7（10），p.95-103.
6) 中島史子．2003年度　第3回重症集中ケア研究会定例会テーマ「心臓リハビリテーションとCNSの役割について」．ハートナーシング．2004，17（2），p.58-60.
7) 日本心臓リハビリテーション学会．米国公衆衛生局の心リハの定義．http://www.jacr.jp/web/committee/ideal/，（参照 2023-10-18）.
8) 日本肥満学会．シンポジウム1 肥満症の診断基準と治療指針．第33回日本肥満症学会，2012.
9) 享紺祐子ほか．薬剤の知識ポイント10．ハートナーシング．2004，17（4），p.96-102.
10) 戸張（上村）美智留．特殊ケアを受けている患者の“安全性”と“安楽性”：一時的ペースメーカー装着患者．月刊ナーシング．1989，9（11），p.68-71.
11) ニトロペン®舌下錠0.3mg添付文書．日本化薬，2014.

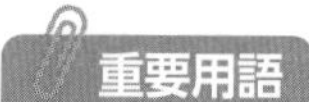

重要用語

虚血性心疾患
心筋梗塞
リスクファクター
包括的心臓リハビリテーション
服薬アドヒアランス
レディネス
ペースメーカー
タイプA行動パターン

◆ 学習参考文献

❶ **日本糖尿病学会．糖尿病食事療法のための食品交換表．第７版，文光堂，2013．**

図やコラム，さし絵が多く，糖尿病の病態生理や基本的な治療，食品の取捨選択による良好な血糖コントロールの方法が理解しやすい．クライアントの学習教材に適している．

❷ **安酸史子ほか編．成人看護学概論．第５版，メディカ出版，2022，（ナーシング・グラフィカ，成人看護学１）．**

平易な文章とともに図やイラストが豊富に掲載され，成人期の健康障害に関わるさまざまな因子についてわかりやすくまとめられている．

❸ **上田裕一監修．ナースがこたえる心臓の病気：200の質問．ハートナーシング春季増刊．メディカ出版，2004．**

心臓の解剖生理が図表でわかりやすく解説されている．また，疾患ごとに患者からよくある質問について具体的な回答が紹介されているので，臨床現場で汎用できる．

虚血性心疾患治療薬の使用方法と効果

表　薬剤の使用方法と主な効果

経口的内服法	内　服	血中濃度を一定にするため，できるだけ同じ時間間隔で服用する．狭心症の発作予防として，医師の指示の下，クライアント自身が食前，排泄前などに適宜調節しながら服用する場合もある．
経口的内服法	舌　下 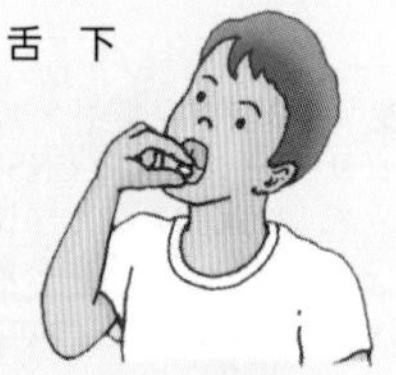	舌下で溶解し，速やかに口腔粘膜より冠状動脈へ作用させる． 狭心症発作時の対処方法の一つである． 例：ニトログリセリン 硝酸イソソルビド
貼付法	貼　付 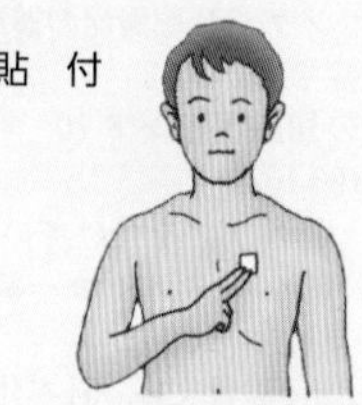	胸部や上腹部，背部，上腕部，大腿部に貼付する．皮膚から薬を吸収し，冠血管を拡張する． 例：貼付型ニトログリセリン

13 エイズとともに生きるセルフマネジメント支援

学習目標

- HIV感染症とエイズについて理解する.
- HIV感染者に必要とされるマネジメントを理解する.
- 事例を通して，エイズのクライアントのセルフマネジメントを支援する看護方法を学ぶ.

1 エイズ（AIDS）の理解

1983年に，**後天性免疫不全症候群**（acquired immunodeficiency syndrome：AIDS，**エイズ**）の原因となる**ヒト免疫不全ウイルス**（human immunodeficiency virus type 1：HIV-1）が同定された．HIV-1はレトロウイルス*に属し，血液，体液を介して伝播（でんぱ）される．日本のHIV/AIDS患者動向の特徴として，日和見（ひよりみ）感染症などの合併症を発症してから医療機関を訪れる感染者が多いことや，性的接触による感染者が約8割を占めることが挙げられる[1]．HIV-1に感染すると，個体内では1日に10^{10}個前後のウイルスが産生されることから，感染後2～6週間で，50～90％の人に発熱，リンパ節腫脹，咽頭炎などの何らかの症状がみられる．しかし，その後は細胞性免疫や体液性免疫によって，HIV-1の産生が抑えられ，症状も消失することから，HIV-1に感染しても，感染に気づかない人が多い．その後，長期間にわたって定常状態が保たれる．

定常状態が保たれている間も，HIV-1は活発に増殖しており，免疫担当細胞である**CD4陽性細胞**は半減期2.2日という短い期間で激しく入れ替わっている[2]．そして，非感染CD4陽性細胞の供給，新たな感染，ウイルス粒子の産生，感染CD4陽性細胞の死滅という過程を繰り返してCD4陽性細胞は徐々に減少し，やがて宿主は免疫不全状態に陥る．免疫応答能が低くなってくると，あらゆる病原体によって重篤（じゅうとく）な**日和見感染症**を引き起こす（図13-1）．このようにHIV感染症は急性感染期，無症候期，エイズ発症期の三つの病期に分けることができる．そして，表13-1に示す指標疾患の一つ以上が認められた場合に，エイズと診断される．一度発症すると，指標疾患が治癒しても日

用語解説*
レトロウイルス
逆転写酵素というウイルスゲノムのRNAをDNAへと変換させる特異的な酵素を有しているウイルスである．レトロウイルスは通常の情報伝達とは異なり，RNAからDNAが合成される．このDNAが宿主細胞のDNAに組み込まれプロウイルスとなり，ウイルスを産生する．

plus α
免疫応答能
生体には微生物やがんなどの非自己性の異物を認識し，排除しようとする働き（免疫応答）がある．ある種の異物のみに反応する特異的免疫は，T細胞が主に関与する細胞性免疫と，抗体などによる体液性免疫に分けられる．

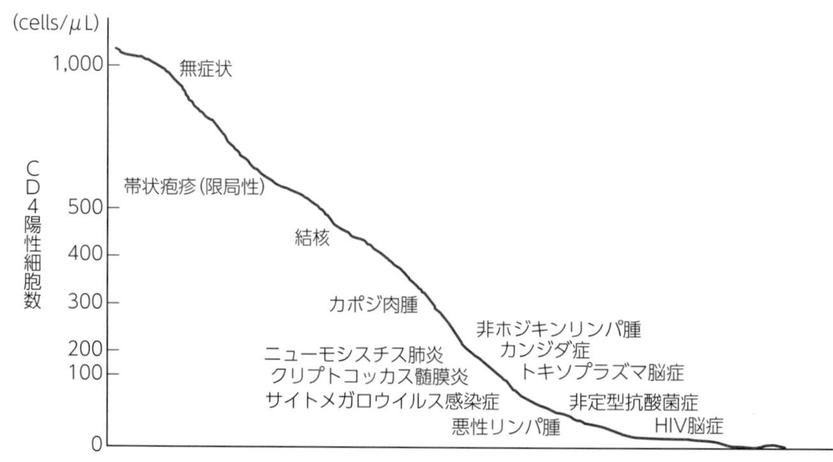

Horsburgh, CR. Mycobacterium avium complex infection in the acquired immunodeficiency syndrome. N. Engl. J. Med. 1991, 324 (19), p.1332-1338. および，国立大学保健管理施設協議会エイズ特別委員会．HIV感染症．1999，p.61を参考に作成．

図13-1 CD4陽性細胞数と日和見感染症や悪性新生物との関係

表13-1 AIDS診断指標疾患

分　類	原因疾患
A. 真菌症	1. カンジダ症（食道・気管・気管支・肺） 2. クリプトコッカス症（肺以外） 3. コクシジオイデス症 a）全身に播種したもの b）肺・頸部・肺門リンパ節以外の部位に起こったもの 4. ヒストプラズマ症 a）全身に播種したもの b）肺・頸部・肺門リンパ節以外の部位に起こったもの 5. ニューモシスチス肺炎
B. 原虫感染症	6. トキソプラズマ脳症（生後1カ月以後） 7. クリプトスポリジウム症（1カ月以上続く下痢を伴ったもの） 8. イソスポラ症（1カ月以上続く下痢を伴ったもの）
C. 細菌感染症	9. 化膿性細菌感染症（13歳未満で，ヘモフィルス，レンサ球菌などの化膿性細菌により以下のいずれかが2年以内に，二つ以上多発あるいは繰り返して起こったもの） a）敗血症　b）肺炎　c）髄膜炎　d）骨関節炎　e）中耳・皮膚粘膜以外の部位や深在臓器の膿瘍 10. サルモネラ菌血症（再発を繰り返すもので，チフス菌によるものを除く） 11. 活動性結核（肺結核*または肺外結核） 12. 非結核性抗酸菌症 a）全身に播種したもの b）肺・頸部・肺門リンパ節以外の部位に起こったもの
D. ウイルス感染症	13. サイトメガロウイルス感染症（生後1カ月以後で，肝・脾・リンパ節以外） 14. 単純ヘルペスウイルス感染症 a）1カ月以上持続する粘膜・皮膚の潰瘍を呈するもの b）生後1カ月以後で気管支炎，肺炎，食道炎を併発するもの 15. 進行性多巣性白質脳症
E. 腫　瘍	16. カポジ肉腫 17. 原発性脳リンパ腫 18. 非ホジキンリンパ腫 a）大細胞型・免疫芽球型　b）Burkitt型 19. 浸潤性子宮頸癌*
F. その他	20. 反復性肺炎 21. リンパ性間質性肺炎／肺リンパ過形成：LIP/PLH complex（13歳未満） 22. HIV脳症（認知症または亜急性脳炎） 23. HIV消耗性症候群（全身衰弱またはスリム病）

＊　C11活動性結核のうち肺結核，およびE19浸潤性子宮頸癌については，HIVによる免疫不全を示唆する所見がみられる場合に限る．

令和4年度厚生労働行政推進調査事業費補助金エイズ対策政策研究事業 HIV感染症および血友病におけるチーム医療の構築と医療水準の向上を目指した研究班．抗HIV治療ガイドライン．2023，p.7より

和見感染症に罹患(りかん)する危険性が高いエイズ発症期の患者となる．

以前は，エイズは“死の病”として恐れられていたが，HIV-1に対する解析が進み，核酸系逆転写酵素阻害薬，非核酸系逆転写酵素阻害薬，プロテアーゼ阻害薬，インテグラーゼ阻害薬，侵入阻害薬といったさまざまな種類の抗HIV薬が開発され（図13-2），HIV感染症の予後は劇的に改善された．現在では，CD4陽性細胞*数を500/μL以上に維持できれば，健常者と同様の生命予後を得ることが可能になってきており，エイズは“慢性病”として考えることが可能になってきた．このように，HIVの増殖を抑えることや，より高いCD4陽性細胞数を保持することが生命予後に関わることから，免疫機能を落とさないような生活管理が求められる．しかし，抗HIV薬を使用してもHIVが体内か

用語解説*

CD4陽性細胞

ヘルパーT細胞，マクロファージ，樹状細胞などの細胞表面に発現している糖タンパクで，細胞表面抗原の一つであるCD4をもつ細胞の総称である．ヘルパーT細胞はMHCクラスⅡ分子に結合した抗原を認識する．また，細胞傷害性T細胞などのほかの免疫系細胞にシグナルを送り，体液性免疫と細胞性免疫をつかさどる免疫系の中心的役割を担っている．

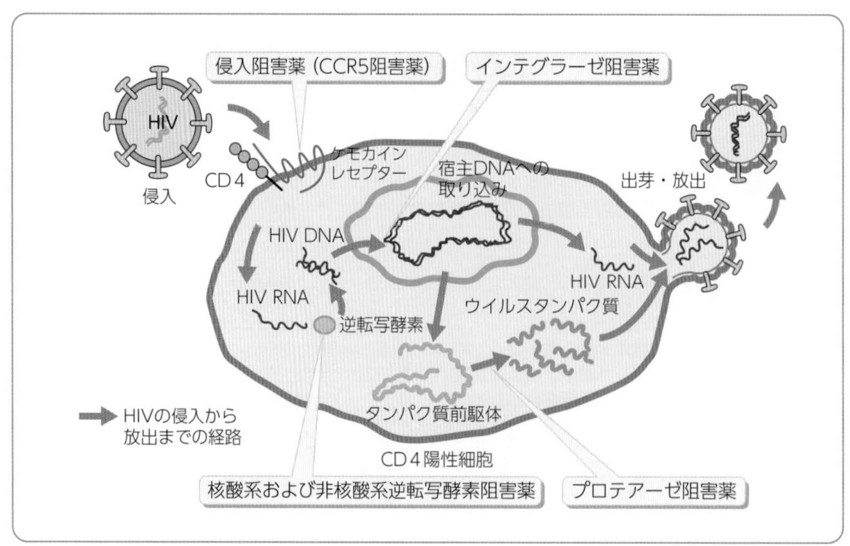

図13-2　HIVの生活環と抗ウイルス薬

らすべて消滅するには約70年を要すると推定されており[3]，服薬は一生継続しなければならない．それに加え，エイズ治療は３種類以上の薬剤を併用する**抗レトロウイルス療法**（anti-retroviral therapy：**ART**）が一般的であることから，治療費は膨大なものとなり，感染者が抗HIV療法の恩恵を受けるのはたやすいことではない．

また，重要な問題として注目されていることに，HCV（C型肝炎ウイルス）との重複感染がある．血液製剤によるHIV感染者は，約90％がHCVの重複感染であるといわれる[4]．さまざまな臨床研究から，HCV単独感染例に比較してHIV-HCV重複感染者のほうが肝臓病変の進行が約３倍早いことが示されている[5]．HIV-HCV重複感染者のHCV感染症治療については，CD4陽性細胞数が200/μL以上の患者の場合はHCV感染症治療の標準のガイドラインに準じて開始されるが，CD4陽性細胞数が200/μLより少ない場合は，まずHIV感染症の治療を行い，CD4陽性細胞数が200/μL以上になってからHCV感染症治療を開始することが推奨されている．また，HIV-HCV重複感染者のHIV感染症治療においても薬物の相互作用や副作用などで禁忌となる薬剤があるため，専門医との連携が求められる．

2 HIV感染症ならびにエイズとともに生きる人々の看護とセルフマネジメント

治療に関する研究から，感染後の病態は，ウイルスによる影響よりも生体内の免疫力によって決定される可能性が高いことが示されている[6]．ストレスや手術，免疫抑制薬の使用などで細胞性免疫が低下している感染者では，病気の進行が早まる．そこで，エイズの発症を抑えるには，感染予防のための手洗い，含嗽（がんそう）に加え，細胞性免疫を低下させないように食事，睡眠，適度な運動，ストレスのコントロールなどのセルフケアが重要となる．常日ごろから，感染者自らが自分自身の健康状態に興味をもち，心身の観察を行うことを意識づけることが重要である．そのためには日和見感染症の症状や観察方法などをクライアントに指導し，もし身体の異変に気づいたら，すぐに医療機関に連絡するような体制を確立することが必要となる．

1 服薬療法に関するマネジメント

1 服薬アドヒアランスの重要性

抗HIV薬の効果を得るには，常にウイルス増殖を抑制できる血中濃度を上回っていなければならない（図13-3）．抗HIV薬の服薬率（服薬すべき回数のうちの何パーセントを服用したか）と血漿中のHIV-RNA量には有意な相関がみられ，確実に体内のウイルスを抑制するためには95%以上の服薬率が維持できなければならない[7-9]．中途半端な服薬は，体内のHIV-1の増殖抑制やCD4陽性細胞数の増加に対する効果がないだけでなく，薬剤耐性ウイルスが出現しやすくなる．そこで，エイズのクライアントにとっては治療に従順であるべきといった考えの**コンプライアンス**（compliance）ではなく，治療法の

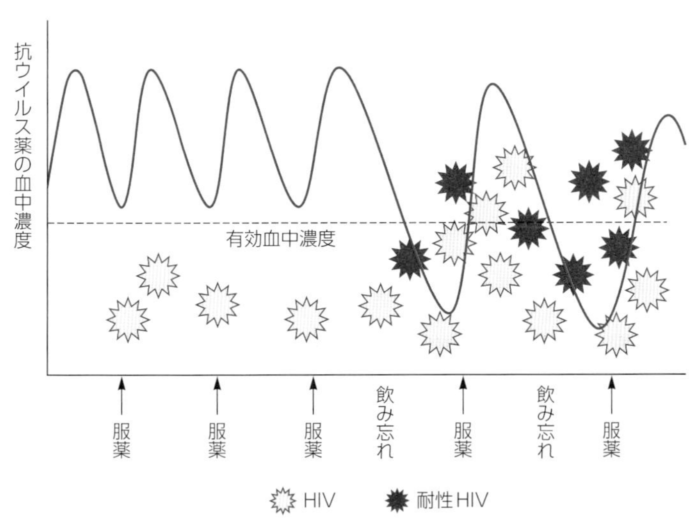

図13-3　抗HIV薬の血中濃度とHIV

plus α　HIV-RNA量

HIV感染者の血液中のHIV-RNA量は核酸増幅法により定量できるようになった．HIV-RNA量はHIVウイルス量を反映することから，感染の有無，病気の進行の予測，治療の開始時期の判断，抗HIV薬の効果判定，治療変更の判断などに重要な指標となる．検出の精度はかなり高くなっているが，HIV-RNA量が検出限界以下になっても，体内には微量のHIVが存在するため注意が必要である．

plus α　薬剤耐性ウイルス

HIV-1は，RNAからDNAへの逆転写過程で変異を起こす頻度が高く，変異を獲得しやすい特性をもっている．さらに不十分な抗ウイルス薬の使用によるウイルスの変異により，薬剤に対する抵抗力を獲得し，薬剤に対する感受性が低くなって，抗ウイルス薬が効かなくなるウイルスが出現する．

決定から実行までクライアント自らが医療者とともに能動的に関わるという**アドヒアランス**（adherence）が重要となる．

アドヒアランスとは，クライアント自身の責任を伴った概念である．エイズの臨床症状の悪化をきたす主な原因としては，抗HIV薬に対する低いアドヒアランスと薬剤耐性ウイルスの出現が挙げられることから，クライアントの服薬アドヒアランスをいかに高められるかがエイズ治療の成功の鍵となる．服薬アドヒアランスは，抗HIV薬療法を開始するか否か，どの抗HIV薬を選択するかの自己決定から始まるのである．

2 服薬アドヒアランスに関する要因

服薬アドヒアランスに関連する要因を分類すると，大きくクライアント側の要因，薬剤側の要因，医療者ならびに家族や経済などクライアントを取り巻く環境要因に分けられる（**図13-4**）．

1 クライアント側の要因

クライアントが薬を飲めなかった主な理由としては，飲み忘れ，外出などでその場に薬がなかった，薬を飲むタイミングが難しいなどが挙げられるが，飲み忘れに対しては，ピルボックス，日誌，アラーム，アラームピルボックス*を用いることによって予防できる．また，抗HIV薬のなかには，食事時間や食事内容などが効果に影響を及ぼすものがあり，食生活との適合性も大きく影響する．ARTが生活スタイルにとてもよく適合していたと答えた人のほうが，そうでないと答えた人に比べて服薬アドヒアランスが高かった[10]という報告があることから，抗HIV療法による生活スタイルの変更は，服薬アドヒアランスに大きく影響することがわかる．そこで，服薬を開始する前にクライアン

> 用語解説*
> **アラームピルボックス**
> 服薬コンプライアンスやアドヒアランスを促進するためのケア製品．タイマーをセットすることによって，服薬時間になると自動的にアラームが鳴り，1回分の服薬量が出てくるような構造になっている．

●エイズの理解〈動画〉

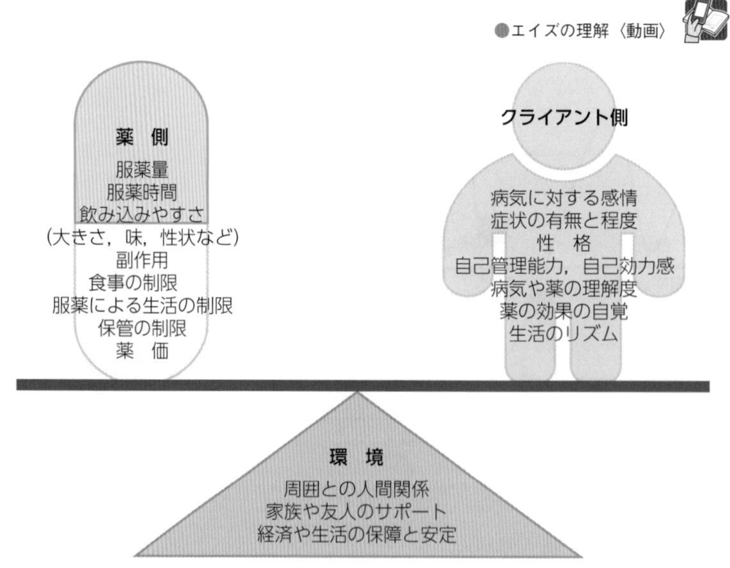

図13-4　服薬アドヒアランスに関連する要因

トと十分に話し合い，可能な限り簡便な服薬スケジュールで，クライアントの生活スタイルに合った薬の選択や服用時間を決定することが重要である．場合によっては，事前に模擬薬（あめなど）で，服薬スケジュールの遂行が可能かどうかを確認することも必要である．

また，服薬アドヒアランスを高めるためには，クライアントの病気や薬に対する知識や認識，身体的・精神的な症状の有無などをアセスメントすると同様に，生活における価値観に関する情報を得た上で，クライアントは服薬に対してどのようなゴールを選択するのか，つまり服薬をするかしないか，服薬するならばどの薬を選択するのかを検討しなければならない．それには，クライアントが自分自身のHIV-RNA量やCD4陽性細胞数などのデータを知り，その意味を理解するとともに，病気に対する服薬の目的や効果，薬の飲み忘れによってどのような影響があるのかを十分に知ることが重要であり，看護師はクライアントの理解を促すための情報提供と支援が欠かせない．

2 薬に関連する要因

副作用の出現の有無，薬の大きさや薬剤の性質による飲み込みやすさ，服薬量，服薬回数，食事制限などが挙げられる．また，常にウイルス増殖を抑制できるような血中濃度を保たなければならないため，感染を知らない人の前で服薬しなければならない状況も生じる．

さらに，抗HIV薬は食欲不振，悪心・嘔吐，下痢，発疹等，さまざまな副作用を有する．HIV感染者のなかには特に自覚症状がない人もおり，治療開始によって治療の効果が実感できず，副作用だけが現れることも少なくない．副作用のなかには徐々に軽くなるものもあるが，リポジストロフィー*（lipodystrophy）などのように長期の服薬に伴って生じるものもあり，米国の臨床試験グループの調査では，副作用を避けるために約４分の１のクライアントが服薬をしなかったと報告されている[10]．副作用は不安の強い人や思い込みによって生じる場合もあることから，服薬を開始する前に，服薬の影響に関するクライアントの理解を促すよう支援する．服薬開始後，最も副作用の生じやすい１～２週間以内に，クライアントと接する機会を設けるなど来院回数を増やし，服薬の影響についてのアセスメントやケアを行うことが重要である．副作用等，服薬に関する問題に迅速に対応できるよう，医師，看護師，薬剤師等の連携体制を整え，副作用が生じた場合には症状緩和の対策をとりながらアドヒアランスへの影響を考慮し，医療チームが連携して，クライアントと密接に連絡を取り支援することが求められる．

用語解説*
リポジストロフィー
中心性の肥満，顔面および四肢の脂肪萎縮などの体脂肪分布異常がARTを受けているクライアントの22～75％にみられる．インスリン抵抗性，高血糖や脂質異常症（高脂血症）のような代謝異常と，外見上の脂肪沈着と脂肪萎縮を併せた症候群である．

2 HIV-HCV重複感染者へのマネジメント

HIV-1とHCVを重複感染している場合，どちらも感染初期は自覚症状がほとんどなく，日和見感染症や肝障害が発症してから感染に気づくことが多い．特に，アルコールは直接的に肝障害を起こし，過剰飲酒による栄養障害，免疫異常などが肝障害を促進する．常習飲酒のＣ型肝炎患者は非常習飲酒のクライアントに比較してHCV量が有意に多いことから，飲酒がHCVの増殖を促している可能性があることが予測できる[11]．そこで，Ｃ型肝炎患者には禁酒を促すことが重要となる．

3 HIV感染者の環境へのサポート

さらに，服薬アドヒアランスには，クライアント－医療者の信頼関係，家族や友人のサポートの有無，経済状態など，クライアントを取り巻く環境も大きく影響する．周囲の人が病気のことを知らないために，服薬のタイミングを逃し，服薬できないクライアントもいる．クライアントを理解している家族や友人がいることによって，精神的サポートや飲み忘れを防止するための手段的サポートを得ることができる．

また，抗HIV薬は高価であり，健康保険だけではクライアントへの経済的負担が大きく，受診の継続やアドヒアランスを得ることが難しい．1998（平成10）年の身体障害者福祉法施行令および施行規則の改正により，HIV感染者は身体障害者として認定されるようになった．クライアントが利用できる社会保障制度には，**身体障害者手帳**，**高額療養費制度**，**自立支援医療制度**などがある（図13-5）．しかし，認定のための手続きによってプライバシーが暴露され，それによって差別を受けるのではないかという不安があり，手続きに踏み切れないクライアントもいる．手続きは郵送でできることなど医療ソーシャルワーカーや医療相談担当者と連携しながら，初診時から社会保障制度の利用方法などについて説明し，クライアントが安心して積極的に制度を利用できるような支援も重要である．

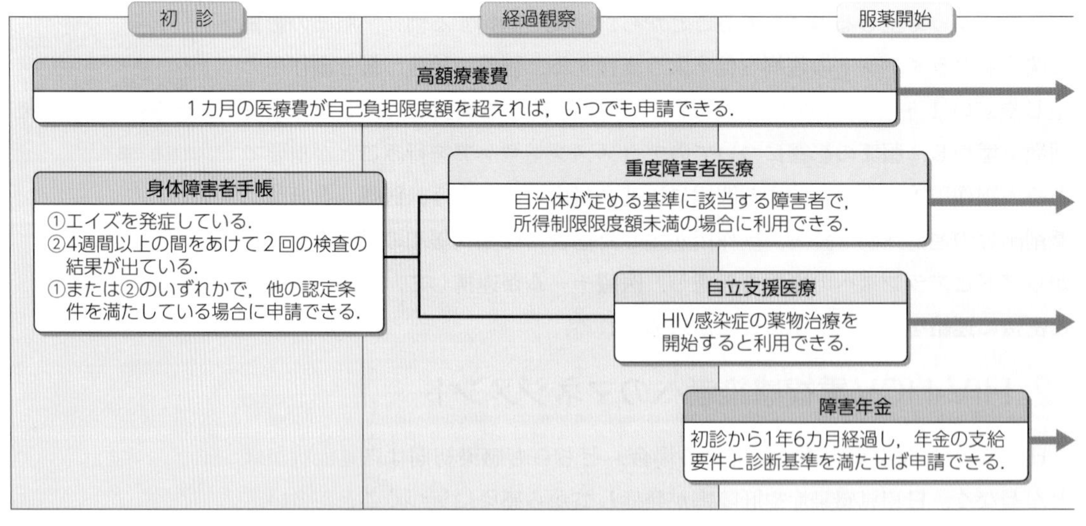

図13-5　HIV感染者が利用できる制度と申請時期

3 エイズのクライアントのセルフマネジメント事例

事 例

28歳の熊本さん（男性）は，献血でHIV抗体が陽性であることがわかり，エイズ専門の医療機関を紹介され，受診となった．

外来受付に訪れた熊本さんは終始うつむきがちで，看護師とも目を合わさず，落ち着かない様子であった．看護師が問診をするために熊本さんを個室に案内すると，待っていたように，HIVの感染は全く予期していなかったこと，ここに来るまで誰にも感染したことを話せず，ずっと不眠が続いていたことなどを話し始めた．そして「どこで感染したんだろう」という後悔や恨みの言葉と，「私はいつ死ぬんですか」「生きていても仕方がない」という言葉が聞かれた．

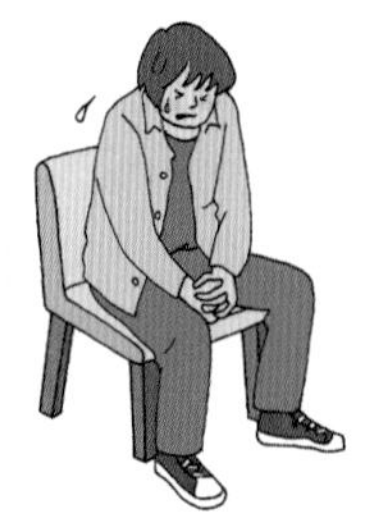

1 援助者としての役割の明確化

看護師は熊本さんの話を聴きながら，まず，①**正しい情報を提供することが必要である**と感じた．そこで熊本さんの様子を注意深く観察しながら，クライアント用のパンフレットを使用して，HIV感染症とエイズについて説明をした．そして，免疫力を低下させないように日常生活をコントロールすることでエイズ発症を遅らせることができること，たとえエイズが発症しても内服薬でウイルスの増殖を抑えることができるため普通の生活が可能であること，などを伝えた．

次に看護師は，②**サポート体制を整えることの必要性**を感じた．そこで家族や友人などの人間関係について確認した．両親は健在で他県に在住しており，熊本さんは一人暮らしである．両親は老齢であるし，非常に厳格なためにHIVに感染したことを告げたくないが，近くに住んでいる姉ならばわかってもらえそうだと言う．ただ，今は，自分自身の気持ちの整理がつかず，姉の精神的負担を考えると，姉への告知については決心がつかないと話した．そこで必要であれば，③**姉への病気の説明**をとおして，④**感染告知の支援**ができることを話した．そして次回の診察までに，⑤**困ったことやわからないことがあるときはいつでも連絡が取れるよう**，診療窓口への直通電話の番号を伝えた．

その結果，熊本さんは看護師の目をしっかりと見て，「今日ここに来るまでは，ショックで，死ぬことしか考えていませんでした．自分の心掛け次第では，普通の生活と変わらない，いや普通の生活が送れるっていうことですね」と，力強く確認するように述べた．

2 生活者としてのクライアントの物語を聴く

次の受診日，熊本さんは予約時間になっても訪れず，何の連絡もないまま一日が過ぎた．そこで熊本さんに電話をかけたところ，「仕事が急に入ってしまって．すみませんでした．明日，受診できますか」ということだった．

翌日，熊本さんは予約時間から少し遅れて到着した．診察が終わった熊本さんに，昨日受診できなかった理由を質問すると，「急にアルバイトが入ったので」と答えた．アルバイトについて尋ねたところ，仕事の依頼は天候によって左右される上に，勤務時間もまちまちで，生活リズムが不規則であることがわかった．また，食事はほとんど外食やインスタント食品で，天候不良が続いて仕事の依頼がないときには，1日1食のこともあるという．

熊本さんは，前回の受診時に説明を聞いてから，今後の経過や治療のことを考えるとアルバイト先を変えるか，定職に就いたほうがいいと思っていると話した．しかし，受診のために定期的に休暇をとらなければならないことや，保険を使用した場合，レセプトから感染のことが職場にわかってしまうのではないかと思うと，簡単に就職活動もできないと話した．そこで看護師は，医療機関や保険会社は守秘義務があるため，これらをとおして病気が他人に知られる恐れはないことを説明した．そして，安定した療養生活を送るためには，生活リズムを整え，免疫力を低下させないよう食事や睡眠などのセルフケアを行うことが重要であることを再び強調した．それには生活の経済的な基盤を整えることが欠かせないため，規則的な勤務時間で毎月一定の収入が得られる仕事を探すよう勧めた．

3 クライアントの困っていること，気になっていることを明確にする

さらに熊本さんは，浮かない顔で診察の様子を話した．「この前の検査結果が出て，HIV-RNA量が8万コピー*/mL，CD4が350/μLだったそうです．それで，もう一回検査して，その結果次第では薬の開始を検討したほうがいいかもって先生に言われました．特に何の症状もないのに，薬を開始しなければならないんですか」と看護師に疑問を投げかけた．看護師が服薬に関して気になっていることを質問すると，どんな副作用が出るのかわからず不安であること，今の生活で規則的な服薬ができるかどうか自信がないこと，治療費が高く経済的な負担が大きいこと，感染の告知をしなければ仕事場や人前では服薬できないことなどを挙げ，自覚症状が全くないのに，副作用できつい思いをするかもしれない薬をどうして飲まなければならないのかわからないと話した．

そこで看護師はクライアント用パンフレットを用いて，HIV感染症の病態，治療，副作用とその対処方法などについて説明するとともに，もし困ったことや副作用が生じた場合には，いつでも支援を受けられる体制にあることなども伝えた．そして治療費については，身体障害者手帳の申請や，高額療養費制度などの利用によって自己負担が軽減することを具体的に説明し，申請手続きについての疑問や不安について答えた．さらに，今後長期にわたる療養生活のサポートを得るためにも，姉への感染の告知を勧めた．それに対して，これまでにいろいろと考えた末，熊本さん自身も姉に告知したほうがいいと思ってはい

用語解説*
コピー
核酸増幅法によるHIV-RNA量を表す単位である．HIV-1は一本鎖のウイルスRNA遺伝子をもつことから測定誤差などはあるが，検出された血液中のコピー数は，存在するウイルス粒子の数と定量的にほぼ同じと考えられる．

るが，果たして自分が姉に適切な説明ができるかどうかが不安であると言う．そこで，看護師は医師と相談して，熊本さんの同席のもとで，医療者から姉に感染の告知と病気や治療の説明をすることになった．

4 共同目標の設定

抗HIV療法が始まった当初は，可能な限り早期に治療を開始することが推奨されたが，その副作用やアドヒアランスの問題が生じ，しばらくは治療開始を遅らせせることが推奨されてきた．しかし，多くの臨床研究から早期治療が予後をより改善することが示されたことや，飲みやすく副作用も少ない薬剤が増えたことなどの理由から，現在ではCD4数（CD4陽性Tリンパ球数）にかかわらず，すべてのHIV感染者に治療が推奨されている[12)]．

そのため，熊本さんの場合は，これ以上CD4陽性細胞数が減少したりHIV-RNA量が増加すれば，服薬を開始する必要が出てくる．服薬開始後は，定期的な服薬が維持できなければ十分な治療効果が得られないだけでなく，薬剤耐性ウイルスの出現によって，その後の治療の選択肢が減少する可能性がある．現在の熊本さんは生活リズムが不規則で定期受診が危ぶまれることから，熊本さんと話し合い，①生活のリズムを形成すること，②定期受診ができること，の二つを目標として設定した．

plus α

抗HIV療法の開始基準

CD4数にかかわらず，すべてのHIV感染者に治療の開始を推奨．ただし治療開始にあたっては，患者に対し，服薬遵守の重要性を教育することや，医療費減免のための社会資源について説明し，患者と共に活用を検討する必要がある．

5 アクションプラン設定の援助

熊本さんが病気をどのようにとらえているかを確認すると，「最初は驚きました．もう“死”しか頭になくって．でも，いろいろな説明を聞いたり自分で調べたりして，自分の心掛け次第では良くも悪くもなるってことがわかりました．すぐに死ぬわけではないって．だから，今はどう生きていこうかって考えているんです」と話した．

熊本さんと日常活動を検討した結果，不定期で不規則なアルバイトの影響を受け，生活リズムはばらばらであった．特に食事は不規則な上に，栄養のバランスも悪かった．そこで，免疫力の低下を防ぐために食事を改善することが必要であることを説明し，食習慣の改善を基本に生活時間の見直しをすることにした．定時に食事をとることを習慣化するために，まず少なくとも朝食と夕食は時間を決めて摂取することにした．そして食事内容を改善するために，簡単に作れる料理のレシピなどのパンフレットを渡して，料理についても興味を引き出すようにした．また生活リズムの調整とストレス解消を目的に，アルバイトのないときには，散歩や適度な運動などを取り入れるように勧めた．

さらに，抗HIV療法は健康保険だけでは自己負担が高額になることから，服薬を開始するにあたって，ソーシャルワーカーから身体障害者手帳や医療費助成制度について詳しく説明を受けた．また，熊本さんが薬を選択できるように，薬剤師から副作用や食事との関連，錠剤数，薬剤の大きさなどを実際の薬剤を使いながら説明を受けた．服薬率は1日1回投与のほうが維持されやすいといわれるが，生活時間が不規則であることから，熊本さんと話し合い，食事に関係なく空腹時でも内服可能であり，薬物間の相互作用や副作用が少なく，1日1回2錠で錠剤が小さい薬剤の組み合わせを選択することにした（図13-6）．

核酸系逆転写酵素阻害薬 (NRTI) TAF／FTC	＋	インテグラーゼ阻害薬 (INSTI) DTG

TAF／FTC（エムトリシタビンとテノホビルアラフェナミドの配合薬）：
1回1錠，1日1回，食事に関係なく服用
比較的頻度の多い副作用：悪心，下痢，頭痛

DTG（ドルテグラビルナトリウム）：
1回1錠，1日1回，食事に関係なく服用
比較的頻度の多い
副作用：悪心，下痢，頭痛
※副作用の悪心は徐々に軽減することが多い

図13-6　初回治療に推奨される抗HIV薬の組み合わせ

HIV感染を知っているサポーターが存在するクライアントは，サポーターがいないクライアントに比べ，受診中断率が低かったという報告がある．熊本さんは生活リズムを形成したり，食事などをマネジメントしていく必要があるため，身近にサポーターが存在することが望ましい．今のところは感染のことを話せる人は姉しか思い当たらないということであったので，まずは姉に告知し，その反応によって病気や治療についての説明を詳しく行い，可能な範囲での日常生活の支援を一緒に考えていくことにした．また，患者会やサポートグループなどがあることを紹介し，それらの活用方法も検討した．

6 シンプトン・マネジメント

熊本さんは現在，たまに下痢があるだけで特に症状はない．下痢については食事に気をつけたり，水分を十分に補給することや，止痢剤を適切に使用することによって対処するよう指導した．また，下痢に伴う皮膚の損傷を防ぐために，陰部を清潔に保ち，皮膚のケアを行うことも付け加えた．

一般的に感染症の症状としては，発熱，全身倦怠感などがある．常日ごろから熱型に注意し，頭痛や咽頭痛などの痛みの有無や下痢，寝汗などのほかの症状がないかなど，自分自身の身体に興味をもって観察することを習慣化するよう指導した．

全身倦怠感は発熱，栄養不良，日和見感染症，精神的ストレスなどのさまざまな要因によって引き起こされる．栄養のバランスや食事内容に注意することに加え，過度の飲酒や喫煙は免疫力を低下させるため，禁酒と禁煙を勧めた．身体を清潔に保つことは日和見感染症を予防するだけでなく，入浴はストレス解消にもなる．また散歩など軽い運動は，ストレス解消と免疫力を高める効果がある．エイズ発症の診断基準の一つであるカポジ肉腫は，免疫力が高まるだけで自然治癒する場合が多い．そこで免疫力を低下させないよう，日常活動の優先順位をつけ，活動と休息のバランスを考えて生活スケジュールを設計するよう促した．熊本さんはまだ他者の援助を必要とする状態でないが，障害認定制度によってヘルパーなどの福祉サービスも利用できることから，クライアントの状態によってはこれらを活用することで在宅療養が可能となる．

7 サイン・マネジメント

免疫応答能が低くなってくると，あらゆる病原体によって重篤な日和見感染症を引き起こしやすくなる．CD4陽性細胞数から発症の可能性がある日和見感染症を予測できるため，常にCD4陽性細胞数の変化に注意を払うことを忘れてはならない．特にCD4陽性細胞数が200/μLを下回ると，さまざまな日和見感染症が発症する可能性が高くなるので注意する．また，免疫機能が低下すると潜在感染している病原体による感染症が発症するために，症状の有無にかかわらず各種抗原抗体検査によって，感染の有無を確認しておく．例えばサイトメガロウイルス感染*は網膜に高頻度で発症するため，定期的な検査を行いながら，熊本さんには，視野の欠損や視力の低下などを感じたらすぐに報告するよう指導した．

CD4陽性細胞数の減少に伴って，一次予防としての治療が必要となってくる．日和見感染症の症状と治療法を表13-2に示した．例えばCD4陽性細胞数が200/μL以下になると，エイズ患者で最も発症頻度が高く，致死的な日和見感染症であるニューモシスチス肺炎を予防するためにST合剤*の内服を開始する．ニューモシスチス肺炎は症状が進行する前に発熱，倦怠感，体重減少などがみられることから，クライアント自らが常日ごろから自分自身の健康状態に関心をもち，観察を行うことを習慣化するよう支援し，小さな変化でも，気づいたときには医療者にすぐに相談や報告ができるような体制と関係づくりを行った．

また，カンジダ症は免疫機能が保たれている場合でも口腔内に生じやすい．含嗽や舌磨きなどの口腔ケアや観察を習慣化し，もし舌や咽頭に紅斑を伴う白い斑点や白苔，味覚の変化，嚥下時の疼痛などがあった場合には，食道や気管などのカンジダ症を引き起こさないように，速やかに医療機関に連絡し，フルコナゾールなどの抗真菌薬の処方を受けるよう指導した．

用語解説*
サイトメガロウイルス感染
母体から新生児への垂直感染が一般的であるが，通常は不顕性感染である．免疫抑制薬の投与やエイズなどで宿主の免疫力が低下すると，肺炎，胃腸炎，網膜炎などを引き起こす．

用語解説*
ST合剤
微生物の葉酸の合成を阻害するスルファメソキサゾールと葉酸の活性化を阻害するトリメトプリムの合剤で，強い抗菌作用を発揮する．細菌感染症を主として，真菌，トキソプラズマ原虫に効果的であり，ニューモシスチス肺炎では第一選択薬として用いられる．

8 評価のしかた

今の生活では決められた時間の服薬を継続するのは困難であることがわかり，熊本さんは生活リズムを整える必要性を強く感じていた．そこで生活時間を規則的に送れる就職先を積極的に探しているが，今のところ条件に合った就職先は見つかっていない．姉は弟のHIV感染を知り，最初は驚いた様子であったが，病気や治療についての説明や経過を聞いて，「一人でつらかったでしょう．早く話してくれればよかったのに」と理解を示し，その後は食事などを持って熊本さんのもとを頻回に訪問するようになった．熊本さんは姉の訪問を喜んでおり，姉にHIV感染を知らせてよかったと述べた．姉のサポートを受けながら，熊本さんは自分自身でも料理を作るようになり，アルバイトの

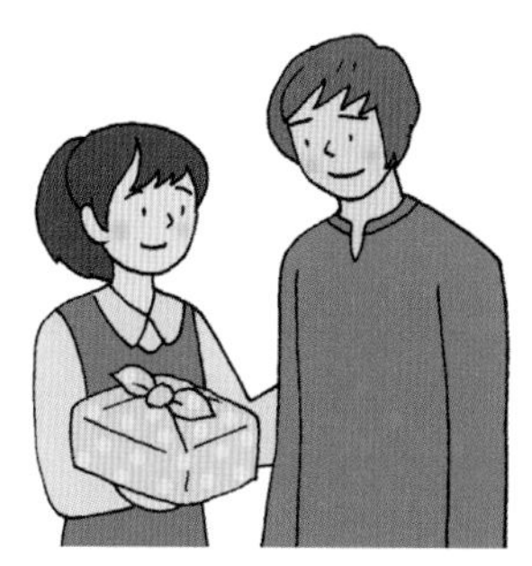

表13-2　日和見感染症の症状と治療法

疾患名	臨床症状	治　療
帯状疱疹	肋間・頸髄・三叉神経に沿った皮膚に赤く痂皮を伴う水痘性丘疹として出現．発熱，疼痛，知覚過敏など	アシクロビル内服・点滴・軟膏など ▶頑固な神経痛に対する鎮痛薬
結　核	長引く咳，発熱，盗汗，体重減少，倦怠感，呼吸困難，悪寒，血痰，胸痛など	イソニアジド（INH） リファンピシン（RFP）／リファブチン（RBT） エタンブトール（EB） ピラジナミド（PZA）
カポジ肉腫	皮膚および皮下の無痛性・非瘙痒性腫瘍結節（紫色の色素沈着，紫斑）．発生部位は，顔面・口腔内・咽頭・喉頭・下肢・内臓・結膜など	化学療法 放射線療法 インターフェロン療法 レーザー療法 女性ホルモンの局所注射など
クリプトスポリジウム症	水様性下痢，腹痛，鼓腸，体重減少，発熱，食欲不振など	パロモマイシン内服 ▶効果的な治療はない
ニューモシスチス肺炎	呼吸困難，乾性咳嗽，発熱，倦怠感，体重減少	①内服（ST合剤） ②吸入（ペンタミジン） ③点滴（ペンタミジン） ▶①～③のいずれか
カンジダ症	鵞口瘡*，口腔内痛，食思不振，嚥下時痛，嚥下困難	抗真菌薬投与（フルコナゾール，クロトリマゾールトローチなど）
トキソプラズマ脳症	頭痛，発熱，悪心（嘔気），神経症状，意識障害，脳神経障害	ピリメタミン＋スルファジアジン ピリメタミン＋クリンダマイシン
クリプトコッカス髄膜炎	激しい頭痛，全身倦怠感，発熱，項部硬直，悪心，嘔吐など	アムホテリシンBの点滴 フルコナゾールの内服
進行性多巣性白質脳症	同名半盲，見当識障害，麻痺，認知症，けいれんなどの脳神経学的合併症，筋力低下など	特異的治療法はない．ARTを行い，免疫力を高める． プレドニゾロン
サイトメガロウイルス網膜炎	初期には無症状なことが多い．視力低下，視野欠損，飛蚊症，視野狭窄，不明熱，気分不良など	ガンシクロビルの点滴（硝子体局注・徐放性カプセル硝子体内挿入） ホスカルネットの点滴
非ホジキンリンパ腫	発熱，体重減少，中枢神経系や胃腸系の症状	化学療法 放射線療法
非定型抗酸菌症	発熱，体重減少，食欲不振，倦怠感，盗汗，腹痛，リンパ節腫脹，下痢，貧血	多剤併用療法（以下から3～4 剤を併用） クラリスロマイシン 硫酸アミカシン スパルフロキサシン エタンブトール リファンピシン リファブチン アジスロマイシン
エイズ脳症	記銘力低下，認知症，失禁など	抗HIV療法

＊　口腔粘膜にカスタードクリームのような苔状物や紅斑を生じる．

ない日は就職活動と散歩や軽い運動などを行い，生活リズムも少しずつ整ってきた．

熊本さんは定期受診を続けており，予約時間に遅れそうな場合は病院に連絡をしてくる．現在はHIV-RNA量の変動もなく，CD4陽性細胞数は370/μL前後で維持できている．

13

エイズとともに生きるセルフマネジメント支援

引用・参考文献

1) 厚生労働省エイズ動向委員会．令和４年エイズ発生動向年報．2023-08-18．https://api-net.jfap.or.jp/status/japan/nenpo.html，（参照 2023-10-18）．
2) Ho, D.D. et al. Rapid turnover of plasma virions and CD4 lymphocytes in HIV-1 infection．Nature．1995，373，p.123-126.
3) Siliciano, J.D. et al．Long-term follow-up studies confirm the stability of the latent reservoir for HIV-1 in resting CD4 + T cells．Nat Med，2003，9，p.727-728.
4) 酒井浩徳．HIVの重複感染があるC型慢性肝炎患者の治療．看護技術．2001，47（8），p.39-44.
5) Eyster, M.E. et al. Natural history of hepatitis C virus infection in multitransfused hemophiliacs：effect of coinfection with human immunodeficiency virus. The Multicenter Hemophilia Cohort Study. J Acquir Immune Defic Syndr．1993，6，p.602-610.
6) Hogg, R.S. et al. Rates of disease progression by baseline CD4 cell count and viral load after initiating triple-drug therapy．JAMA．2001，286（20），p.2597-2599.
7) Paterson, D.L. et al. Adherence to protease inhibitor therapy and outcomes in patients with HIV infection. Ann Intern Med．2000，133，p.21-30.
8) Singh, N. et al. Adherence of human immunodeficiency virus-infected patients to antiretroviral therapy. Clin Infect Dis．1999，29，p.824-830.
9) Hogg, R.S. et al. Nonadherence to triple combination therapy is predictive of AIDS progression and death in HIV-positive men and women. 7th Conference on Retroviruses and Opportunistic Infections. San Francisco, 2000.
10) Chesney, M.A. et al．Self-reported adherence to antiretroviral medications among participants in HIV clinical trials. the AACTG adherence instruments. AIDS Care．2000，12，p.255-266.
11) Oshita, M. et al. Increased serum hepatitis C virus RNA levels among alcoholic patients with chronic hepatitis C.Hepatology．1994，20，p.1115-1120.
12) 令和４年度厚生労働行政推進調査事業費補助金エイズ対策政策研究事業，HIV感染症および血友病におけるチーム医療の構築と医療水準の向上を目指した研究班．抗HIV治療ガイドライン．2023，p.12-17.

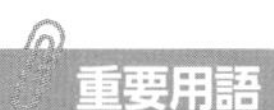

重要用語

ヒト免疫不全ウイルス（HIV-1）	CD4陽性細胞	アドヒアランス
日和見感染症	エイズ	

学習参考文献

❶ **令和４年度厚生労働行政推進調査事業費補助金エイズ対策政策研究事業，HIV感染症および血友病におけるチーム医療の構築と医療水準の向上を目指した研究班．抗HIV治療ガイドライン，2023.**

最新のエビデンスに基づき科学的に適切な治療指針を提示している．

❷ **日本エイズ学会HIV感染症治療委員会．HIV感染症「治療の手引き」．第26版．2022. http://www.hivjp.org/guidebook/hiv_26.pdf（参照 2023-10-18）．**

欧米の最新の動向を踏まえ，日本におけるHIV感染症の治療の原則やガイドラインについて，わかりやすく解説している．毎年発行される最新データを参考にされたい．

14 難病とともに生きるセルフマネジメント支援

学習目標

- 筋萎縮性側索硬化症（ALS）について理解する.
- 筋萎縮性側索硬化症を発症した人に必要とされるマネジメントを理解する.
- 事例を通して，筋萎縮性側索硬化症のクライアントのセルフマネジメントを支援する看護方法を学ぶ.

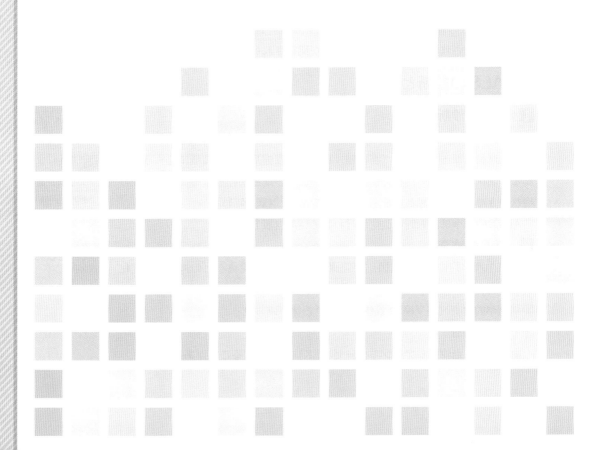

1 筋萎縮性側索硬化症に関する知識

1 筋萎縮性側索硬化症（ALS）とは

筋萎縮性側索硬化症（amyotrophic lateral sclerosis：**ALS**）は，上位と下位の運動ニューロンが選択的かつ系統的に侵される**神経難病***で，「難病の患者に対する医療等に関する法律」に基づく医療費助成の対象疾患（指定難病*）の一つである．ALSでは，知能や意識は失われることがない．近年，病期の進行とともに行動異常，性格変化や意欲低下などを特徴とする認知症を伴う場合があることが明らかになってきた[1)]．

1 疫学的特徴

ALSの発症率は，人口10万人当たり2.2人であり，40歳未満の発症は少ない[2, 3)]．60～70代に発症のピークがあり，男女比は1.3～1.4：1で，やや男性に多い[1)]．

2 ALSの原因

ALSは1873年にフランスの神経内科医シャルコー（Charcot, J.M.）によって初めて報告されたが，その原因は明らかになっていない．しかし近年，遺伝子レベルの研究によって，フリーラジカル*（遊離活性基）の関与やグルタミン酸*毒性，中でもグルタミン酸受容体のサブタイプであるAMPAを介したグルタミン酸を原因とする説が有力となっている[4)]．ALSのほとんどは孤発性で，5～10%が家族性である．家族性ALSの20%に，SOD1遺伝子変異が認められた．そのほか，TDP-43，FUS/TLS，OPTN，C9orf72などの遺伝子関与も解明されつつあり，将来の治療が期待されるようになった[1, 4, 5, 6)]．

2 ALSの診断と検査

1 ALSの診断

ALSの診断では，上位運動ニューロン徴候（腱反射亢進，痙縮（けいしゅく），病的反射）と下位運動ニューロン徴候（筋萎縮，線維束性収縮）が複数領域に認められること，症状が進行性で，初発部位から他部位への進展がみられること，類似の症状をきたす他の疾患との鑑別，が必要である[1)]（**表14-1**）．

ALS診断基準は国際的に改定が行われている（**表14-2**）．

2 ALSの検査

①電気生理学的検査（筋電図）：高振幅電位，多相性電位などの神経原性変化がみられる．

②病理学的検査（筋生検）：筋線維の群集萎縮がみられる．

③その他の検査

血清検査：血清クレアチンキナーゼ（CK）が上昇することがある．

用語解説*
神経難病
ALSのほかにパーキンソン病，多発性硬化症，脊髄小脳変性症など．神経難病の多くは進行性であり有効な治療法が少ないことから，厚生労働省が実施する難治性疾患克服研究事業の臨床調査研究分野の対象疾患に指定されている．

用語解説*
指定難病
2015年1月施行の「難病の患者に対する医療等に関する法律」（難病法）では，医療費助成対象疾患を従来の「特定疾患」に変えて「指定難病」と呼ぶことになった．

用語解説*
フリーラジカル
通常は原子核の周りを2個の電子が対をなして存在するが，対をなさず一つだけ離れた電子（不対電子）をもつ原子や分子のこと．化学的に不安定で反応しやすく，脂質やタンパク質を攻撃する．ラジカルは「過激な」という意味．

用語解説*
グルタミン酸
アミノ酸の一種で興奮性の神経伝達物質として機能する．ALSの原因として，グルタミン酸が過剰になって神経細胞が死滅するという説があるが確証を得ていない．

表14-1　ALS診断における必須事項

A. 下記が存在する
　1. 下位運動ニューロン障害を示す臨床的あるいは電気生理学的所見
　2. 上位運動ニューロン障害を示す臨床的所見
　3. 症状の進行と初発部位から他部位への進展
B. 下記が存在しない：除外診断
　1. 臨床症状（上位・下位運動ニューロン障害）を説明できる他疾患を示す電気生理学的あるいは病理学的所見
　2. 臨床所見，電気生理学的異常を説明できる神経画像所見

日本神経学会監修.「筋萎縮性側索硬化症診療ガイドライン」作成委員会編. 筋萎縮性側索硬化症診療ガイドライン2013. 文献10）より.

表14-2　Awaji 基準（Awaji 提言を取り入れた改訂 El Escorial 診断基準）

診断グレード
Definite
・脳幹と脊髄2領域における上位・下位運動ニューロン障害の臨床徴候あるいは電気生理学的異常 ・または，脊髄3領域における上位・下位運動ニューロン障害の臨床徴候あるいは電気生理学的異常
Probable
・2領域における上位・下位運動ニューロン障害の臨床徴候あるいは電気生理学的異常．かつ下位運動ニューロン徴候より頭側の領域に上位運動ニューロン徴候
Possible
・1領域における上位・下位運動ニューロン障害の臨床徴候あるいは電気生理学的異常 ・または，2領域以上の上位運動ニューロン徴候のみ ・または，1領域の上位運動ニューロン徴候とそれより頭側の下位運動ニューロン徴候

日本神経学会監修.「筋萎縮性側索硬化症診療ガイドライン」作成委員会編. 筋萎縮性側索硬化症診療ガイドライン2013. 文献11）より.

plus α

ALSの診断基準

2023年版の筋萎縮性側索硬化症診療ガイドラインでは，診断感度がより高いUpdated Awaji診断基準が示されている[3]．Updated Awaji診断基準では上位運動ニューロン障害が1領域，下位運動ニューロン障害が2領域に認められるlaboratory-supported probableカテゴリーが加わった．しかし，診断グレードを定義する診断基準は再現性に乏しいという批判もあり，2020年には診断グレードを廃止したGold Coast診断基準が提唱されている．

髄液検査：髄液タンパクが上昇することがある．

頭部MRI：T2強調画像で，内包後脚，大脳脚などの錐体路（すいたい）に限局性高信号が認められることがある．

これ以外に，末梢神経伝導速度，血清・尿免疫電気泳動，必要に応じて遺伝子検査などを実施し，他の疾患（頸椎症，多巣性運動ニューロパチー，多発筋炎，糖尿病性筋萎縮症，脊髄腫瘍，脊髄空洞症，甲状腺機能亢進症など多数）との鑑別をする．

3 ALSの臨床症状

1 筋萎縮と筋力低下の進行様式

初期症状は上肢または下肢の一側から始まり，次いで両側性に進行する．小手筋である母指球・小指球に萎縮が起こり，その萎縮はしだいに前腕，上腕，肩甲骨，体幹筋へ広がる．その際，筋の脱力が並行して現れる．上肢の運動障害は痙性麻痺として現れるが，下肢に初発症状が現れる場合は弛緩（しかん）性麻痺となる．初発部位が上肢である場合の症状には，「箸が使いにくい」「ボールが握れない」「鍵を回しにくい」などがある．また，下肢の症状として，「つま先がひっかかる」「スリッパが脱げやすい」「つまずく」などがある．

表14-3　上位・下位運動ニューロン障害の徴候

	脳　幹	頸　髄	胸　髄	腰仙髄
下位運動ニューロン障害の徴候				
筋力低下 筋萎縮 線維束性収縮	下顎・顔面，口蓋 舌 喉頭	頸部 上腕・前腕 手 横隔膜	背筋 腹筋	背筋 腹筋 下肢
上位運動ニューロン障害の徴候				
反射の病的拡大 クローヌス	下顎反射亢進 口とがらし反射 偽性球麻痺 強制泣き・笑い 病的腱反射亢進	腱反射亢進 ホフマン反射 痙縮 萎縮筋腱反射保持	腹皮反射消失 腹筋反射亢進 痙縮	腱反射亢進 バビンスキー徴候 痙縮 萎縮筋腱反射保持

日本神経学会監修.「筋萎縮性側索硬化症診療ガイドライン」作成委員会編．筋萎縮性側索硬化症診療ガイドライン2013．文献10）より改変.

筋萎縮と筋力低下が舌筋や咽頭筋に及ぶと，構音障害，嚥下障害が起こる．肋間筋が侵されると，呼吸障害が出現し，頸筋が侵されると頭部を支える力が弱くなり頭部が前に下垂するようになる．

上位・下位運動ニューロン障害の徴候について**表14-3**に示す．下位運動ニューロン障害の徴候では，筋力低下，筋萎縮，線維束性収縮が出現する．また，上位運動ニューロン障害の徴候では，腱反射の亢進，バビンスキー徴候など病的反射がみられることが多い．しかし，筋萎縮が高度になると反射は誘発されなくなる．

plus α

バビンスキー反射

足底の外縁をかかとからつま先に向けてこすると，母趾が背屈し，ほかの指は扇状に開く．錐体路の障害によって生じる．

2 構音障害

最初の症状は「声のかすれ」である．クライアントは病気の進行にしたがい，相手が話を聞き取れているかどうかを気にして，それを聞き手に確認するようになる．はじめはラ行など，舌で出す舌音の障害が多く，パ行やマ行などの口唇音，ガ行などの咽頭音もやがて障害される．声帯自体が麻痺すると発声そのものが困難になる．頭部が前に下垂すると，のどが圧迫され，さらに声を出しにくくなり，「寝て話したほうが楽」という訴えも聞かれるようになる．

3 嚥下障害

嚥下困難を初めから訴える人は少なく，「のどが渇く」「痰がからむ」「おなかがすかない」などといった訴えが多い．一般的に，飲み込むことを意図したり計画したりはしない．食物は顎，口唇，舌の筋肉を使って噛み砕き，食塊にして咽頭へと送り込まれる．さらに咽頭の奥は食道につながっており，嚥下反射が起こって軟口蓋と喉頭蓋が空気の通路を切り替えることで，食物が鼻腔や気管に入るのを防いでいる．ALSでは，口腔－咽頭－食道の通路となる筋力が低下することで飲み込む能力が侵される．病気の進行によって，咀嚼や嚥下に時間がかかるだけではなく，むせ込みが出現するようになる．そのため，嚥下困難が出現すると，食物を口に入れた後，いったん頭を下げて，飲み込み時に頭を上げるといった動作で対応しようとする．さらに，体幹の筋力が衰えて座位保持が困難になると「寝て食べたほうが楽」という訴えも現れる．姿勢によっては，食物や唾液が誤って気管内に入り，誤嚥性肺炎を合併する危険性が高くなるため注意が必要である．

4 呼吸障害

呼吸には，胸部だけではなく，腹部や肩の筋肉も関与する．中でも横隔膜と肋骨の間にある肋間筋は，重要な働きをしている．ALSでは，これらの筋肉を動かす運動ニューロンも侵されるため，胸部や腹部の筋肉が萎縮し，胸郭の動きが次第に小さくなる．その結果，肺が十分に膨らまず，空気を吸い込む量が低下し，拘束性換気障害*になる（図14-1）．さらに，舌や咽頭，声帯などの麻痺が進行すると，唾液や痰が口腔内に貯留し，空気の通り道をふさいで，閉塞性換気障害*も加わる．かぜなどの上気道感染症をきっかけとして，生命の危機的状態を引き起こしかねない．

最初の症状は，夜よく眠れない（睡眠の中断），早朝の頭重（ずじゅう）感，日中の眠気などである．クライアントが最初から呼吸困難を訴えることはまれであり，「声が小さくなった」「咳が弱くなった」「痰が出せない」「話すのに力がいる」などの訴えが一般的である．食事量の減少，易疲労感などの呼吸に直結しない訴えも，呼吸障害の徴候として参考になる（表14-4）．

5 陰性徴候

陰性徴候とは，出現しにくい症状のことである．ALSの場合，進行とともに全身が動かしにくくなるが，感覚障害，眼球運動障害，膀胱直腸障害，褥瘡の出現はまれであることから，四大陰性徴候とされてきた．しかし，長期的な**人工呼吸器**（以下，呼吸器）の装着者にはこれらの症状が現れることがわかってきた．また，下肢の冷感，しびれ感，重い感じなどの感覚異常を訴える場合もある．

用語解説*
拘束性換気障害
神経や筋肉の障害により肺－胸郭系のコンプライアンス（伸展性，弾力性）が低下することで起こる換気障害である．%肺活量（%VC）が80%未満の場合をいう．

用語解説*
閉塞性換気障害
気道抵抗の上昇により起こる換気障害である．最大限息を吸った後，1秒間にどれだけ勢いよく吐き出せるかを示す努力肺活量（1秒率）が指標になる．1秒率（FEV_1%）が70%未満の場合をいう．

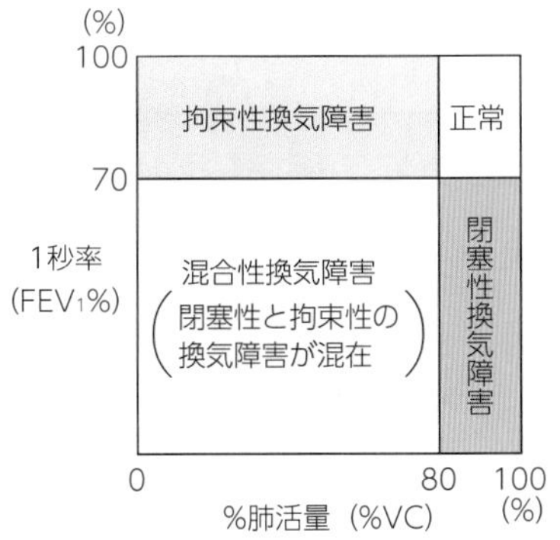

図14-1 換気障害の分類

表14-4 呼吸障害の早期症状

1. 早期の呼吸機能低下症状
   - 少しの動作や会話で息切れがしやすくなる
   - 大声が出しにくい
   - 呼吸回数が増加する
2. 睡眠時の早期症状
   - なかなか寝つけない
   - すぐ目覚める．熟睡できない
   - 昼間うとうとして疲れやすく，考えに集中できない

日本神経学会監修．「筋萎縮性側索硬化症診療ガイドライン」作成委員会編．筋萎縮性側索硬化症診療ガイドライン2013．文献12，13）より改変．

2 筋萎縮性側索硬化症をもつ人への一般的対応

1 病気を伝える際のマネジメント

現在のところALSには有効な治療法はなく，急速に進行する病気であるがゆえ，病名だけではなく将来出現する症状と医療処置の可能性について，クライアントや家族に具体的に伝える必要がある．こうした告知には高度のスキルが求められる．説明が不適切であれば，クライアントに心理的ダメージを与えるのみならず，医療者への信頼を損ない，その後のケアや治療に支障をきたす．医療処置を提案する際に，医療者は，クライアントが苦悩のなかにあっても絶望することなく，自由に自己決定できるように支援することが大切である．

病気の進行が一人ひとり異なるため，医療処置の順番は，あらかじめ決めることができない．近年の報告では，**NPPV***（**非侵襲的陽圧換気療法**）後の余命はBMIに依存することが明らかにされており，**胃瘻造設***のタイミングが非常に重要である[6]．嚥下障害によって体重減少をきたす前に，胃瘻造設術や経管栄養を実施することが推奨されている．経口摂取ができている時期の胃瘻造設にクライアントは疑問を抱きがちなので，丁寧な説明を心掛ける．

病気の告知の際には，家族に同席してもらうのが望ましい．クライアントや家族の反応を見ながら，十分時間をかけて**表14-5**のような内容について説明を行う．

用語解説*

NPPV

気管内挿管や気管切開を行わず，鼻マスクまたは顔面マスクなどを用いて気道に陽圧をかけ，呼吸を補助する方法．非侵襲的であるため導入が容易であり，会話や食事が可能，合併症が少ないという利点がある．

用語解説*

胃瘻造設

経皮内視鏡的胃瘻造設術（PEG）により胃を腹壁に固定し，前壁を開口し胃内腔を体外に誘導して，直接胃に栄養を入れることができるようにする．経口摂取が困難な患者に対して，栄養補給のために造設される．経鼻経管栄養よりも異物感が少なく長期間の栄養管理が必要な患者に適している．

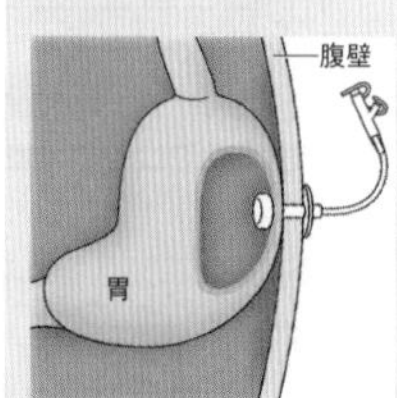

2 薬物療法に関するマネジメント

1999年に保険適用が認められたリルゾール（リルテック®）は，グルタミン酸の血中濃度を抑制する中枢神経薬であり，約3カ月の延命効果が期待できる．しかし，努力肺活量が60％以下のクライアントでは，効果が期待できない．その場合，治療の主体は対症療法となる．流涎（りゅうぜん）に対してアトロピン，スコポラミン，β遮断薬が用いられる．筋硬直には筋弛緩薬，抑うつ傾向には抗

表14-5　告知に際しての留意事項

- 告知をする前に環境を整え，資料など準備状況を確認し，十分な時間を確保する．
- 患者が現状をどのようにとらえており，病気をどの程度知りたいと思っているかをつかむ．
- すべての情報を一度に伝える必要はない．必要に応じて数回に分けて詳しく説明していく．
- 重要な情報は最初に伝えるようにする．その際，患者にとって厳しい情報はよい情報とともに伝えること．患者の動揺が大きいからといって悪い情報を伝えたのみで終わることのないようにする．
- 患者や家族の反応をみながら，伝える内容，量，伝え方を調節する．
- 全体を通して病状や予後など個人差が大きい疾患であり，インターネットや本に書いてあることが必ずしも当てはまらないことを説明する．
- 治癒を望めない状態だからといって見捨てられるわけではなく，病状を改善するさまざまな方法があることを伝える．
- どうしてこのような伝え方をしたかについても説明を加える．

日本神経学会監修．筋萎縮性側索硬化症診療ガイドライン2013．南江堂，2013，p.47より許諾を得て抜粋改変し転載．

うつ薬，四肢の痛みには非麻薬性鎮痛薬が投与される．それでも痛みが軽減しない場合，WHOの指針に沿ってオピオイド*を適宜使用する[1]．

3 運動機能障害と構音障害に対するマネジメント

筋萎縮と筋の脱力は急速に進行する．発症早期からの関節拘縮や筋短縮による苦痛，廃用性筋力低下を予防するために，可能な範囲でリハビリテーションを実施する．翌日に疲労を残さない程度に適度な運動を継続することは，心理的なストレスの解消にもつながる．ストレッチや関節可動域訓練は，筋肉や関節の痛みの緩和，下肢痙縮にも有効である．肩関節や胸郭の関節可動域の制限は呼吸機能の低下につながるため，リハビリテーションは早期から開始することに意義がある．

補装具として重要なものは，車いす，短下肢装具，頸椎装具，上肢装具（手関節装具，手指装具），**意思伝達装置***である．構音障害が進んでも他者とのコミュニケーションを円滑にとれるように，発症早期から文字盤や意思伝達装置を用いるように支援する．

4 嚥下障害に対するマネジメント

ALS患者の嚥下困難は，舌の動きの悪化によって起こる．そのため，食物を小さくきざむと食べやすくなるが，あまり細かくきざみ過ぎると食塊を作りにくく，かえってむせ込む原因になる．水分は最もむせやすく，せっかく粥を作っても時間が経ち水分が出たものは，むせ込みの原因になる．ゼリー状，煮こごり状，とろみ剤を用いてとろみをつけるなど調理方法の工夫をする．また，食物と咽頭壁に温度差があると嚥下反射が起こりやすく，冷やした食物は飲み込みやすくなる場合がある．

食事介助が必要な場合は，体位をファーラー位とし，食物を舌先よりもやや奥に入れるようにする．一口の量は，少な過ぎてもむせ込むので，個人個人の状態に合わせて適量を吟味する．呼吸状態の悪化が必ずしも嚥下の悪化を伴うわけではない．呼吸困難があっても，嚥下はスムーズにできる場合がある．呼吸器を装着していても，のどの通りがよい食品，例えばまぐろの刺身，茶碗蒸しなどを食べる人もいる．しかし，十分な食事量と栄養が保持できなくなるため，早めの胃瘻造設*と経管栄養が勧められることが多い（**図14-2**）．

ただし，数分でもNPPVを外すことができない患者に対して，内視鏡から空気を送って胃を膨らませ，ガイドワイヤーを操作する胃瘻造設では，口からのエアリーク（空気漏れ）が急性呼吸不全を起こして，致命的になる可能性がある．そのため，胃瘻造設はNPPV導入前のほうが安全である．すでにNPPVを使用している場合は，TPPV（侵襲的陽圧換気療法）導入後のほうが望ましい．しかし最近では，TPPVを希望しない患者には，極力酸素化を図ってエアリークを最小にするように，経鼻内視鏡や小児内視鏡などを用いて工夫をして

用語解説*
オピオイド
オピオイド受容体に作用し，強力な鎮痛効果を発揮する薬剤の総称．オピオイド鎮痛薬とも呼ばれ，医療用麻薬とほぼ同義である．WHOの３段階の除痛ラダーを目安に，痛みが非常に強い場合は第２，第３段階のオピオイドが使用される．

用語解説*
意思伝達装置
コミュニケーションエイド（他者に意思を伝えるための福祉機器）の一種で，身体障害者に給付される補装具としての名称．外観は一般的なパーソナルコンピューターで，操作に必要なスイッチ・リモコン類，プリンタが接続される．動かせる身体部位にセンサースイッチなどを装着して操作する．

コンテンツが視聴できます(p.2参照)

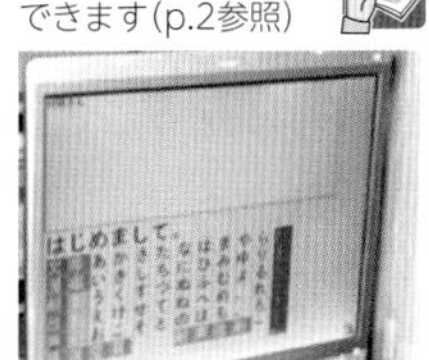

●ALS患者からのメッセージ〈動画〉

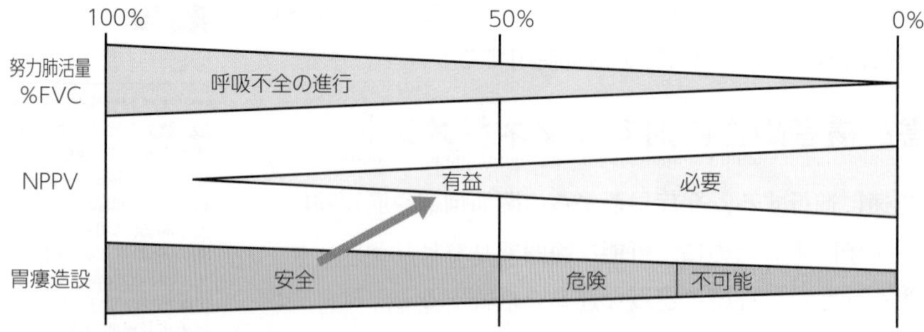

ALSにおける呼吸管理ガイドライン作成小委員会編．筋萎縮性側索硬化症の包括的呼吸ケア指針：呼吸理学療法と非侵襲陽圧換気療法（NPPV）．「特定疾患患者の生活の質（QOL）の向上に関する研究」平成19年度研究報告書分冊．厚生労働省難治性疾患克服研究事業　平成17～19年度．2008，p.11.

図14-2　ALSの呼吸不全の進行と胃瘻造設とNPPVのタイミング

いる．

5 呼吸障害へのマネジメント

1 呼吸リハビリテーション

呼吸リハビリテーションについては，呼吸症状の改善につながる有効なエビデンスは得られていない．しかし，リハビリテーションを中止した途端に呼吸症状の進行が顕著になるといった報告がある．呼吸筋を維持するためには，病気の初期段階から無理なくできる呼吸リハビリテーションを日常生活のなかで意識的に行うことが大切である．

a 息だめ

深呼吸（2度吸い）をして息を止め，口すぼめ呼吸をする．呼吸困難の自覚のない時期から実施することで，呼吸器感染時の予備能力の維持や有効な排痰を期待できる．

b 腹式呼吸

仰臥位で軽く膝を屈曲させ一番楽な姿勢をとる．仰臥位が苦しい場合はベッドをギャッチアップして姿勢を工夫する．吸気では腹筋を意識しながら，腹部に当てた手を吸い込んだ息で中から押し出すように腹部を膨らませる．

c 器械的排痰法

咳嗽（がいそう）が弱く排痰ができないクライアントに対しては，カフマシン*（カフアシスト®）を用いた器械的排痰法がある．クライアントは食事を誤嚥している可能性もあるため，食後にカフマシンを実施することで，気道をクリアにする．呼吸器装着者でもカフマシンを用いた呼吸リハビリテーションを適宜実施し，胸郭を広げて排痰を促す．

> **用語解説***
> **カフマシン**
> 気道に陽圧をかけ，肺に空気を入れた後，陰圧で吸引するように息を吐き出させることで，咳を補助し効率よく排痰ができる．非侵襲的であり，気道内吸引による気道への負担を軽減させる．

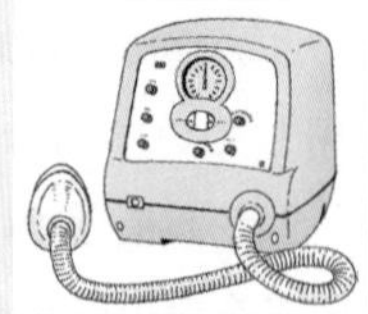

2 NPPVとTPPVの適応

呼吸運動が小さくなると，換気量の減少とともに血液中の酸素が減って低酸素血症をきたし，反対に炭酸ガスが増して，高二酸化炭素血症になる．アメリカのNAMDRC（National Association for Medical Direction of Respiratory

表14-6　NPPVとTPPVの適応，利点および欠点

	適　応	利　点	欠　点
NPPV	・球麻痺が軽い患者（咳ができる，分泌物が少ない） ・軽度な呼吸障害の患者	・非侵襲である ・すぐに呼吸補助が開始できる ・食事や会話ができる ・感染の機会は相対的に少ない	・換気効率が悪い ・患者の協力が必要 ・気道の直接吸引ができない ・マスクに対する違和感やマスクの圧迫による皮膚の発赤や潰瘍の発生
TPPV	・%VCが40%を切った時点で呼吸困難感などの臨床症状をみながら気管切開の時期を決めていく ・NPPVが限界あるいは継続困難になり，TPPVを希望したとき	・換気効率に優れる ・痰の吸引が容易	・侵襲的である ・気切孔の作製に時間と手間がかかる ・痰の分泌が増える ・清潔操作が必要 ・気管チューブの定期的な交換が必要 ・気道内出血のリスクがある ・気管切開部の感染，肉芽による痛み，出血

日本神経学会監修.「筋萎縮性側索硬化症診療ガイドライン」作成委員会編．筋萎縮性側索硬化症診療ガイドライン2013．文献14，15）より改変.

Care）では，$PaCO_2$が45Torr以上，睡眠中のSpO_2≦88%が５分以上持続，%FVC（努力肺活量）が50%以下か，最大吸気圧が60cmH_2O以下のうちいずれかであれば，慢性呼吸不全によりNPPVの適応となる（**表14-6**）．ALSの場合も，この基準が準用されている．

しかし，NPPVの導入は，排痰が可能で気道クリアランスが保たれていることが条件であり，数カ月から２～３年までとされている．呼吸苦やSpO_2の低下が改善できなければ，**気管切開**およびTPPVが必要になる．

3 筋萎縮性側索硬化症のクライアントのセルフマネジメント事例

事　例

井村さん，35歳，女性

今回の入院までの経過：２年前，ママさんバレーの練習時にボールをキャッチできず，おかしいと思ったのが症状の始まり．徐々に事務職の仕事に支障をきたし，「３枚綴りの伝票が書けない，パソコンが打てない」といった状態になり，整形外科を受診する．運動ニューロンの病気と診断されるが，詳しい説明がないまま，神経内科を紹介される．１年前，短期入院による精密検査の結果，ALSと診断．６カ月前から車いすを使用する．それと同時に職場を休職．筋力低下は，右手，左手，右足，左足の順に進行し，ここ半年間で体重が55kgから5kg減少した．外来へは，毎月１回定期的に受診している．１週間前，かぜをきっかけに，活動時の息苦しさを訴えるようになる．嚥下障害も出現し，大好きなうどんがすすれない，飲み込みにくいという状態にある．外来診察の結果，肺炎の可能性があり，胃瘻造設術およびNPPVの導入を目的に入院する．

入院からの経過：呼吸数26回/分．じっとしていると息苦しさはないが，会話時に軽度肩呼吸がみられる．自力で喀痰は喀出できる．血液ガス分析の検査値は，PaO_2 72Torr，$PaCO_2$ 60Torr，%FVC 65%，ベッド上安静時のSpO_2 92%，体温37.2℃．「平熱が36℃なもので，かなりしんどいです」と訴える．会話時，かすれ声で話すのに力がいるため文字盤を用いている．

病気への認識：「テレビでALSのドキュメンタリーを見たことはあったけど，まさか自分がなるとは考えられない．誤診であってほしいし，奇跡が起こらないかなって．これからのことを考えると，夜も眠れないです」
家族構成：夫と子ども（小学３年生の息子）の３人暮らし．近所に住む姉が介護に協力してくれる．
職業：不動産会社の事務職
趣味：ママさんバレーボール，パソコン・ゲーム

1 援助者としての役割の明確化

症状の進行に直面した井村さんの心理的落ち込みは，計り知れない．予後への不安，社会的役割が達成できない苦痛，目前に控えた胃瘻造設術とNPPVの導入で，心はかき乱された状態にある．こうした不安な心理的状態を適切に察して対処することは，看護師の重要な役割である．最初の段階で病気の告知がどのようになされたのか，重要な情報が伝わっているか，悪い情報だけが伝えられていないか，心理的動揺を支援する人がいたかを把握することも大切である．病状や予後には個人差があるにもかかわらず，インターネットや本などから，特定の患者情報だけしか得られていない場合もある．治癒は望めないとしても，病状の改善方法があることを説明するとともに，病気に対する正確な情報を提供し，過度な不安を解消するように努めなければならない．

看　先ほど先生から胃瘻造設術とNPPVの必要性について説明を受けられたんですね．かなり動揺されましたよね．

井　だって呼吸器をつけるの嫌じゃないですか．人間じゃない．ロボットじゃないですか（言葉につまる）．

看　10年間器械をつけている人もいますよ．

井　でもその人は，寝たきりになってるんでしょ．

看　日中は車いすに腰掛けて，買い物に出かけたりしています．

井　じゃ手も動くんでしょ．

看　手は動かせないけど，ヘルパーさんが来て手伝ってますね．

井　私の気持ちにけりがつくまではだめなんです．今はだめなんです（涙と鼻水が出ている）．

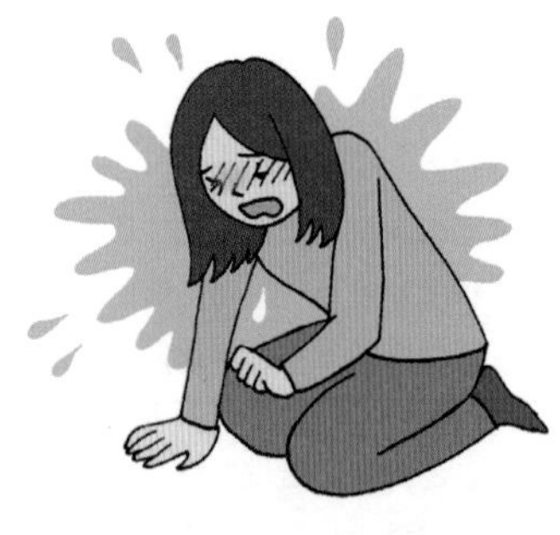

看　泣きたいときは，思いっきり泣くことです．我慢しないほうがいいです．井村さんは，一人じゃないんだから．旦那さんや息子さんがいるんですから．

井　息子の成長を見たいんです（くしゃくしゃの笑顔になる．やや沈黙の後）．看護師さんが担当なら，吸入とかこの器械（吸引器）の使い方を教えてもらおうかしら．

看　この器械は簡単です．痰を取ると楽になりますから，少し休憩してから使い方を説明しましょうね．

井　（ほっとした表情になる）

井村さんは，NPPV導入への意思決定をしなければ，生命が危機的状態に陥りかねない時期を迎えている．しかし，NPPVの導入へ抵抗感を示す井村さんの気持ちに共感することが重要である．その上で，吸引や吸入の必要性を理解し，使い方を習得することで，井村さんが一歩を踏み出せるように支援する．

2 生活者としてのクライアントの物語を聴く

ALSという病気とともに生きるためには，クライアントには価値観の転換が迫られる．あらゆる動作を他者にゆだねなければならず，家族への介護依存度も増す．看護師は，クライアントが状況の変化をどうとらえ，これからどう対処しようとしているのか，耳を傾けることが大切である．

看 呼吸器の装着を迷っていらっしゃるのですか？

井 呼吸器をつけてまで周りに迷惑をかけたくない．今は心のなかで葛藤してるけど……．

看 無理に結論を出そうとすると苦しいですよね．

井 今まで歩いてきた道っていうのは，そんなに大変ではなかった．でも，今から先のことを思うと，大きい山が来るんで．おそらく主人が先に参ってしまうんじゃないかと．

看 そう感じておられるんですね．

井 先生にも言われたんですけど，先手，先手でいかないと，病気は進むからって．

看 そうですね，確かに．最終的に，ほかの誰にも決められないですからね．

井 主人が，エレベーター付きのバリアフリーのマンションに移ろうって話してくれて．私も不動産の仕事をしているもので，そういった物件も心当たりがあります．

看 悩みながらも，療養の条件を整えていこうと考えていらっしゃるんですね．

井村さんに呼吸器装着の決断をためらわせているのは，人（特に夫）に迷惑をかけてしまうこと，呼吸器装着により介護力とサポート体制が不可欠になることなどである．しかし一方では，バリアフリーのマンションへの引っ越しを考えるなど，積極的に生きる道を選び取ろうともしている．

3 クライアントの困っていること，気になっていることを明確にする

看護師は，クライアントが病気のどのようなことに不安や恐怖を感じているのかを把握する必要がある．

井 のどが渇くのはどうしてでしょうか？

看 水はどうやって飲んでいるんですか？

井 水はストローで飲んでます．

看 飲む量は？

井 少ないかな．トイレが近くなるから，水を控えてる．介助してもらうのが悪くて．
それに吸う力がいるというか．むせ込みが怖い．２～３口で，ひどくむせ込んじゃうときもあります．

看 そうなんですね．

井 キャンディをなめるのはどうでしょうか．

看 キャンディは甘いからかえって水が欲しくならないでしょうか．

井 キャンディも一人では口に入れられないけど．

看護師との会話から，井村さんののどの渇きは，水分摂取量を控えているためだとわかっている．トイレ介助への遠慮とむせ込みへの恐怖心がその主な理由である．また，吸う力が弱くなっているため，誤嚥の危険が高まっていることが推測される．食事動作も介助なしにはキャンディさえ口に入れられない．今後，水分摂取の方法や介助方法などに配慮して支援する必要がある．

4 共同目標の設定

井村さんは，かぜをひいたのをきっかけに呼吸状態が悪化傾向にある．それに伴って嚥下困難も出現している．まだ飲み込みはできるが，誤嚥の危険性がある．飲み込み時に注意したほうがよい食品や，とろみ剤などを紹介することで，安全に食事ができるように指導する．体力を維持するためには，先手を打って胃瘻造設術を受けることが最適な対処と考えられる．クライアントと家族が納得して手術を受けられるように支援する．

5 アクションプラン設定の援助

井村さんは，胃瘻造設術を受けた．胃瘻を造設しても，経口で食物をとることができる．生活の質を保つ上では，可能な限り経口摂取することが重要である．嚥下状態に合わせた食品と調理方法について，栄養士から指導を受けられるようにする．また看護師も，食事前後の喀痰の有無の確認と吸引の実施，食後口腔内に食物が残っていないかの確認，口腔の清潔の保持などの必要性を指導する．さらに市販の半流動食で注意しなければならない事項を説明する．例えば，市販の茶碗蒸しは便利であるが，たけのこやかまぼこなどの具材は嚥下時に危険であるため，裏ごしする必要がある．そのほか，とろみ剤の用い方，栄養バランスのとれた経管栄養食も紹介する．食べる楽しみを少しでも継続できれば，生きる意欲にもつながる．一概に経口摂取を禁止するのではなく，どのようなことに注意する必要があるのかを，クライアントと家族に理解してもらうことが重要である．

6 シンプトン・マネジメント

井村さんが嚥下状態に注意しながら食事の摂取ができ，呼吸状態の変化を自覚できるように支援する．呼吸状態は，SpO_2を測定することで客観的なデータが得られる．井村さんは，「トイレへの移動後は少し息が荒くなるのよね，ベッドに戻って測ったらSpO_2が90だった」「痰が出せないときは，とにかく水分をとってみて，吸入と吸引をしてみるといいのよね」というように，測定と喀痰喀出への対処の意義を理解できるようになった．ALSは必ずしも嚥下と呼吸状態の悪化が並行して進行するわけではない．クライアントがそれぞれの症状を分析できるように支援することも大切である．

7 サイン・マネジメント

動作時の呼吸苦，起坐呼吸，全身倦怠感，夜間の不眠，早朝の頭痛などがある場合には，安静時の血液ガス分析やSpO_2に異常がなくても，すぐにNPPVを考慮する必要がある．井村さんは，胃瘻造設から1週間後に，呼吸状態に対処するために「先手を打たなければ」と決断した．

看　今日，担当させていただきますが，遠慮なく言ってくださいね．どうしてほしい，こうしてほしいって．

井　ええ．

看　昨夜は，よく眠れましたか？

井　胃瘻が気になって，眠れなかったわ．

看　今朝，頭痛はないですか？

井　ちょっと頭が重い感じ．

看　のどがゴロゴロいってるので吸引しましょう．

井　いつもより痰が出ない．

看　そうですね，でも取れてますよ．

井　（何度も咳き込んで出そうとする）

看　昨日と同じ量，取れてますよ．残ってません．

井　（吸引が終わっても，咳き込んで痰を自分で出そうとしている）

看　ティッシュペーパーを補充しておきますね．

井村さんは，早朝の頭重感に対処するために，夕食までの数時間，NPPVを装着してみてはどうかという説明を医師から受けた．そこで，本人も了解したため，看護師が鼻マスクを持ってベッドサイドを訪れた．鼻マスクのフィット感，当たって痛いところなどを確認した．

8 ストレス・マネジメント

井村さんは，日中，NPPVを装着してみて，「思ったより呼吸が楽になり不安やいら立ちがだいぶ軽くなりました」と述べた．呼吸困難への不安が根底にあったため，時間を決めてNPPVを装着したところ，問題が改善された．しかし，ALSは進行性の病気であり，NPPVでは対処しきれない時期がやってくる．また，コミュニケーション障害によって意思疎通が難しくなるため，自己表現ができるように，意思伝達装置の使用を早急に考える必要がある．一方，たとえそうした状況になっても，パソコンでゲームをするなどの趣味を楽しめることを説明したり，あるいは状況に合った新しい活動を提案して，クライアントのQOLの維持に努めることも看護師の重要な役割である．

plus α
NPPVのマスク

装着感を考慮して種類やサイズを合わせる．長時間のNPPVでは２種類のマスクを交互に使用することで，皮膚の褥瘡が防止できる．会話や嚥下ができる患者では鼻マスクがよい．口鼻マスクやフルフェースマスクは，会話や食事中は外す必要があるため，呼吸状態が許せば夜間だけ使用する．

9 評価のしかた

井村さんとその家族は，NPPVの器械について調整方法を習得し，栄養士から嚥下しやすい食事指導を受けて退院した．１カ月後，井村さんの姉が外来に薬を受け取りに訪れたとき，様子を尋ねた．

看　井村さんは，NPPVのトラブルなどはありませんか？

姉　最初，鼻マスクがくい込むとかで痛がったり音が気になるようでしたが，慣れてきました．

看　時間はどれくらい使用していますか？

姉　夜間が中心ですが，日中も数時間使っています．日中，パソコンをやるようになったので，机に向かってパソコンするときにはNPPVを使う感じですね．

看　SpO_2のモニタリングはしていますか？

姉　ええ，食事前とか活動した後とかに測定して私がノートにつけてます．
今度，患者会の集まりに出てみたいとか言ってます．

井村さんの姉によると，井村さんは外出を計画しており，SpO_2のセルフモニタリングを欠かさないという．NPPV導入前は装着への抵抗感があり，ロボットのようになるというイメージが強かった．しかし，同病者との集まりに参加してみようと考えるようになり，姉はそうした井村さんを「一皮むけた」と述べている．

NPPVを装着したり，胃瘻から食事をしたりすることに伴い，それまでの自己イメージを変更しなければならない事態になる．井村さんが自分らしい生活を再構築していけるように，療養生活を送りながら，好きなことを楽しむ時間を復活させることが大切である．主介護者の姉や夫，外部サービスを用いて介護体制をつくり，有意義な生活を送るための継続的支援が重要である．

引用・参考文献

1) 日本神経学会監修．筋萎縮性側索硬化症診療ガイドライン2013．南江堂，2013．
2) 難病情報センター．筋萎縮性側索硬化症（ALS）．https://www.nanbyou.or.jp/entry/52，（参照2021-07-26）．
3) 日本神経学会監修．筋萎縮性側索硬化症診療ガイドライン2023．南江堂，2023．
4) 青木正志．筋萎縮性側索硬化症に対するHGF治療．Brain and Nerve．2012，64（3），p.245-254．
5) 葛原茂樹．ALS研究の最近の進歩：ALSとTDP-43．Clinical Neurology．2008，48（9），p.625-633．
6) 阿部康二．"筋萎縮性側索硬化症（ALS）・運動ニューロン疾患"．神経疾患・診療ガイドライン：最新の診療指針．鈴木則宏編．総合医学社，2009，p.221-224．
7) 清水俊夫ほか．筋萎縮性側索硬化症患者における経皮内視鏡的胃瘻造設術：呼吸機能と予後との関係．臨床神経学．2008，48，p.721-725．
8) ALSにおける呼吸管理ガイドライン作成小委員会編．筋萎縮性側索硬化症の包括的呼吸ケア指針：呼吸理学療法と非侵襲陽圧換気療法（NPPV）「特定疾患患者の生活の質（QOL）の向上に関する研究」平成19年度研究報告書分冊．厚生労働省難治性疾患克服研究事業　平成17～19年度．2008．
9) アメリカALS協会編．ALSマニュアル：ALSと共に生きる．日本メディカルセンター，1997．
10) Brooks, B.R. et al. World Federation of Neurology Research Group on Motor Neuron Diseases. El Escorial revisited: revised criteria for the diagnosis of amyotrophic lateral sclerosis. Amyotroph Lateral Scler Other Motor Neuron Disord，2000，1，p.293-299.
11) de Carvalho, M. et al. Electrodiagnostic criteria for diagnosis of ALS. Clin Neurophysiol．2008，119，p.497-503.
12) Hardiman, O. Management of respiratory symptoms in ALS. J Neurol．2011，258，p.359-365.
13) Miller, R.G. et al. Practice Parameter update: the care of the patient with amyotrophic lateral sclerosis: drug, nutritional, and respiratory therapies（an evidence-based review）: report of the Quality Standars Subcommittee of the American Academy of Neurology. Neurology．2009，73，p.1218-1226.
14) 小松素明ほか．筋萎縮性側索硬化症（ALS）患者の呼吸管理：気管切開の時期に関する検討．公立八鹿病院雑誌．2004，13，p.19-22．
15) 中島孝編．ALSマニュアル決定版．日本プランニングセンター．2009，p.79-80，p.86-89．

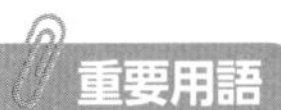

重要用語

筋萎縮性側索硬化症
人工呼吸器
胃瘻造設
意思伝達装置
NPPV
気管切開
在宅療養

学習参考文献

❶ **日本神経学会監修．筋萎縮性側索硬化症診療ガイドライン2023．南江堂，2023．**

日本におけるALSに関するガイドライン．2013年の日本神経学会「ALS治療ガイドライン」の刊行から10年の知見をもとに，治療や管理についてエビデンスレベルおよび推奨レベルとともに具体的に記載されている．

❷ **荻野美恵子ほか．一般在宅医のための神経難病マニュアル作成．在宅医療助成勇美記念財団．2010．**

http://www.zaitakuiryo-yuumizaidan.com/data/file/data1_20100908095638.pdf，（参照2021-07-26）．
本報告書は，在宅療養中の神経難病患者・家族に関わる医師，訪問看護など在宅ケアに関わっている多職種，患者・家族のためにケアの方法論と具体的手段について記載されている．

❸ **嶋尾仁編．胃瘻造設（PEG）患者のケア・マニュアル：合併症を防ぐためのケアの基本的な知識．医学芸術社，2002．**

胃瘻造設（PEG）患者のケア・マニュアル．合併症を防ぐためのケアの基本的な知識が記載されている．

15 死が近づいた人の セルフマネジメント支援

学習目標

- 終末期の人の「意味への意志」を理解する．
- 終末期の人の人格を尊重したケアについて理解する．
- 事例を通して，終末期を迎えた人のセルフマネジメントを支援する看護方法を学ぶ．

1 終末期とはどのような時期か

終末期を表す用語として，かつては**ターミナル**（terminal）という言葉が用いられてきた．ターミナルとは『広辞苑』では，「鉄道・バスなどの終点．終着駅．端子」などとある．英和辞典では，「(鉄道の）終点の」「末期の」「最終の，最後の」「末期の，終末の」という訳がある．Terminal という語はラテン語のテルミヌス（terminus）からきており，「境界」「果て」という意味がある．つまり，「生と死後の世界との境界」あるいは「生の終わり」ともいえる．医学的には，ターミナルという用語については，「生命予後が６カ月以内と予測される時期」[1]と一般に定義されている．しかし，生命予後は，絶対的予測ができないことから，医療現場ではこのターミナルという用語を使わないようにしているところもある．

また，**ターミナルケア**（terminal care）の概念ないし定義に関して，日野原は，イギリスのホルフォード（Holford, J.M.）が1973年に定義したのが最初であるとし，「医師によって不治の病気であるとの診断を受け，それから数週間から数カ月のうちに死亡するだろうと予期された人へのケア」[2]と述べている．さらに，ホルフォードの定義を受けて，シシリー・ソンダース（Saunders, C.）は「ターミナルケアとは，死が確実に接近していて，それがあまり遠くないと感じられる患者で（積極的な）治療をとらない方向に医療体制が向いており，症状を軽くさせ，患者と家族の両方を支えようとするようになったときのケアである」[3]と述べている．ターミナルケアを行うには，**表15-1**のようなことに留意する必要がある．なお，この考えは，世界保健機関（WHO）における**パリアティブ・ケア**（**palliative care：緩和ケア**）の定義の基本ともなっている．

表15-1　ターミナルケア時の留意点

1. 患者の人格を尊重する．
2. 苦しみを和らげる．
3. 不適当な治療は避ける．
4. 家族のケア，死別の悲しみを支える．
5. チームワークを図る．

2「緩和ケア」「エンド・オブ・ライフ・ケア」とはどのようなことか

1989年７月，ジュネーブにおいて開催された「がんの痛みからの解放と積極的支援ケアに関する世界保健機関（WHO）専門委員会」は，その報告書を1990年に刊行した．

そこでは，「緩和ケアとは，治癒を目的とした治療に反応しなくなった疾患をもつ患者に対して行われる全人的な医療ケアである」[4]とされていた．しかし，2002年には，「疾患の早期」より緩和ケアが提供されるべきであるとされ，「緩和ケアとは，生命を脅かす疾患による問題に直面している患者とその家族に対して，疾患の早期より痛み，身体的問題，心理社会的問題，スピリチュアルな問題に関してきちんとした評価を行い，それが障害とならないように予防したり対処したりすることで，クオリティ・オブ・ライフを改善するためのアプローチである」[5]と変更された．

また，WHO専門委員会によると，緩和ケアは，次のような基本的支援体制に基づいている[4]．

1. 生きることを尊重し，誰にも例外なく訪れることとして死に行く過程にも敬意を払う.
2. 死を早めることにも死を遅らせることにも手を貸さない.
3. 痛みのコントロールと同時に，痛み以外の苦しい諸症状のコントロールを行う.
4. 心理面のケアや霊的な（spiritual）面のケアも行う.
5. 死が訪れるまで，患者が積極的に生きていけるよう支援する体制をとる.
6. 患者が病気に苦しんでいる間も，患者と死別した後も，家族の苦難への対処を支援する体制をとる.

つまり，緩和ケアは，できるかぎり良好な生活の質を実現させることを目的とするケアであり，24時間にわたりクライアントのそばにいる看護師は，医師や心理士，栄養士，作業療法士など，ほかの職種への情報提供や，患者・家族の相談や指導，さらには入院から在宅へとケアを継続する上で大きな責務を担っているといえよう．そして，緩和ケアを実践するなかでは，従来のように医師を頂点としたピラミッド型の医療から，患者を中心とした各専門家同士の協働によるチーム医療へと変わっていった．また，終末期の人の多くが抱える問題は，「病人が病気を受容できず，まして，その体験の中に意味を見つけられないこと」[6]に起因しているともいわれ，病人のそのような実存的苦悩*を医師やカウンセラー，精神科医と協働して解決していくことも看護師の重要な責任なのである．

緩和ケアは，がん，後天性免疫不全症候群（AIDS），慢性閉塞性肺疾患（COPD），心不全などといった生命を脅かす疾患に罹患した患者やその家族を対象とした全人的ケアである．しかし，近年の高齢化社会の到来に伴い，より広い対象者に向けた，死を意識したケアの必要性が生じてきた．このようななか，疾患にかかわらず死を意識し始めた時期から，その人の人生（life）を「生きる」ことに焦点を当てたケアとして，**エンド・オブ・ライフ・ケア**（end-of-life care）の重要性が唱えられ始めた．この用語の定義として定まったものはまだないが，長江はエンド・オブ・ライフ・ケアについて，「診断名，健康状態，年齢にかかわらず，差し迫った死，あるいはいつかは来る死について考える人が，生が終わるときまで最善の生を生きることができるように支援することである」[7]と述べている．

用語解説*
実存的苦悩
人間として生きていく上で味わう深刻な悩みや苦しみ．人生にはどのような意味があるかという問いかけ．スピリチュアリティと同義に用いられる．

3 スピリチュアルペイン（spiritual pain）

1 用語の理解

わが国では，“spirit” に対する訳語は定まっていない．しかし，1998年に開かれた世界保健機関執行理事会において，1983年，「健康の定義」にspiritualityの概念が検討されて以来，spirituality の概念に対して，さまざまな意見が述べられている．spiritual には，「精神的な」「精神の」「霊的な」「魂の」「崇高な」「気高い」「超俗的な」「超自然な」「神の」などの意味がある．このことから，**スピリチュアルペイン**は，「精神的な苦痛」「霊的な苦痛」「魂の苦痛」とも訳されている．

しかし，「精神的」あるいは「霊的」といった用語は理解しにくいため，この章では窪寺の説明に基づき，spirituality を次のような意味で用いる．「人生の危機に直面して生きるよりどころが揺れ動き，あるいは見失われてしまったとき，その危機状況で生きる力や，希望を見つけ出そうとして，自分の外の大きなものに新たによりどころを求める機能のことであり，また，危機のなかで失われた生きる意味や目的を自己の内面に新たに見つけ出そうとする機能のことである」[8)]．よって，スピリチュアルペインとは，難治性疾患や死に直面し，その窮境のなかで人間が生きる意味や目的を自己の内面に新たに求めようとして苦悩している状況ともいえよう．

また，「苦悩」suffering は，『広辞苑』によると「苦しみ悩むこと」「精神的な苦しみ」とある．この「苦痛」や「痛み」「苦しみ」を示す英語はさまざまあるが，pain や pang には，精神的な苦痛や苦悩，心痛，悲痛といった意味があり，主に肉体的な特定の箇所の痛みや，それに伴う不愉快な出来事によって生じる心理的身体的な痛みを示す場合が多い．suffering には，「……の下で（suf）支える［耐える］（fer）」の意味があり，動詞には「耐え忍ぶ」などの意味がある．そこで死が近づいている時期に生じる実存的苦悩を述べるときは，suffering の意味の「苦悩」を用い，身体的痛みあるいは心理的な痛みに関しては「苦痛」（pain）という用語を用いるのが妥当と思われる．このような区別によれば，「スピリチュアルペイン」という用語は本来「身体的痛みに伴う精神的あるいは霊的苦痛」という意味になり，「苦悩」（suffering）と同義といえよう．

2 終末期の看護観

近年，医療の高度化，専門化，入院日数の短縮化に伴い，看護師に求められる役割が変化し始めている．例えば，看護実践の場は病棟のみならず外来あるいは在宅にまで及び，そのような場での看護は，「医師の指示通りに看護行為を行う」といった内容から，医師，薬剤師，栄養士，作業療法士などの多職種とともに協働し，チームで実践するといった状況へと変化している．特に，終末期の人は，疼痛，全身倦怠感などの身体的苦痛や，心理的・社会的な問題に加え，生きる意味や目的に対する苦悩を抱いていることが多い．そのようななか，看護師は患者にとって誰より自分の病状やそれに伴う苦痛を知っているため，訴えを言いやすい立場にある．その訴えのなかには，身体的苦痛のみでなくスピリチュアルな側面もあるため，看護師は患者の訴えをよく聴き，耳を傾けて対応する能力が必要と考える．そのような意味で看護師には，患者との関係性のなかで患者の苦悩を援助していく上での大きな責務が課せられている．

トラベルビー（Travelbee, J.）は，看護は「人間対人間のプロセス」であり，単に「できるだけ高い適正な健康水準」を取り戻すよう援助することのみでなく，「病人が病気・苦難・痛みの体験のなかで意味をみつけるよう」援助することであるという看護理論を生み出した[6)]．このように，彼女は，「病気は深い意味を含みうる」という独自の考えを唱えており，この考えはフランクル（Frankl, V.E.）のロゴセラピーの考えに基づいているといわれている[9)]．そこで，トラベルビーの看護観の基礎にあるフランクルのロゴセラピーにおける重要な人間関係のあり方について解説し，終末期患者の「意味充足」に向けた看護について述べていきたい．

plus α

フランクル

1905-97．ウィーン生まれ．フロイト，アドラーに師事し精神医学を学ぶ．1942年，両親・妻と共にナチス強制収容所へ収容され，家族を失う．収容所解放後に，『夜と霧』『識られざる神』などを出版．精神療法医として独自のロゴセラピーを展開．

4 セルフマネジメントに沿った看護

1 終末期の人の「意味への意志」の充足に向けた援助

1 フランクルによるロゴセラピー

われわれ人間は誰しも，快を求め不快や苦痛を避けようとする欲求や，ほかの人より「より強くなりたい」という欲求を有している．この衝動ないし欲求をフランクルはそれぞれ「快楽への意志」（快楽欲求），「力への意志」（権勢欲）と呼んでいる．しかし，人間はこの二つの意志を有しているだけでなく，「自分の人生を意味で充たしたい」という「意味への意志」によって「最も深く支配されている」と彼は言う[10)]．そして彼は，自らの実際の体験（診察，医療処置，強制収容所の体験）をもとに，避けることのできない過酷な状況においても，人間には「自分の人生を意味で充たしたい」という「**意味への意志**」があり，この人間にとって本来的な意志が，苦境にある人間をして最後まで耐え抜くことを可能にさせるのだという確信に至った．

フランクルの提唱するロゴセラピーは，人間の苦悩を本当に癒すものはその人が生まれもっている「意味への意志」の充足であるという中心的考えに基づき，この「意味への意志」を呼び覚ますことを目的としたセラピーである．そして，この「意味への意志」は生物学的次元や心理学的次元を超えた**精神論的次元**＊（noological dimension）[11)]で働く，人間のみに存在する意志であると

用語解説＊

精神論的次元

フランクルは，人間は「生物学的」および「心理学的」次元だけでなく，「精神論的次元」という高い次元で支えられた存在であると考えていた．この次元は例えば，身体的，心理的に満たされていない状態であっても，自己を超え他者に向ける志向的まなざしのような働き（自己超越）をいう．

いわれている（図15-1）.

ロゴセラピーの基本姿勢では「患者の価値に対する視野を広げさせ，ついで，なにか具体的な意味の充足とその人格的価値の実現に対して――さらには，およそ人間的な誰かではないような何ものかに対して――かれ自身に決断させ，かれが自分の現存在を責任存在として理解することに向けられている」[12)]と述べている．つまり，ロゴセラピーでは人生あるいは生命の意味についての観点を転換させる上で，クライアント自身に価値の視野を広げさせることがまず重要であり，具体的意味の充足やその価値の実現に対する責任性については，クライアント自らの決断のもとで行為できるよう関わりをもつことが大切であるということである．

終末期を迎え苦悩するクライアントに存在している「意味への意志」を呼び覚ます援助とは，例えば心に響く書物，音楽，景色，そして医師や看護師などの人との出会いなど，さまざまであろう．とりわけ終末期医療においては，看護師の役割は極めて重要である．

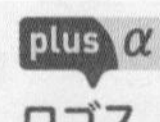

ロゴス

ロゴセラピーの「ロゴス」は，『意味』を表していることに加えて，ここでは『精神』（スピリット）を意味する．しかし，いかなる宗教的意味合いも含まない．「ロゴス」が意味しているものは，人間的であることの意味に加えて，人間の人間性である．

2 実存的態度転換

それでは，看護師のどのような態度が，クライアントの「意味への意志」を呼び覚ます手助けとなるのであろうか．「実存的態度転換」について，フランクルは次のように述べている．

「『実存的態度転換』が単なる知的，合理的事象の境界を突破して，とにかく情動的なもののなかに根をおろし，それゆえに全体的，全人的事象を活動させるということは自明です．ところが，実存的態度転換というようなものが必然的にあらゆる方法論や技術をこばむということは，あまり自明ではないかもしれません．…決定的なのは，むしろ，医師と患者のあいだの人間的関係なのです．『善人のみがよい医師になれる』とはいっても，善い医師が患者に対して腹を立ててしまうこともありうるはずです．態度や構えに思わず冷静さをなくしたり，あるいは患者の気持ちの中へ入りこんだりすることがいかに患者に決

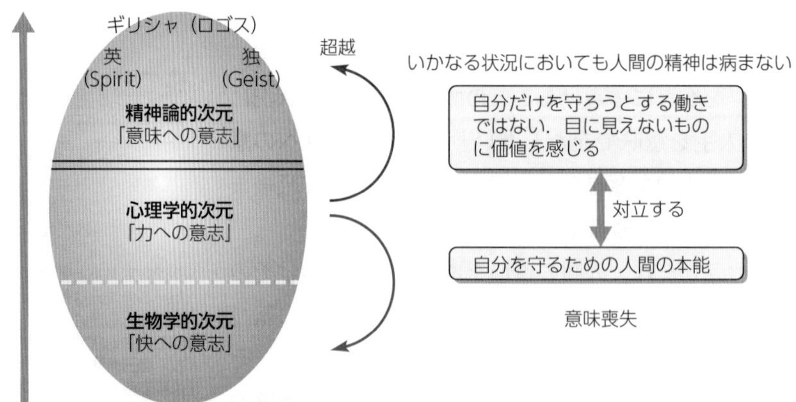

図15-1　フランクルの「精神論的次元」

定的な印象をあたえ，そこではじめて医師の影響を及ぼしやすくするか，が明らかであるような例はたくさんあります」[13)].

この引用文を解釈するならば，看護師が患者に実存的態度転換をさせようと技法や自分の態度や構えにとらわれていては，「実存的態度転換」に導くことはできないということになるであろう．看護師が自分の態度や構えにとらわれず，その都度の看護場面に「没頭」[14)]することが，患者を実存的態度転換に導く上で重要な態度であるということである．時には冷静さをなくしたり，患者の気持ちの中に入り込んだりしてしまうことも，患者の心に大きな影響を与え，その結果その人の「実存的態度転換」を手助けすることになるのである．また，看護場面へ「没頭」する態度とは，ナイチンゲール（Nightingale, F.）の「自己投入*」や，メイヤロフ（Mayeroff, M.）の「専心」の態度とも共通している．

患者が実存的態度転換を為しうる上で決定的なのは，医師と患者の人間関係だけでなく，看護師と患者のあいだの人間的関係である．なぜなら，患者と時間的に最も多く人間関係を結んでいるのは看護師であるからである．このことは，とりわけ終末期ケアの場合について言いうる．終末期ケアの目標は，死の時までの生をその人にとって意義深いものにできるように，そしてその延長上にある死をその人らしく迎えることができるように援助することである．また，終末期において，自己の存在を脅かされることなくこれまでの人生の意味を十分に振り返り，残された時を意義深く送ることができるように，患者の存在を常に擁護（ようご）する立場をとることが重要ともいわれている[15)]．看護師は痛切な実存的苦悩を抱えた患者と日常的に最も頻繁に関わっているため，そのような患者への積極的な関わりが必要であると考える．医師と看護師の役割はもちろん異なったものではあるが，ここでフランクルが述べていることは，ある意味では看護師と患者との人間的関係にもそのまま当てはまると考えられる．それゆえ，このフランクルの言葉にある「医師」を「看護師」と読み替えることも許されるであろう．

用語解説*

自己投入

ナイチンゲールは『看護覚え書』のなかで，看護師にとって必要なものは，「自分自身は決して感じたことのない他人の感情のただなかへ自己を投入する能力である」と述べている．

plus α

メイヤロフ

ケアリングについて理論的な成果を，先駆的に発表したアメリカの哲学者．1971年に『ケアの本質（On Caring）』を発表している．

2 ケアにおける「専心」と「もとに－在ること」

ケア（care）という言葉には，①名詞：「心配」「関心，配慮」「世話，保護」「関心事，責任，用事」，②動詞：「心配する，気にかける，関心をもつ」「愛する，好む」「世話する，面倒をみる，看護する」という意味がある．つまり，「ケア」には他者に対して「気にかけ」「関心をもつ」という，人間と人間の「関係」そのものの意味が含まれていることがわかる．

1 「専心」

メイヤロフは看護師のみならず，親が子を，教師が学生を，精神療法家がクライアントを，夫が妻を，妻が夫を「ケア」するときの本質的態度は**専心**（devotion）であるとしている．そして，「専心が失われれば，ケアすることは失われてしまうのである」[16]と考え，次のように述べている．

「私の専心は，私が他者の中に感じ取っているかけがえのない価値によって基礎づけられている．このような専心は，私の知的または情的な部分というよりも，私の全人格（entire person）を表現している．ある特定の場合を考えてみると，専心は，他者のために私が躊躇したりどちらでもよい曖昧なあり方を示したりすることと正反対のあり方で，“そこに”その人のために私がいる，ということによって示される」[17]．

ここで彼の言う「私が他者の中に感じ取っているかけがえのない価値によって基礎づけられている」とはどういうことをいうのであろうか．例えば，瀕死の病人のそばに「いる」とき，その人のつらさや苦しさを感じ取り，思わず「そばにいる」場合を考えてみたい．このようなとき，自分の看護師としての立場からとか，そうしなければならないと考えてそばにいるのではなく，まさにそのとき看護者は他者の価値そのものになりきって行動しているといえよう．このとき，われわれはまさに「その人のために」私が「そこにいる」といえよう．メイヤロフはこのような態度の中に，ケアするものの「全人格」が現れているというのである．そして，そのような態度を「専心」といっているのである．逆に，そのような瀕死の人を前にしたとき，今日の予定や明日の予定など自分のことを考えてそばにいたり，その人の死期やいま生理学的にどうなっているかと客観的な態度でそばにいたり，または，「かわいそうに」という哀れみの感情で単にそばにいたりする態度は，「専心」とはいわないということである．

彼の言う，ケアする際の「専心」とは，看護者が患者を目の当たりにしたとき，その「他者の中に感じるかけがえのない価値」によって基礎づけられているものであり，決して看護者自身の価値に基づくものではないということである．また，「専心」は，「知的」な客観的データや私的な「感情」などから起こる態度ではなく，ケアしようとする者の「全人格」を表す態度であり，「“そこに”そのひとのためにわたしがいる」といった，「他者のために自己が存在する」という態度であることがうかがえる．「専心」の態度で他者に関わるとき，ケアする者は，他者を支配したり操作したりしようとするところとは正反対の他者と一体となった「信頼」（trust）関係のなかにあるといえる．

2「もとに−在ること」

では，ケアにおける「専心」とは，具体的にどのような態度をいうのであろうか．フランクルの人間存在の在り方としての“Bei-sein（バイ ザイン）”（もとに−在ること）を手がかりに，「全人的な人間理解」について考えていきたい．

フランクルが言う「精神的に在る者の『もとに在る』[18]（Bei-sein）」とは，「『現実的な（ヴィルクリッヒ）』（現に生き生きと働く作用的な）『もとに−在ること』」[19]である．つまり，「もとに−在る」ことの意味は，空間的に看護者とクライアントがそばにいるという意味ではなく，「現に生き生きと働く精神のありよう」を指しているのである.「精神的に在る者」の「もとに－在る」とは，自己と他者という別々の個体があって，双方が空間的・身体的に「他の存在者」の「傍らにいる」とか「一緒にいる」場合に生じる,「私があなたを認識する」という意味での主客の分裂した状態の「認識」ではなく，主客分裂以前こそがもともとの「現実」であり，そこに「精神」の働きがあるということである．例えば，母がおのずから子を，あるいは子がおのずから母を想う，この現に生き生きと働いている主客未分の認識作用を指しているのである.

plus α

主客未分

主体と客体（自分の外にあって観察できるもの）が融合している状態.

このような関係は，たとえ両者が傍らにいなくとも互いの「精神」の働きのなかに「愛」を感じ取り，その結果，空間的には一人でいるにもかかわらず，この両者は互いに「もとに－在ること」ができるということである．このように,「もとに－在ること」は，人間関係における「相互理解や相互意思疎通の条件」[20]を成しており，このような人間相互の関係をフランクルは「相互に－もとに－在ること」（Bei-einandr-sein（バイ アインアンダー ザイン））と呼ぶのである.

この精神の働きとしての「もとに－在ること」は，あらゆる認識の根底であり，また「相互に－もとに－在ること」は愛の根底である．この根底から切り離されるとき，認識は単なる事実的（例えば科学的）認識になり，愛も対象的もしくは即物的なものに変質するのだといえるであろう．それゆえ本来の「愛」には，相互に相手に向かって自己を超えた，主客分裂以前・反省以前*の「もとに－在る」という精神の働きがそこに必ず存在しているといえよう.

用語解説 *

反省，反省以前

反省：「悟性」と同義．すなわち分別知，分析知などを示す．自分の精神生活に統覚または注意の作用を向けること.

反省以前：目の前で起こっている出来事を抽象的に判断したり，分析して理解する以前に，感じる，感性的な精神の働き.

3 事例：終末期の人の「人格の尊重」

次に，事例を通して看護師の精神がクライアントの「もとに－在る」とは，看護においてどのようなことであるか紹介する．そして，終末期において,「クライアントの人格を尊重するケア」とはどのようなことであるか考えていきたい.

事 例

山田さん，男性，61 歳．無職（定年までは公務員として働く）.

病名：肝臓癌（20 年前からＣ型肝炎の治療を受けていた．1 年前に肝臓癌と診断され，1 週間前から腹水著明となり入院．医師のすすめで緩和ケア病棟に転棟となった）.

経過：入院時から著明な腹水がみられたが,「腹水を抜くと体力が弱ると聞いている」とのことで腹水穿刺は拒否していた．はじめのころはトイレ，洗面とも妻に付き添われ自室の洗面所まで行っていたが，離床時にはふらつきがみられる．早々に尿道カテーテルが留置されたが排便にはトイレまで行っていた（1 日 3 ～ 4 回の下痢であったが，亡くなる前日まで行っていた）.

1 看護学生と山田さんとの関わり

このような状況の山田さんを看護学生が受け持たせてもらうことになった．山田さんは腹水が著明で，倦怠感が強いため清拭やマッサージのケアを計画していたが「今は体がだるいから何もしてほしくない」と目を閉じ，ケアを受け入れることは少なかった．看護師が介助浴を勧めても応じなかった．緩和ケア病棟に入棟当初は家族や看護師と冗談を言う場面もみられたが，体力低下とともに会話も少なくなっていった．終末期で体調が悪いにもかかわらず，ケアを受け入れることがない山田さんに対して，技術の提供が緩和ケアになると考えていた学生は，どう関わればこちらのケアを受け入れてくれるのかと毎日悩んでいた．また，倦怠感や著明な腹水による苦痛に対して，医師や看護師は鎮痛薬や腹水穿刺を提案したが，山田さんはそのような治療は意味がないと言い，医療処置をも受け入れなかった．

そのころ，看護教員は山田さんが今どのようなケアを望んでいるのかを知りたいと思い，山田さんを訪ねた．

看　学生がお世話になっています．今日の調子はいかがですか？

山　ここはいいですねえ．ここで行われていることが本来の看護なのでしょうねえ．
以前の病棟（一般病棟）では，看護師は1日2回ほどバイタルに来るだけで，その用事が済むと，さっさとほかの患者さんのところに行ってしまいました．何か，寂しい感じでした．
でも，私の今の状況は，治癒に向けた積極的な治療がないので，この病棟（緩和ケア病棟）の看護師さんは，こうやっていろいろ話を聞いてくださる．それだけで心が和みますよ．
……私は，もうあとどれだけ生きられるかわかりません．
1年か，3カ月か，もしかして1カ月になるかもしれません．
でも，そんなことは誰もわからないんですよね．
医師でもわからないようですね．
だから，私はこうやって一日一日を大切に生きていきたいんですよ．
腹水穿刺も勧められるのですが，あれは身体の栄養をとられるだけですぐに（腹水が）たまると聞きます．
そのような無駄な治療はしたくないんです．

と，山田さんは治療に対する考えを話してくれた．傍らの妻に対しても「こうやって病気になると妻がそばにこうしていてくれることに感謝します．昔からよくしてくれた妻でした．昔は当然と思っていましたが，今こうしてみればささいなことに感謝できます．こんなこと今まで言ったことなかったなあ，ね，母さん」とユーモアも交えながら妻への感謝の気持ちを穏やかに話していた．しかし，時には宙を見るような視線がどことなく寂しげで，妻に何か恩返しをしたいと思いながらも何もできない自分を悔やんでいるようにも見えた．

看護学生は，山田さんの「一日一日を大切に生きたい」という言葉に応えようと翌日も足浴やマッサージを計画してきたが，再び断られ残念だとつぶやいていた．また，山田さんの趣味がパチンコと聞き「最後に一度はパチンコに行かせてあげたい」と考えていた．しかし，以前，山田さんに「今，パチンコに行きたいですか？」と聞いたとき苦笑いをしながら「パチンコは，これまでの仲間とのコミュニケーションの場であっただけで，こんな状態で何が何でも行きたいというものではないです」と答えていた．教員は学生に，「山田さんの趣味はパチンコだが，今，彼が本当にそれをしたいのかどうかをまず正しく見極めなければいけないのでは？　あなたが行いたいケアと，患者さんが求めているケアが違うこともある．今大切なことは看護者が満足するケアを患者さんに勧めることではなく，患者さんが今何を実現したいかについてしっかり耳を傾け，それに添った看護を提供することではないか」と伝えた．

翌日，学生は山田さんとの自然な会話の中で「今何をして過ごしたいですか？」と尋ねた．山田さんは「残りの日々を妻と穏やかに過ごせればいい」と答え，学生はようやく「そのための手助けをしよう」と自分がすべきことが見えてきた．無理にケアを行うことにとらわれるのでなく，今の山田さんの体調に合わせて足浴や下肢のマッサージを心を込めて実施することを通して，「山田さんが妻との時間を気持ちよく過ごしてもらえればいい」という考えに変化していった．しかし，山田さんから「気持ちいい」という反応は返ってこず，再び学生は「本当に自分のやっていることは山田さんに迷惑ではないのか……」と戸惑い始めた．教員は，「あなたはそうやって恐る恐るケアをしているの？　それでは気持ちよくないかもしれないわね．あなたが患者さんのためにと思い，足浴やマッサージといったケアに専心すれば，そのあなたの気持ちは必ず患者さんに伝わっているのじゃないかしら．嫌なときは嫌と言われる方なのだから，その患者さんを信じて，そして自分の気持ちも信じてケアに専心することが何より大切なことではないかしら」と伝えた．その後，学生の迷いはなくなっていった．

実習が終わりに近づいたある日，学生６名でハンドベルの演奏を企画し，ロビーにまで来られない山田さんのために，部屋に出向き演奏することにした．山田さんは，当日，朝から鎮痛薬の影響と不調のため終始眠っていた．そのため，準備していたすべての曲の演奏ではなく，山田さんのために１曲を選び演奏することになった．部屋に行くと，１時間前の苦しそうな表情とは異なり，穏やかな表情で学生を迎えてくれた．教員には，山田さんが学生のために最後の力を振り絞って笑顔で迎えてくれているように見えた．山田さんは演奏の間，終始ほほ笑んでいた．しかし，演奏終了後，学生は「山田さんのその笑顔がつらい」と，別室で涙を流し始めた．教員は，学生が山田さんに無理やり演奏を聴かせてしまったと自分を責めていると感じ，「つらいなか，聴いてくださったことを申し訳ないと思うのね……．でも，彼はあなたたちの一生懸命な演奏を聴いて苦しかったかしら？　彼のほほ笑みは，あなたたちが一生懸命山田さんのために演奏をしたいという気持ちに応えようする彼の気持ちじゃないの？　あのようなつらい状態でも，あなたや家族のために笑顔を絶やさない山田さんの気持ちを素直に受け止めていいんじゃないの？　そう考えると彼の笑顔をありがたく感じるでしょう．彼の行為へのあなたの応えは，彼の優しさに素直に感謝して喜ぶことだと私は思うのだけど……」と伝えた．

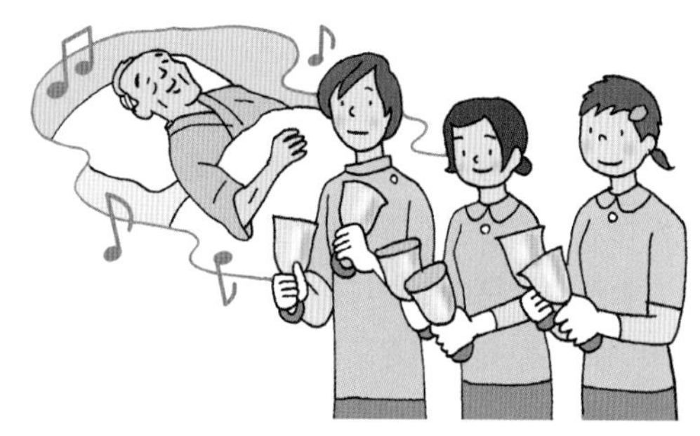

この２日後，山田さんは他界した．

翌日，ある看護師が，山田さんの亡くなる前夜，山田さんと妻が学生の関わりに対して感謝の気持ちを表していたことを話してくれた．このことで，学生はようやく自分の行ってきたケアがそれでよかったのだと確信することができた．亡くなる前日まで自力でトイレに行っていた山田さんの姿や，自分のために尽くしてくれる学生に一生懸命応えようとしていた姿のなかに，終末期においてこそ存在する人間の実存的な意味を見るようであった．そして，われわれ看護師はその人の実存的な意味を尊重すべく，クライアントを一人の人間として「人格を尊重する」ケアを行わなければならないと痛感した．

2 山田さんとの関わりの振り返り

山田さんの終末期の望みは「一日一日を大切に生きたい」ということであり，また「残りの日々を妻と穏やかに過ごす」ことであった．緩和ケアとして，医師や看護師は腹水穿刺や鎮痛薬による身体の安楽に向けた医療を勧めたが，彼はすべての治療を拒否していた．最後まで貫いた彼の姿勢から感じ取れることは，薬を用いても完治する見込みがないのならば，その副作用で苦しみ，治療費がかさみ妻に迷惑をかけまいとする彼の妻への優しさ，思いやりであったように感じる．このような状況のなかでも見せる山田さんの妻への思いやりの意味することは何であろうか．

緩和ケアにおいては，その人の人格を尊重し，その人らしい生き方を提供することがケアの中心となる．しかし，苦痛とは生物学的・心理学的次元だけでなく，「精神論的次元」においても存在し，それが「生きる意味」への問いから生じる苦悩（スピリチュアルペイン）である．生物学的あるいは心理学的次元だけでクライアントの苦痛を見ていると，その人の人間性に向けた援助ができないことがある．例えば，山田さんの事例では，学生は腹水に伴う倦怠感や苦痛の緩和のために足浴やマッサージを計画してきた．しかしそれは，生物学的・心理学的次元に向けた一方的なケアとなってしまい，山田さんの「人格の尊重」つまり，「生きる意味」に向けたケアとは一致しなかったのである．

3 山田さんの「意味への意志」

人間が人間であるとは，「意味への意志」つまり「自分の人生をできるだけ意味で充たしたい」という意志があるということである．山田さんのような望みをもつ終末期にある人を前に，医療的処置を実施することばかりに目を向けていると，クライアントはさらに心を閉ざし「生きる意味」を見失い，「このような状態では生きる意味がない」と苦悩に陥ることがある．山田さんにとっての「意味への意志」は，妻のために最期まで穏やかに生きた，その生き方のなかにあったのである．また，学生が無心でマッサージをしたり演奏を行ったりしたその行為のなかにあった，学生がクライアントの「もとに－在る」態度が山田さんの心に届き，その結果，山田さんは演奏中あるいはマッサージを受けているとき，穏やかなほほ笑みで学生の気持ちに応えてくれたのである．この穏やかなほほ笑みのなかに，彼の「意味への意志」がうかがえるのである．

4 「もとに－在る」看護

看護者が無心で行うその行為や態度のなかに，終末期の患者の人間らしさ，つまり「意味への意志」を呼び覚ます大きなエネルギーが存在しているともいえる．避けられない苦悩のなかで山田さんがこのような気持ちになれたのは，学生が目の前の山田さんのために今何ができるかということに関心を向け，足浴やマッサージのケアに専心できたことを通して，学生の精神の働きを感受できたからではないだろうか．そしてこの学生の専心は意図されたものでなく，学生の精神が山田さんの「もとに－在ること」によって自ずと生起したものである．足浴やマッサージなどのケアを行うには，空間的にもそばにいることが必要であるが，学生の精神が山田さんの「もとに－在ること」ができていたがゆえに，そのときの山田さんの欲求に即した看護になったのである．その結果，山田さんの閉ざされた気持ちが自ずと開かれ，山田さんが誰かのために生きたい（在りたい）となりえたといえよう．この二人の相互の精神作用のなかに「相互に－もとに－在る」がうかがえる．もし，学生の援助が最後まで単なる技術の提供としての行為であった場合，このような山田さんの精神の働きに出会うことはなかったであろう．

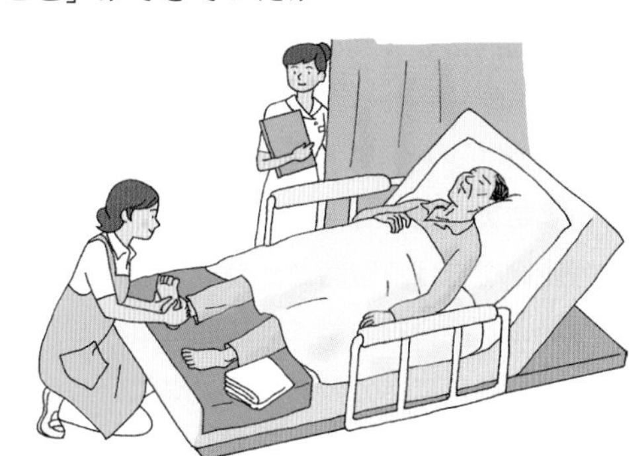

5 「いのち」「生」の意味

現代医学が追求する「いのち」とは何であろうか．それは「より多く，長く，豊かに，快適に生きる」といった本来的に人間に備わった「生」の追求であるともいえよう．その追求は「より長く，健康に生きる」上で必要なことである．しかし，この生命の維持の追求のみによっては終末期を生きる人の「生きる意味」を充たすことはできないのである．この健康の追求は生きる上での「手段」であり，決して生きる「目的」ではないのである．健康という「手段」の背後にある人生の「意味」を見失った場合，死を避けることのできない運命に出会ったとき，その死にゆく自分の運命を意味あるものに転換することができず，実存的苦悩を抱くのである．ニーチェ（Nietzsche, F.W.）がかつて述べた「生きる理由があれば，ほとんどどんな事態にも耐えられる」ということの意味が山田さんの事例で明らかとなるであろう．

終末期にあるクライアントは，これまでの生命の極限状態ともいえる闘病生活のなかにあっても，周囲の人々との温かな会話や音楽を体験したり，なにかを創造することによって，死にゆく自らの運命を受容し，その運命に対して意味ある態度をとることができるのである．そして，これらのことはクライアントと周囲の人々との「相互に－もとに－在ること」において生起するといえる．そのことによって病者は単なる「生」（より多く，より長い生）の追求ではなく，「生以上のもの」（価値）の実現を可能にすることができるのである．医療に従事する者は，往々にして身体的・心理的次元の症状の緩和に向けた医師の指示に従順になることがその役割であるかのように考え，行動する．身体的なさまざまな症状の緩和に向けた行為は，医療に携わるわれわれにとって重要な使命であり，義務でもある．しかし，その医療行為のなかに，「生以上のもの」を大切にしようとする精神の働きが必要ということである．

また，不治の病の宣告を受け，終末期に自殺企図のただ中にいる者に対しても，医師をはじめ看護師がクライアントの「人格」，つまり「精神論的次元」をよりどころとした「心の癒し」へ転換し，クライアントの人格の「もとにー在る」関わりを行うことが肝要である．「心の癒し」といっても，それは意図的・計画的になりうるものではない．なぜならば，医療者の操作的意図が患者によって察知されるだけで，それは不成功に終わるからである．

重要なことは，こうした意図ではなく，クライアントとの間の意図されざる，真に実存的な「人間的関係」である．フランクルは，ある女性から深夜に自殺企図を告げる電話がかかってきたときのことを述べている．彼は自殺がよくないこと，自殺のマイナス面について話をし，今自殺をすることは止めて，ともかく翌日に自分のクリニックに来るように約束を取りつけた．翌朝，時間通りにやってきた彼女の言葉はこうだった．「先生，もし先生が夜おっしゃった議論の一つでも，私に何らかの効果を与えたと思われるなら，それは誤解というものです．もし，私が感銘を受けたとすれば，それはただ一つ，寝ているところをたたき起こした私に，怒って怒鳴りつけるどころか，しっかり30分も辛抱強く話を聞いて，説得してくれた人がいるということです．そんなことがあるのなら，もしかしたら本当に人生に，生きつづけることに，もう一度チャンスを与えてもいいじゃないかと思ったのです」．そして，フランクルはこう付け加えている．「このケースでは，テクニックではなく，人間関係が決め手になったのである」[21)]．

彼の『回想録』の末尾に記されているこの言葉は，終末期医療における看護のあり方においても決定的な示唆を与えてくれるものであろう．つまり，「人間関係が決め手」であるということである．しかも，フランクルが言外に示唆しているように，その人間関係においても非意図的ということが重要なのである．非意図的に病者の「もとにー在る」ことが「感銘」を与えるということである．この感銘は，それが意図されざる結果であることにおいて，それは「生起」（ハプニング）である．看護師の使命とは，病者にひたむきに専心し，ケアに没頭することである．看護師が自分に向ける無心の姿が病者に何かを伝えるのであろう．

以上のように，医療従事者の精神が病者の「もとにー在ること」という，看護師の精神論的次元における「専心」が，いかに終末期にある人の「生きる意味」に向けた視野を広げさせ，「生以上のもの」を喚起する上で重要な役割を担っているかがうかがえる．そして，このように看護師と病者が「相互に－もとに－在ること」によって，終末期にある人は，その関係性のなかで自ずと癒され，その過酷な状況を自らの力で乗り越えようとする力を蘇らせるということが示された．このことがとりもなおさず終末期において成すべき看護独自の「ケア」であり，看護の基本姿勢である．

引用・参考文献

1) 柏木哲夫．“ターミナルとは”．ターミナルケア．柏木哲夫ほか編．医学書院，2002，p.31.
2) 日野原重明．ターミナルケア．日本内科学会雑誌．1996，85，p.1975-1976.
3) トーレン，P．“成果，失敗，そして未来ホスピスを分析する”．ホスピスハンドブック．シシリー・ソンダース編．岡村明彦監訳．家の光協会，1984，p.273-286.
4) 世界保健機関編．がんの痛みからの解放とパリアティブ・ケア．武田文和訳．金原出版，1993，p.5.
5) 日本ホスピス・緩和ケア研究振興財団．https://www.hospat.org/public_what.html，（参照 2023-10-18）.
6) トラベルビー，J．人間対人間の看護．長谷川浩ほか訳．医学書院，1974，p.236.
7) 長江弘子．患者・家族の生活文化に即したエンド・オブ・ライフケア．透析会誌．2013，46（3），p.360.
8) 窪寺俊之．スピリチュアルケア入門．三輪書店，2000，p.13.
9) 前掲書 8）．p.234.
10) フランクル，V.E．時代精神の病理学．霜山徳爾訳．みすず書房，1957，p.98.
11) フランクル，V.E．意味への意志：ロゴセラピーの基礎と適用．大沢博訳．ブレーン出版，1979，p.25-29.
12) フランクル，V.E．精神医学的人間像．宮本忠雄ほか訳．みすず書房，1961，p.75，（フランクル著作集，6）.
13) 前掲書 12）．p.21-22.
14) 前掲書 12）．p.22-23.
15) 小松浩子．“終末期にある患者の看護”．終末期にある患者の看護．氏家幸子監修．廣川書店，2001，p.23-24.
16) メイヤロフ，M．ケアの本質：生きることの意味．田村真ほか訳．ゆみる出版，1987，p.24.
17) 前掲書 16）．p.24-25.
18) フランクル，V.E．制約されざる人間．山田邦男監訳．春秋社，2000，p.69.
19) 前掲書 18）．p.58.
20) 前掲書 18）．p.66.
21) フランクル，V.E．フランクル回想録．山田邦男訳．春秋社，1998，p.179-180.

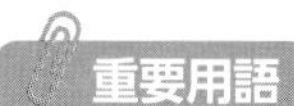

終末期
緩和ケア
エンド・オブ・ライフ・ケア
スピリチュアルペイン
専心
「もとに－在る」看護
精神論的次元
自己超越

◆ 学習参考文献

❶ **山田邦男編．フランクルを学ぶ人のために．世界思想社，2002.**

『夜と霧』の著者として名高いフランクルの実践可能性を探るとともに，その思想のもつ現代的意義について，哲学者，ロゴセラピスト，教育者，カウンセラー，医療者，宗教家によって考察されている．

❷ **トラベルビー，J．人間対人間の看護．長谷川浩ほか訳．医学書院，1974.**

看護師であるトラベルビーがフランクルの立場に基づいて，人間が人間を看護することの本質的な意味を究明する．

❸ **窪寺俊之．スピリチュアルケア入門．三輪書店，2000.**

重い病を負って悩み苦しんでいる人への「スピリチュアルケア」を志している人を念頭に置いて書かれた実践的書．

❹ **フランクル，V.E．苦悩する人間．山田邦男ほか訳．春秋社，2004.**

「意味に満ちた苦悩は，いつでも苦悩そのものを超越した何かに向かっている」という，フランクルの最も根源的な思想・信仰について述べられている．

❺ **フランクル，V.E．それでも人生にイエスと言う．山田邦男ほか訳．春秋社，1993.**

フランクルがナチスの強制収容所から解放された翌年にウィーンの市民大学で行った講演を収めた内容．フランクル思想の全体像が萌芽的に現れている．

❻ **メイヤロフ，M．ケアの本質：生きることの意味．田村真ほか訳．ゆみる出版，1987.**

親が子を，教師が学生を，精神療法家が患者を，夫と妻がお互いを，それぞれケアするとき，それらのケアすべてに共通する働きは「他者が成長するのを助けること」であるとし，ケアの要素や特質について書かれている．

❼ **世界保健機関編．がんの痛みからの解放とパリアティブ・ケア：がん患者の生命へのよき支援のために．武田文和訳．金原出版，1993.**

がん患者が必要としている支援を検討したWHO専門委員会の報告書であり，痛みその他の症状のコントロール，心理社会的ならびに霊的な側面の支援に目標をおいた緩和ケアが，がん医療の中に組み込まれていくべきことを強調している．

❽ **ハドン・クリングバーグ．Jr．人生があなたを待っている：『夜と霧』を越えて．赤坂桃子訳．みすず書房，2006.**

米国の臨床心理学者が，7年間にわたり晩年のフランクル夫妻への取材を重ね、これまで語られることのなかったふたりの愛の歴史を綴っている．全2巻．

成人看護学③ セルフマネジメント 看護師国家試験出題基準（令和５年版）対照表

※以下に掲載のない出題基準項目は，他巻にて対応しています．

必修問題

目標Ⅲ．看護に必要な人体の構造と機能および健康障害と回復について基本的な知識を問う．

大項目	中項目（出題範囲）	小項目（キーワード）	本書該当ページ
11．徴候と疾患	B．主要な疾患による健康障害	生活習慣病	p.112-118，203-205
12．薬物の作用とその管理	A．主な薬物の効果と副作用（有害事象）	糖尿病治療薬	p.116-117

目標Ⅳ．看護技術に関する基本的な知識を問う．

大項目	中項目（出題範囲）	小項目（キーワード）	本書該当ページ
13．看護における基本技術	A．コミュニケーション	言語的コミュニケーション	p.82
		非言語的コミュニケーション	p.82-83

疾病の成り立ちと回復の促進

目標Ⅳ．各疾患の病態と診断・治療について基本的な理解を問う．

大項目	中項目（出題範囲）	小項目（キーワード）	本書該当ページ
10．全身の感染性疾患	A．感染性疾患の病態と診断・治療	ウイルスによる感染症（インフルエンザ，流行性耳下腺炎<ムンプス>，麻疹，風疹，エボラ出血熱，コロナウイルス感染症，ヒト免疫不全ウイルス<HIV>感染症）	p.216-218

基礎看護学

目標Ⅱ．基礎的な看護技術と適用のための判断プロセスについて基本的な理解を問う．

大項目	中項目（出題範囲）	小項目（キーワード）	本書該当ページ
3．看護における基本技術	B．学習支援	学習に関わる諸理論	p.17-19，p.44-47

成人看護学

目標Ⅰ．成人各期の健康保持・増進や疾病の予防について基本的な理解を問う．

大項目	中項目（出題範囲）	小項目（キーワード）	本書該当ページ
2．成人における健康の保持・増進や疾病の予防	C．ストレスに関連する健康課題	ストレスと対処法	p.23-24，105，122-123，159，175-176，193-194，212，244

目標Ⅲ．慢性疾患がある患者と家族の特徴を理解し看護を展開するための基本的な理解を問う．

大項目	中項目（出題範囲）	小項目（キーワード）	本書該当ページ
6．慢性疾患がある患者と家族の看護	A．慢性疾患がある患者と家族の特徴	慢性疾患の特徴，慢性疾患の動向	p.19-21
		慢性疾患とともに生きる患者と家族の特徴	p.91-97
	B．慢性疾患の治療と看護の基本	治療選択・意思決定への支援	p.25-26
		症状のマネジメント	p.23-24，p.104-105
		治療や療養の継続的な支援と連携	p.55-56，p.108-109
	C．セルフケア・自己管理を促進する看護	セルフケア能力とセルフケア行動のアセスメント，アドヒアランスに影響する要因のアセスメント	p.38-39
		自己管理支援，セルフケア支援	p.21-24，p.101-103
		自己効力感，エンパワメント	p.26，p.53-56，p.65-68
	D．社会的支援の獲得への援助	セルフヘルプグループ・サポートグループ・家族会の活用と支援	p.103
		医療費助成制度の活用	p.222

目標Ⅴ．がん患者と家族の特徴を理解し看護を展開するための基本的な理解を問う．

大項目	中項目（出題範囲）	小項目（キーワード）	本書該当ページ
8．がん患者と家族への看護	B．がん患者の集学的治療と看護	薬物療法と看護	p.185-186
		放射線療法と看護	p.186-188

目標Ⅵ．終末期にある患者，および緩和ケアを必要とする患者と家族の特徴を理解し看護を展開するための基本的な理解を問う．

大項目	中項目（出題範囲）	小項目（キーワード）	本書該当ページ
9．終末期にある患者および緩和ケアを必要とする患者と家族への看護	A．緩和ケアを必要とする患者と家族への看護	がん患者	p.188-195
	C．臨死期の看護	身体的特徴とケア	p.255-259
		精神的特徴とケア	p.255-259

目標Ⅶ．各機能障害のある患者の特徴および病期や障害に応じた看護について基本的な理解を問う．

大項目	中項目（出題範囲）	小項目（キーワード）	本書該当ページ
10．呼吸機能障害のある患者の看護	D．病期や機能障害に応じた看護	慢性閉塞性肺疾患<COPD>，肺気腫	p.153-160
11．循環機能障害のある患者の看護	D．病期や機能障害に応じた看護	心不全	p.201-213
13．栄養代謝機能障害のある患者の看護	A．原因と障害の程度のアセスメントと看護	肝機能障害	p.164-167
	D．病期や機能障害に応じた看護	肝硬変	p.164-177
14．内部環境（体液量，電解質，酸塩基平衡）調節機能障害のある患者の看護	C．治療を受ける患者への看護	食事療法	p.130-134
		血液透析	p.128-129
		腹膜透析<CAPD>	p.128-129
		腎移植	p.128-130
15．内分泌機能障害のある患者の看護	A．原因と障害の程度のアセスメントと看護	血糖調節機能障害	p.112-114
	B．検査・処置を受ける患者への看護	糖負荷試験<OGTT>	p.112-115
		血糖自己測定<SMBG>	p.118
	C．治療を受ける患者への看護	インスリン補充療法	p.116-117
		糖尿病経口薬による治療	p.116-117
		食事療法，運動療法	p.115-116

	D. 病期や機能障害に応じた看護	1型糖尿病	p.112-118
		2型糖尿病	p.112-118
16. 身体防御機能の障害のある患者の看護	C. 治療を受ける患者への看護	抗ヒト免疫不全ウイルス<HIV>療法	p.219-222
	D. 病期や機能障害に応じた看護	ヒト免疫不全ウイルス<HIV>感染症	p.223-228
17. 脳・神経機能障害のある患者の看護	D. 病期や機能障害に応じた看護	筋萎縮性側索硬化症＜ALS＞	p.232-244

INDEX

セルフマネジメント

数字，A—Z

あ

い

う

え

お

か

き

ま

み

め

も

や

よ

り

れ

ろ

人名

表紙デザイン：株式会社金木犀舎

本文デザイン：クニメディア株式会社

図版・イラスト：有限会社デザインスタジオEX
清水みどり／よしとみあさみ

組版：株式会社データボックス

ナーシング・グラフィカの内容に関する「更新情報・正誤表」「看護師国家試験出題基準対照表」は下記のウェブページでご覧いただくことができます.

更新情報・正誤表
https://store.medica.co.jp/n-graphicus.html
教科書のタイトルをクリックするとご覧いただけます.

看護師国家試験出題基準対照表
https://ml.medica.co.jp/rapport/#tests

ナーシング・グラフィカ 成人看護学③
セルフマネジメント

2005年３月20日発行　第１版第１刷
2013年１月20日発行　第２版第１刷
2015年１月15日発行　第３版第１刷
2022年１月20日発行　第４版第１刷©
2024年１月20日発行　第４版第３刷

編　者　安酸 史子　鈴木 純恵　吉田 澄恵

発行者　長谷川 翔
発行所　株式会社メディカ出版
〒532-8588
大阪市淀川区宮原３－４－30
ニッセイ新大阪ビル16F
電話　06-6398-5045（編集）
0120-276-115（お客様センター）
https://store.medica.co.jp/n-graphicus.html
印刷・製本　株式会社広済堂ネクスト

落丁・乱丁はお取り替えいたします.
Printed and bound in Japan
ISBN978-4-8404-7529-7